幽门螺杆菌相关性胃疾病

主 编 张 忠

编 委（以姓氏笔画为序）

王 莹 沈阳医学院　　　　　王一维 沈阳医学院

王旭光 沈阳医学院　　　　　王晓开 沈阳医学院

朱丽波 辽宁省肿瘤医院　　　刘光焱 沈阳医学院

祁 源 沈阳市第四人民医院　孙英杰 沈阳七三九医院

杨智航 沈阳医学院　　　　　吴 鹏 沈阳医学院

张 忠 沈阳医学院　　　　　张 珉 沈阳医学院

张 量 沈阳医学院　　　　　陈莫耶 中国医科大学

柳云恩 沈阳医学院　　　　　　　　　 附属第一医院

黄 涛 沈阳医学院　　　　　樊天倚 沈阳医学院

薄 威 沈阳医学院　　　　　　　　　 附属中心医院

科学出版社

北京

内 容 简 介

本书以幽门螺杆菌（*H.pylori*）为线索，介绍了 *H.pylori* 的研究历程、生物学特性、流行和传播状况、致病机制，分别阐述了 *H.pylori* 及其不同亚型感染与某些胃疾病的关系和发病机制。全书共分八章，内容系统翔实，基础研究与临床实践并重。既有国内外最新研究进展，更有编者研究团队的成果总结。

本书可为关注 *H.pylori* 及其相关性胃疾病的专业人士提供参考，亦可满足喜爱医学知识的大众的需求。

图书在版编目（CIP）数据

幽门螺杆菌相关性胃疾病/张忠主编. —北京：科学出版社，2024.3
ISBN 978-7-03-078328-8

I. ①幽… II. ①张… III. ①幽门螺旋菌–螺杆菌感染–防治 IV. ① R573.6

中国国家版本馆 CIP 数据核字（2024）第 061721 号

责任编辑：王 颖/责任校对：宁辉彩
责任印制：赵 博/封面设计：陈 敬

科学出版社 出版
北京东黄城根北街 16 号
邮政编码：100717
http://www.sciencep.com
北京市金木堂数码科技有限公司印刷
科学出版社发行 各地新华书店经销

*

2024 年 3 月第 一 版 开本：787×1092 1/16
2024 年 11 月第二次印刷 印张：13 1/2
字数：316 000
定价：**88.00** 元
（如有印装质量问题，我社负责调换）

前　言

幽门螺杆菌（Helicobacter pylori，H.pylori）的发现是医学科学史上的一项重大突破，其不仅颠覆了长达七八十年的"无酸无溃疡"传统学说，亦赋予了人们对慢性胃炎和消化性溃疡甚至胃癌发病机制的新认识。1994 年，医学界迎来了对 H.pylori 致病性认知的新高峰，认定 H.pylori 与胃癌及胃黏膜相关淋巴组织淋巴瘤密切相关，并将其列为 I 类致癌因子。2005 年，沃伦（Warren）和马歇尔（Marshall）两位学者因发现 H.pylori 及其对消化性溃疡的致病机制而被授予诺贝尔生理学或医学奖，由此使得 H.pylori 的研究再度持续升温，引发了更多学者对 H.pylori 相关性胃疾病的关注与探讨。

至今，H.pylori 已被发现 40 余年，国内外学者在 H.pylori 的生物学特性、感染状况、诊断、治疗等诸多方面达成共识，并明确指出 H.pylori 与慢性胃炎、消化性溃疡和胃癌等某些胃疾病密切相关。长期以来，我们以 H.pylori 相关性胃疾病的关键问题为切入点，开展了卓有成效的研究，提出了一些新的学术观点，建立了较好的学术积累。基于既往的研究基础，结合国内外最新研究成果，我们编写了《幽门螺杆菌相关性胃疾病》一书。全书分八章，第一章至第五章是 H.pylori 的基础篇，主要介绍 H.pylori 的研究史、生物学特性、流行状况、传播途径与方式、致病机制等内容。其中，致病机制部分较为系统地介绍了 H.pylori 的定植机制、损伤机制、调控胃酸分泌机制、不同基因致病机制、调控生长因子机制和调控细胞死亡机制等，以及不同基因型 H.pylori 的相应致病特性。第六章至第八章是 H.pylori 的临床篇，着重介绍 H.pylori 相关性反流性疾病、胃炎、消化性溃疡、肠上皮化生、异型增生、胃癌、淋巴瘤和功能性消化不良等胃疾病，分别阐述 H.pylori 及其不同亚型感染与这些胃疾病的关系、发病机制及治疗。

才学不精，本书尚存诸多不尽如人意之处，恭请关注本书的同道们多提宝贵意见。同时，希望本书内容能够为 H.pylori 相关性胃疾病未来的探讨提供点滴参考。付梓之际，衷心感谢团队成员们的坚守与奉献！

张　忠

2023 年 10 月

目　　录

第一章　幽门螺杆菌的研究史

细菌最早是被路易·巴斯德（Louis Pasteur，1822～1895 年）发现的，19 世纪 60 年代巴斯德进行了著名的鹅颈烧瓶实验，该研究发现瓶内细菌是由空气中已有细菌产生的，而不是自行产生的，并根据这个实验发明了"巴氏灭菌法"。巴斯德使用的"细菌"这个名词最初是由德国科学家埃伦伯格（Christian Gottfried Ehrenberg，1795～1876 年）在 1828 年提出的，这个词来源于希腊语 βακτηριον，意为"小棍子"。路易·巴斯德和罗伯特·科赫（Robert Koch，1843～1910 年）指出细菌可导致疾病。细菌作为原核生物结构十分简单，没有如线粒体和叶绿体这样的膜结构细胞器，但是有细胞壁。细菌具有不同的形状，大部分细菌按形状分为以下三类：杆菌是棒状，球菌是球状（如链球菌、葡萄球菌），螺旋菌是螺旋状。

一、幽门螺杆菌的发现与研究现状

幽门螺杆菌（*Helicobacter pylori*，*H.pylori*）作为螺杆菌的一种早在 1893 年被比佐泽罗（Bizzozero）首次报道，Bizzozero 在犬的胃腺内观察到了一种螺旋状微生物。1896 年，萨洛曼（Saloman）在犬、大鼠、猫的胃内也发现了这种类似的微生物。1906 年，克赖因茨（Kreintz）首次报道了人类胃癌（gastric cancer，GC）患者的胃内也有这种类似的螺旋状微生物。随后越来越多的研究人员在患者的体内发现了这种螺旋状微生物：1915 年，罗斯诺（Rosenow）在消化性溃疡（peptic ulcer，PU）患者的胃内发现有类似的螺旋状微生物；1921 年，卢格尔（Luger）通过对比健康人与 GC 患者胃内的样本，发现螺旋状微生物仅存在于 GC 患者的胃内，而在健康人的胃内却没有；1932 年，阿普曼斯（Applmans）的研究则指出在 PU 和 GC 患者的胃内同时发现了螺旋状微生物；登格斯（Doenges）对于这个问题进行了大样本的研究，1938 年 Doenges 在 242 例尸检标本中发现了 104 例（43%）胃内有螺旋状微生物，但是由于样本自溶而无法进行准确的病理学诊断；弗里德堡（Freedburg）等经过长期的研究，在 1940 年发表了其研究结果，该研究指出在 35 例手术切除的胃组织中有 13 例发现了螺旋状微生物，这些微生物一般寄生在良性或恶性溃疡的边缘，所以他们认为这些螺旋状微生物是一种"非致病性的机会菌"；1954 年，帕尔马卡（Palmar）用 HE 染色对 1180 例胃活检样本进行了观察，未发现螺旋状微生物，所以他认为胃内的螺旋状微生物是经口腔污染进入到胃，并在溃疡周围繁殖，或人死亡之后得以繁殖所致。由于没有关键性的证据，人们在这方面的研究逐渐减少。随着科技水平的进步，电子显微镜在科研中得以广泛地运用。1975 年，斯蒂尔（Steer）在胃溃疡（gastric ulcer，GU）患者的胃上皮表面和黏液底层发现有细菌存在。Steer 等使用电子显微镜观察这些样本时发现多形核白细胞内有被吞噬的细菌，认为这种细菌减弱了胃黏膜的防御功能，可能会导致 GU，然而在对样本进行细菌培养时，却意外培养出了绿脓杆菌，而未发现螺旋状微生物。后来的研究表明，绿脓杆菌可能是污染所致。直到 1979 年，冯（Fung）等在胃炎和 GU 患者的胃黏膜表面发现存在螺旋状杆菌，从而使学者们再次开始关注胃内细菌在溃疡病发病机制上所起的作用。

与此同时，1924 年卢克（Luck）等首次报道了在人的胃内存在尿素酶（urease）活性，当时认为是胃黏膜产生的，与细菌无关。菲茨杰拉德（Fitzgerald）等则在 1950 年发现在 GU 患者切除的标本上也存在尿素酶活性，认为胃内的尿素酶可通过分解尿素产生氨进而中和胃内的盐酸起到保护胃黏膜的作用。随后 1959 年，利伯（Lieber）等发现在使用四环素治疗后的尿毒症患者的胃内尿素酶活性显著降低。但是德卢瓦（Delluva）的动物实验却给出了另一个结论，1968 年 Delluva 在使用动物实验证明胃内没有细菌存在时，胃内尿素酶的活性也同时消失了，这说明胃内尿素酶的活性来源于胃内细菌。

1981 年，澳大利亚皇家佩斯医院的病理科医生沃伦（Warren）和当时的实习医生马歇尔（Marshall）展开了一项具有跨时代意义的研究。Warren 用沃森-斯塔里（Warthin-Starry）银染法对胃的标本进行染色，结果发现胃黏膜上存在细菌。而 Marshall 使用四环素治疗了一位在胃内发现细菌的老年胃炎患者后，发现这位患者的胃炎症状得到了改善。两位医生开始合作试图从胃黏膜上分离培养出该菌，但是反复进行了多次实验均不成功。直到 1982 年的复活节，由于复活节假期无法及时更换培养皿，导致培养皿被培养了 5 天，结果在节后发现培养皿上出现了菌落。1982 年 10 月，Warren 与 Marshall 在皇家澳大利亚内科学院的会议上报道了这种细菌与胃炎相关。1983 年，他们在 *Lancet* 杂志上对此结果进行了报道，135 例胃黏膜活检标本上发现了弯曲状或 S 状杆菌，并对该菌的特性进行了描述。这些细菌的形态与空肠弯曲菌相似，使用 HE 染色不易观察，但使用 Warthin-Starry 银染法染色则容易观察，这些细菌主要分布在胃窦部，可在胃上皮表面、胃小凹或小凹之间观察到，并与活动性胃炎密切相关。而该菌的培养分离则使用空肠弯曲菌分离技术，在微氧、37℃条件下，巧克力琼脂培养 3～4 天，可以成功分离出这种细菌。虽然分离出 *H.pylori*，但当时还不能从形态学和微生物学上对其进行归类。由于其形状类似弯曲菌属，但弯曲菌属的鞭毛无鞘，因此将该菌暂时命名为"未鉴定弯曲状杆菌"。同年，斯基罗（Skirrow）提出要为这种细菌命名，他认为由于这种细菌寄生的特定部位在胃窦部，故暂时称之为"*pyloric campylobacter*"比较合适，因为"pylorus"一词在希腊文中意为"看门者"；如果证实这种细菌为弯曲菌属细菌，其正式名称则可使用"*Campylobacter pyloridis*"。1984 年，Marshall 与 Warren 认为该菌在许多形态特征上以及鸟嘌呤和胞嘧啶的 DNA 含量与弯曲菌属相似，因此推测可能为弯曲菌属，但他们又认为正式使用"*Campylobacter pyloridis*"为时过早，还是暂时称之为"*pyloric campylobacter*"较为妥当。尔后 Marshall 等才正式推荐把它命名为"*Campylobacter pyloridis*"，国内译名为"幽门弯曲菌"，简称 *Cp*。同年朗格贝里（Langenberg）等将其称为"弯曲杆菌样微生物（*Campylobacter*-like organism，CLO）"，以后其他学者亦较多使用 CLO 这一名称。由于"pylorus"一词拉丁文的所有格为"pylori"，原来使用的"pyloridis"在语法上存在错误，1987 年 Marshall 等根据"细菌的名称无论起源于何种文字，均要以拉丁文命名"这一国际细菌命名准则，将 *Cp* 改称为"*Campylobacter pylori*"。然而同在 1987 年，罗马尼克（Romanink）等发现 *Cp* 的 16S rRNA 序列与其他夸曲菌属细菌有着明显的不同，建议把 *Cp* 从弯曲菌属中划分出来。1988 年，汤普森（Thompson）等发现 *Cp* 的细胞脂肪酸和超微结构与夸曲菌属有着明显的不同，RNA 序列分析与产琥珀酸沃林菌（*Wolinella succinogenes*）相似，建议把 *Cp* 归类于沃林属。但在 1989 年，古德温（Goodwin）等研究发现 *Cp* 有 5 个分类学特征与沃林属不同，认为应该成立一个新的属，即螺杆菌属（*Helicobacter*），并把 *Cp* 更名为"*Helicobacter pylori*"，或简称

"*H.pylori*"。"Helicobacter"一词说明了该菌的两种形态特征，即在体内呈螺旋状（helico），而体外则呈杆状（bacter）。1991 年，国内杨海涛等把它译为"幽门螺杆菌"，并建议停止使用"幽门弯曲菌"这一名称。

自 *H.pylori* 被分离以来，人们对它的研究得到了迅猛发展，从流行病学、细菌学、致病机制到诊断和治疗等各方面都做了深入研究。虽然 1982 年 Warren 和 Marshall 发现并报道了从慢性胃炎（chronic gastritis）和 PU 患者的胃黏膜中分离并培养出 *H.pylori*，并认为这是胃炎和 PU 的主要病因，但开始时并没有多少人相信这一论点。由于有关 PU 与高胃酸分泌学说已有一百多年的历史，且治疗 PU 一直沿用抗酸剂并有一定的疗效，这就需要更有力的证据证明是 *H.pylori* 引起了胃炎与 PU。1985 年，Marshall 报道了他本人吞服 *H.pylori* 的实验，结果亦证实了 *H.pylori* 为致病菌。在 1988 年和 1989 年，Goodwin 和莱维（Levi）等分别提出"楼屋顶假说"和"促胃液素相关假说"，初步阐述了 *H.pylori* 导致胃炎和 PU 的可能致病机制。随着研究的不断深入，人们发现 *H.pylori* 的致病机制比这两种假说要复杂得多。目前对 *H.pylori* 的研究已经进入分子生物学水平，从 *H.pylori* 的基因角度研究了 *H.pylori* 的定植，毒力因子造成宿主的炎症与免疫反应，对宿主胃酸分泌的影响，与宿主的胃炎、PU、胃食管反流、GC、胃黏膜相关淋巴组织（mucosa-associated lymphoid tissue lymphoma，MALT）淋巴瘤以及胃肠道以外有关疾病的关系。随着研究的不断进展，在全世界有关医师和研究人员的不懈努力下，越来越多的证据支持了 Marshall 和 Warren 的发现。近年来，对 *H.pylori* 的诊断、治疗以及治疗指征等方面都有了明确的标准和众多进展。1994 年国际癌症研究中心（IARC）已把 *H.pylori* 列为 I 类致癌物。

H.pylori 感染最初的诊断方法只有组织学检查和细菌培养两种，此后相继创立了其他诊断方法。血清学检查以 Marshall 在 1984 年首创的被动血凝试验为开端，先后建立了补体结合试验、被动凝集试验、ELISA 检测法、免疫印迹法（Western blotting）等检查方法。1985 年麦克纳尔蒂（McNulty）根据 *H.pylori* 能把尿素分解为氨的原理创立了尿素酶试验，当时需要 24h 才能观察结果。1988 年阿尔温德（Arvind）加以改进，仅需 1min 即能观察结果。1987 年克拉姆（Gramham）和贝尔（Bell）根据口服尿素后可被 *H.pylori* 分解为 CO_2 经呼吸道排出的原理，分别创立了 ^{13}C 和 ^{14}C-尿素呼气试验（urea breath test，UBT）。1990 年保科（Hoshina）等创立了 *H.pylori* 感染的聚合酶链反应（polymerase chain reaction，PCR）检测方法，至此 *H.pylori* 感染的诊断方法基本上得到了完善。此外，近年来粪便中检测 *H.pylori* 亦受到重视。除了用 PCR 法检测粪便中 *H.pylori* 和用免疫学方法检测粪便中 *H.pylori* 的 IgA 抗体外，晚近还有用抗原酶免疫分析法（antigen enzyme immunoassay）检测粪便中 *H.pylori* 抗原的报道。

随着 *H.pylori* 感染血清学诊断的建立，早在 1985 年就有大规模的流行病学调查。随着各国流行病学资料的积累，已明确 *H.pylori* 的感染率随年龄的增长而上升，发展中国家比发达国家高，并与社会经济状况、受教育程度、种族等因素有关，同时对 *H.pylori* 的传染源和传播途径也出现了众多相关报道。各种动物和人类 *H.pylori* 感染率的研究提示，虽然某些非人灵长类动物的体内亦能分离出 *H.pylori*，但由于人类 *H.pylori* 的感染率高，人类是 *H.pylori* 的储存宿主（reservoir host）已经得到肯定。虽然有丰富的 *H.pylori* 传播途径的调查资料，但由于很多调查结果有所矛盾，因而至今仍不清楚 *H.pylori* 明确的传播途径，其传播途径可能是多方式的。用 PCR 法检测大便和牙菌斑上的 *H.pylori*，推测其传播途径可能为粪-口传播或口-口传播；对内镜检查患者进行调查，提示有内镜交叉感染；在秘鲁的一项调查显示，饮用室外公用水源儿童的 *H.pylori* 感染率是饮用家庭独用水源的 3 倍，这提示 *H.pylori* 感染还有可能通过水质污染传播。此外，还有学者对根除 *H.pylori* 后再感染进行了流行病学调查，研究结果显示再感染率与根除方案的有效率和复查再感染率的间隔时间有关。

有关 *H.pylori* 的研究成果很多，其中十分重要的是对 PU 的治疗。众所周知，PU 是一种常见病和多发病，病程呈慢性复发性，应用抑酸药或抗酸药 6～8 周治疗后，溃疡大都会愈合，但是愈后数周或数月，甚至 1～2 年，溃疡常会再次复发。PU 的年复发率达 60%～80%。然而，对于 *H.pylori* 阳性的 PU 患者，在进行根除 *H.pylori* 治疗后，溃疡年复发率有望下降至 3% 以下。慢性胃炎也是一种常见的消化系统疾病，在 *H.pylori* 感染率高的地区，*H.pylori* 阳性的慢性胃炎多见。这些患者如不根除 *H.pylori*，有可能发展为 PU，也可能会从非萎缩性胃炎发展为萎缩性胃炎（atrophic gastritis，AG），成为 GC 癌前疾病。最近王振宇等的研究发现，在 GC 高发区，如在癌前病变（AG、肠上皮化生、异型增生）发生前根除 *H.pylori*，则可预防 GC 的发生；如在根除时，患者已经存在上述癌前病变，则未能预防 GC 的发生。日本上村（Uemura）等报道，他们在对内镜下切除早期 GC 癌灶后的患者进行了为期 3 年的随访，发现根除 *H.pylori* 的一组无 1 例发生 GC；而未根除的患者，GC 发生率为 9%。这一研究虽采用非随机方法，但仍具有一定意义。深濑（Fukase）等报告了一个多中心、随机、对照的研究，将 544 例进行内镜下切除癌灶的早期 GC 患者随机分为两组，一组 272 例进行根除 *H.pylori* 的治疗，一组 272 例不进行根除 *H.pylori* 的治疗，之后进行 3 年内镜随访，结果显示根除组 9 例（3.3%）发生了 GC，而未根除组 24 例（8.8%）发生了 GC，差异非常显著。以上研究结果说明，*H.pylori* 是 GC 发病的重要因素，只有早期根除 *H.pylori* 才有可能预防 GC 的发生。

在认识到 *H.pylori* 是致病菌后，人们必然要对其进行治疗。虽然是否对所有的 *H.pylori* 感染者都要做抗 *H.pylori* 的治疗尚有争论，但美国国立卫生研究院（National Institutes of Health，NIH）于 1994 年建议对所有的 *H.pylori* 感染的 PU 患者必须做根除 *H.pylori* 的治疗。早在 1984 年就有 *H.pylori* 抗生素药敏试验的报道，随着研究的不断深入，越来越多的抗生素试用于 *H.pylori* 感染的治疗。目前用于抗 *H.pylori* 的药物有阿莫西林、四环素、克拉霉素、罗红霉素、培氟沙星、甲硝唑、替硝唑、secnidazole（一种新的硝基咪唑类药）、利福平、ributin（一种利福霉素衍生物）、呋喃唑酮、铋剂等，并已形成以质子泵抑制剂或铋剂为中心的三联或者四联疗法。此外，还有一些黏膜保护剂，如硫糖铝、ecabet、treponone、solfacone、plaunatal、rebamipide、奥曲肽等也适用于 *H.pylori* 感染的治疗，以增强常规抗 *H.pylori* 疗法的疗效。为减少副作用，依从性疗法，低剂量疗法和短程疗法亦相继推出。因此，目前对 *H.pylori* 感染的治疗趋于多元化，可根据各地实际情况选择不同的药物进行联合用药。由于 *H.pylori* 感染主要在儿童时期获得，在以后的数十年间才有可能发病，随着治疗 *H.pylori* 感染的费用不断增加，*H.pylori* 的耐药和再感染等问题又困扰临床医师，因此学者们认识到有必要研制 *H.pylori* 的疫苗。早在 1990 年帕伦（Pallen）等就建议用尿素酶作为抗原研制 *H.pylori* 疫苗。目前 *H.pylori* 的基因组序列已被全部测出，其疫苗的研制仍处于试验阶段，虽然已研制出死菌疫苗、组分疫苗、活菌疫苗和 DNA 疫苗等多种类型的疫苗，但何时能成功地防治人类 *H.pylori* 感染尚有待学者们的努力探索。

二、中国幽门螺杆菌的研究现状

国内自 1985 年张振华教授分离出 *H.pylori* 后，*H.pylori* 的研究就成了国人胃肠病领域中最热门的研究课题。1998 年 4 月，全国幽门螺杆菌科研协作组在上海成立，并于 1999 年在海南召开了第一次全国幽门螺杆菌若干问题共识会，即"1999 海南共识"；2000 年经中华医学会理事会批准，全国幽门螺杆菌科研协作组更名为中华医学会消化病学分会幽门螺杆菌学组。2003 年幽门螺杆菌学组于安徽桐城召开了第二次全国幽门螺杆菌若干问题共识会，即"2003 年桐城共识"；2007 年于江西庐山召开了第三次全国幽门螺杆菌若干问题共识会，即"2007 年庐山共识"。幽门螺杆菌学组在不断扩大，除幽门螺杆菌学组之外，还同时保留全国幽门螺杆菌科研协作组。学组和协作组人数现已超过 100 人，这些人是我国主要 *H.pylori* 的研究者或专家，也是参与和完成全国科研协作的主力军，这其中 *H.pylori* 与 GC 的研究始终是 *H.pylori* 研究领域中的热点。关于 *H.pylori* 致 GC 的基础研究近几年得到了巨大发展，对 *H.pylori* 与 GC 的关系国内学者一直都在不断地探索，包括对 *H.pylori* 感染时癌基因的变异、线粒体 DNA 的不稳定性、端粒酶活性以及 TOLL 样受体的表达等多方面进行了广泛的研究。关于 *H.pylori* 致 GC 的研究，国内先后建立了一系列 *H.pylori* 感染的动物模型，萧树东教授为首的课题组首次在国内建立了 *H.pylori* 感染蒙古沙土鼠 84 周后导致胃腺癌的动物模型，也有学者成功地建立了 *H.pylori* 感染而诱发 GC 前期病变的全过程，包括从浅表→萎缩→肠上皮化生→异型增生的动物模型。*H.pylori* 感染的防治及其与 GC 发生关系的研究一直被国内广大学者所关注，为了探索根除 *H.pylori* 可否阻止乃至逆转萎缩、肠上皮化生等癌症的前期变化，对以预防 GC 为目的的 *H.pylori* 根治对象的选择，以及那些还没有发生癌前病变的 *H.pylori* 感染者实行 *H.pylori* 根除治疗是否有意义，我国在 GC 高发区建立了一些研究现场，其研究结果表明，*H.pylori* 是慢性萎缩性胃炎（chronic atrophic gastritis，CAG）向更高级癌前病变转化和继续发展的重要促进因素，并且在整个 GC 癌前病变的发展过程中均具有促进作用。*H.pylori* 虽不能直接引起 GC，但它与其他致癌因素的共同作用可促进 GC 的发生。对福建长乐地区的 1630 人随访达 7.5 年的一个前瞻性研究，证实在根除 *H.pylori* 之后可降低无胃黏膜癌前病变人群的 GC 发生率。

H.pylori 与 GC 关系的研究虽然取得了一些突破性进展，但 *H.pylori* 致 GC 的机制并未真正揭开。"为什么 *H.pylori* 感染者只有极少数发生 GC？""根除 *H.pylori* 是否可以预防 GC 的发生？"诸如此类的问题仍然是我国 *H.pylori* 研究者的重点课题和核心课题，下一步还需从流行病学、从基础到临床做更深入的研究，而且更需要多学科的联合研究。

目前 *H.pylori* 感染是一个涉及多系统和多学科疾病的研究课题，*H.pylori* 不仅与胃肠道疾病相关，而且还涉及许多胃肠道外的疾病。研究证实，*H.pylori* 还与口腔、皮肤、血液系统、心血管系统、妊娠乃至神经系统疾病的发生相关。现在，国内已有不少 *H.pylori* 研究者热衷于 *H.pylori* 与胃肠道外疾病的研究。关于 *H.pylori* 与胃肠道外疾病的研究虽然有不少文章发表，但这些文章中还有不少是摘要形式，大多数文章样本含量少，缺少前瞻性、大样本、多中心的研究，而且对上述研究还缺乏动物模型数据的支持，并且循证医学证据的支持强度也较低，大多数致病机制亦未明。有关 *H.pylori* 与胃肠道外疾病的关系，无论从基础到临床还有待作更深入细致的研究。

（王　莹）

第二章　幽门螺杆菌的基本特点

1982 年，Warren 和 Marshall 从慢性胃炎患者的胃黏膜活检组织中首次发现了类似弯曲杆菌的螺旋状革兰氏阴性杆菌——*H.pylori*，并分离培养成功。1989 年因为 *H.pylori* 的 16S rRNA 序列、细胞脂肪酸谱、生长特征及其他分类上的特征不属于现有的任何菌属，特将此细菌正式划分出一个新的菌属——*Helicobacter*。随后，陆续又从人和其他动物的胃内检测出 10 余种螺杆菌，被细分为主要定植于胃的胃螺杆菌和定植于肠道的肠肝螺杆菌，而 *H.pylori* 是螺杆菌属中最重要的一种。

一、幽门螺杆菌的形态结构与染色

H.pylori 已成为胃肠疾病研究史上里程碑式的发现，各国研究人员随后对 *H.pylori* 导致胃肠疾病的致病机制进行了大量的研究，并取得了一系列重大研究成果。大量研究证实了 *H.pylori* 是慢性胃炎、GU 和十二指肠溃疡（duodenal ulcer，DU）的主要病因，并与 GC、胃 MALT 淋巴瘤、B 细胞淋巴瘤的发生密切相关，从而引发了全球范围内的研究热潮。

（一）幽门螺杆菌的基本形态

在光学显微镜下，*H.pylori* 是一种 S 形、弧形或螺旋形弯曲的细菌，有 1～3 个微小弯曲。利用新鲜培养物制成湿片置于显微镜下，可见 *H.pylori* 呈螺旋状迅速向前运动，亦可见翻滚运动，像螺丝钻进软木塞一样穿过黏性黏液层。革兰氏染色呈阴性，菌体宽 0.5～1μm，长 2～4μm。*H.pylori* 无荚膜，无芽孢。电子显微镜下观察，可见表面光滑、末端钝圆、单端丛鞭毛、菌体螺旋形弯曲的细菌，其一端可伸出 2～6 条带鞘鞭毛，但有研究结果显示 *H.pylori* 也有双端丛鞭毛的情况，具有不对称性。*H.pylori* 的鞭毛长度一般为 2.5μm 左右，直径约为 30nm。

（二）幽门螺杆菌的超微结构

在电镜下，每一根鞭毛的根部均可见一圆形根基，位于菌体末端的细胞壁内侧，该处可见一明显的电子密度降低的区域，推测该区域可能与鞭毛运动的能量储存有关。每一根鞭毛由此向菌体外伸出，鞭毛自细胞膜长出后，游离于细胞外。镜下观察 *H.pylori* 的鞭毛结构，发现其类似于大部分革兰氏阴性肠道菌，可分为基体、钩状体和丝状体三部分，但 *H.pylori* 的特殊之处在于丝状体的外层半裹一个鞘样结构，称之为"鞭毛鞘"。

（1）基体（basal body）位于鞭毛根部，埋在细胞壁中，由一根圆柱和两对同心环所组成，一对是 M 环与 S 环，附着在细胞膜上；另一对是 P 环与 L 环，连在细胞壁的肽聚糖和外膜上（M、S、P、L 分别代表细胞膜、膜上、肽聚糖、外膜中的脂多糖）。*H.pylori* 与革兰氏阳性菌的鞭毛结构略有不同，革兰氏阳性菌的细胞壁无外膜，鞭毛只有 M 环与 S 环而无 P 环和 L 环。

（2）钩状体（hook）又称"鞭毛钩"，位于鞭毛伸出菌体之处，呈钩状弯曲，鞭毛由此转为向外延伸，成为丝状体。鞭毛钩是连接基体与鞭毛丝的部分，直径约 17nm，略大于鞭毛丝，长约 45nm，呈弯曲筒状结构，是鞭毛的第二种多肽多聚体。

（3）丝状体（filament）呈纤丝状，伸出菌体之外。X射线研究表明，丝状体为直径约13.5nm，长约20μm的中空螺旋的丝状结构，与菌毛相似的是由鞭毛蛋白亚单位围绕着中空的髓部组装而成的螺旋结构。其组成成分的鞭毛蛋白是一种纤维蛋白，且其氨基酸的组成与骨骼的肌动蛋白相似，可能与鞭毛的运动性有关。

（4）鞭毛鞘由基体向外延伸包裹了整个鞭毛钩及部分鞭毛丝，由脂类和蛋白质组成。*H.pylori*经鞣酸处理，可见包裹其外表面厚达40nm的糖萼（glycocalyx）。在电镜下，由于其呈细丝网状，且与胃黏膜上皮细胞表面连接，因此亦有人称之为纤毛或菌毛，这成为*H.pylori*黏附于胃黏膜上皮细胞表面的主要物质基础。*H.pylori*定居于胃黏膜上皮细胞表面，除了鞭毛和菌毛的作用外，尚存在菌体细胞壁与胃黏膜上皮细胞的细胞膜表面直接相贴合的现象。这种现象的机制可能与借糖萼粘连的机制不同，有待于进一步研究。*H.pylori*与人红细胞Lewis分型中的Le^{b}型红细胞发生凝集，电镜下可见到上述两种类似的相互黏附现象。

（三）VBNC的幽门螺杆菌

当生长环境不良、培养时间过长、氧张力提高、碱性环境、温度升高或者抗生素干预的时候，*H.pylori*均可能由螺旋形变为球形，进入活的非可培养状态（viable but non-culturable，VBNC）。VBNC是细菌生存的一种特殊形式，是指在一定条件下，某些不形成芽孢的细菌失去在培养基上生长的能力，但却能保持一定生理活性的状态。诱导*H.pylori*进入VBNC的因素较多，包括环境、抗生素及其他抑制剂等。温度、氧气浓度、pH、金属离子、光照等环境因素的改变均可促进*H.pylori*进入VBNC。亚当斯（Adams）等发现，*H.pylori*可在自然淡水中培养，在短时间内即进入VBNC。抗生素也可用于VBNC的*H.pylori*诱导，可用的抗生素包括阿莫西林、红霉素、克拉霉素、庆大霉素和甲硝唑等。法格里（Faghri）等进一步比较了阿莫西林、甲硝唑和克拉霉素的诱导效果，结果发现三种抗生素在50%最低抑菌浓度（50% minimum inhibitory concentration，MIC_{50}）下均可以使螺旋形*H.pylori*转变为球形，其中阿莫西林的诱导比例最高。同时，一些具有抑制作用的物质也有利于*H.pylori*的转变。成川（Narikawa）等在*H.pylori*的培养过程中加入甘氨酸脱氧胆酸和枸橼酸铋，培养3天后得到了较高比例的球形*H.pylori*，并检测到mRNA。科雷亚（Correia）等研究了多不饱和脂肪酸二十二碳六烯酸（docosahexaenoic acid，DHA）对*H.pylori*生长的影响，发现*H.pylori*暴露在100μmol/L DHA的环境中会从螺旋形转变为球形，但并未判断其活力。

在*H.pylori*进入VBNC的过程中，其形态结构会发生一系列变化。在电子显微镜下观察可见，*H.pylori*表面先是出现空泡，致密物质聚集在细胞质周围，接着细胞逐渐弯曲变为U形，细胞质浓缩，菌体体积缩小，最终形成球形。球形*H.pylori*同样具有完整的细胞膜和细胞壁结构，细胞质内电子密度高，有一个或多个囊泡，能储备能量，维持细菌活力。随着培养时间的延长，球形*H.pylori*表面会出现褶皱，细胞器破裂，菌体体积缩小，细胞膜缺失，最终死亡。

虽然*H.pylori*的DNA、RNA和ATP含量在VBNC均有所下降，但其保留了参与DNA复制、细胞分裂和合成多种蛋白质的能力。Narikawa等将*H.pylori*诱导为VBNC后，发现球形菌株的DNA和RNA的平均含量均比螺旋形菌株低很多。与螺旋形*H.pylori*相比，VBNC的*H.pylori*的代谢活性较低，大部分蛋白质的表达下降。螺旋形*H.pylori*与VBNC的*H.pylori*蛋白质表达差异主要出现在30kDa以及45~97.4kDa的两个蛋白质分子量跨度之间。洛克（Loke）等比较了不同形态的 *H.pylori* 部分蛋白质的相对丰度，发现 VBNC 的 *H.pylori* 有 35 种蛋白质表达下降，而这些蛋白质主要参与碳、氨基酸、核苷酸及脂质代谢等过程。目前普遍认为，这种维持蛋白质低水平表达的代谢机制有助于 VBNC 的 *H.pylori* 长期生存。在基因表达方面，球形 *H.pylori* 与螺旋形 *H.pylori* 具有相似的 DNA 条带，表明球形 *H.pylori* 的基因组与螺旋形 *H.pylori* 相比未发生明显改变。当 *H.pylori* 由螺旋形转变为球形后，仍可以表达酶基因 *ureA*、*ureB* 以及毒力因子细胞毒素相关基因 A（cytotoxin-associated gene A，CagA）、空泡细胞毒素 A（vacuolating cytotoxin A，VacA）、血型抗原结合黏附素（blood group antigen binding adhesin，BabA）等。值得关注的是，球形 *H.pylori* 中 *spoT* 基因的表达与螺旋形菌株相比上调了 30 倍，提示该基因可以作为识别 *H.pylori* 形态转化的重要标志。同时，*H.pylori* 的形态改变可能受到毒力基因的影响，高致病性 *H.pylori* 菌株比低致病性菌株转变为球形状态的可能性更大。虽然这些研究大多针对球形 *H.pylori*，且部分研究未确定这些菌株是否能在培养基上生长，但 VBNC 是球形 *H.pylori* 的一种特殊形式，这对研究 VBNC 的 *H.pylori* 具有一定的参考意义。

（四）幽门螺杆菌的染色

H.pylori 可以被多种染色方法染色，并与背景区分明显。*H.pylori* 分离培养后，革兰氏染色可使其染成红色，但有报道革兰氏染色对组织切片的染色不佳。有报道称，改良的革兰氏染色方法能很好地弥补这一缺陷，其原理是基于在近于中性的环境中，*H.pylori* 带负电，易与带正电的碱性品红染料结合而着色。但由于具有革兰氏阴性菌性质的 *H.pylori* 所带的负电较少和碱性品红不易牢固结合，所以先用革兰氏碘液处理切片，使其形成碱性品红-碘复合物，从而加强了和 *H.pylori* 的结合能力。在组织学检测中，已报道的 *H.pylori* 染色方法主要包括沃森-斯塔里（Warthin-Starry，简称 W-S）银染法、苏木精-伊红（hematoxylin-eosin，HE）染色法、美蓝染色法、吉姆萨（Giemsa）染色法、免疫组织化学（immunohistochemistry，IHC）染色法等。

（1）W-S 银染法：可使 *H.pylori* 呈现为棕黑色或黑色，而其余组织为灰黄色或黄棕色，该方法为 *H.pylori* 组织切片染色的经典方法，也是最早被应用的方法，染色效果较好。但是有报道称，该检测试剂配制繁杂，染色时间长，不利于快速诊断。

（2）硼酸美蓝染色改良法：可使 *H.pylori* 被染成深蓝色，背景无染色，检测 *H.pylori* 的感染率为 58%～94%，准确率较高，适用于大批量标本染色。

（3）HE 染色法：可使 *H.pylori* 被染成蓝灰色，组织结构显示清楚，菌体和周围组织背景对比不鲜明，阳性检出率为 85.7%。该方法方便快捷且廉价，但 *H.pylori* 是弱嗜苏木素菌，所以染色后菌体颜色较淡，当 *H.pylori* 数量比较少时，高倍镜下寻找困难，需要借助油镜仔细辨认，阅片时间较长，容易遗漏。

（4）Giemsa 染色法：传统的 Giemsa 染色时间比较长，改良的 Giemsa 染色法缩短了染色时间，减少了与化学品的接触，提高了准确性。可使 *H.pylori* 菌体被染成蓝灰色，组织背景亮蓝色，阳性检出率为 90.5%，但 *H.pylori* 与组织对比度差。

（5）IHC 染色法：可使 *H.pylori* 被染成棕黄色或深棕色，细胞核呈蓝色，背景为浅蓝色，组织结构不清晰，但颜色对比鲜明，操作简便，采用高纯度抗 *H.pylori* 的 IgG 为一抗，特异性高，即使数量很少也能清晰辨认 *H.pylori*，阳性检出率为 92.9%，在镜下容易寻找 *H.pylori*，大大节约了阅片时间。缺点是染色时间较长。

二、幽门螺杆菌的生理学特征

H.pylori 是微需氧菌，要求环境氧含量为 5%～8%，在大气或绝对厌氧环境下不能生长。许多固体培养基可作 *H.pylori* 分离培养的基础培养基，布氏琼脂使用较多，但需加用适量的全血或胎牛血清作为补充物方能生长。常以万古霉素、TMP、两性霉素 B 等组成抑菌剂防止杂菌生长。

（一）幽门螺杆菌的气体需要

H.pylori 是一种微需氧的病原菌，对培养环境的要求极其严苛。*H.pylori* 的稳定生长需要含 5%～8% 的氧气微环境。从临床标本分离 *H.pylori* 菌株需要提供微需氧环境，利用三气培养箱，在 5% 氧气、10% 二氧化碳和 85% 氮气混合的气体环境中生长。另外，*H.pylori* 对湿度要求也很高，以相对湿度在 95% 以上生长为宜。

（二）幽门螺杆菌的培养基

H.pylori 对营养的要求也比较高，一般需要含血液或血清才能使其生长。常用于 *H.pylori* 分离培养的培养基有哥伦比亚血琼脂、心脑浸液血琼脂、布氏血清培养基、M-H 血琼脂和血巧克力培养基等，但必须加入适量的全血（马、羊或人）或胎牛血清作为补充物。有报道称，在培养基中加入丙酮酸钠、硫酸亚铁等有助于提高细菌的产量。有研究还显示，在培养基中加入适量的可溶性淀粉（1%）或活性炭（0.2%）对培养基中产生的毒性氧离子有吸收作用。*H.pylori* 的生长比较缓慢，分离培养需要 3 天或以上，传代培养需要 2 天甚至更长时间才能长出针尖状菌落。*H.pylori* 的菌落通常为圆形，菌落较小，呈露滴状，无色半透明，直径为 0.5～1mm，血平板上有轻微溶血现象。为了避免其他快速生长的兼性厌氧或真菌对 *H.pylori* 菌落的覆盖及对 *H.pylori* 菌株生长的影响，在培养基中经常需要添加万古霉素（6mg/L）、甲氧苄胺嘧啶（TMP，5mg/L）、两性霉素（2mg/L）、多黏菌素 B（250U/L）等抑菌药物。

H.pylori 在液体培养基中的生长更加困难，这可能是由于在液体里更难保证菌体必需的微需氧环境和营养物质的稳定，以及有害产物的持续扩散。因此，液体培养时必须使培养液不断摇动以克服上述不利因素，如可以使用恒温摇床进行 *H.pylori* 的液体培养。塞克（Secker）等用 Lifecell 组织培养瓶对 *H.pylori* 进行液体培养，结果可比在普通培养瓶中培养的细菌数量增加数倍。由于液体培养更容易导致杂菌污染，所以在液体培养的操作过程中必须严格按照无菌原则执行。

（三）幽门螺杆菌的培养温度和 pH 环境

H.pylori 在 30～37℃生长，最适生长温度为 37℃，在 25℃不能生长，在 42℃少数生长或不生长。*H.pylori* 的菌种一般在 –80℃冰箱或液氮中保存。*H.pylori* 在 pH 6.6～8.4 的条件下生长，生长的最适 pH 为 6.6～7.2。虽然 *H.pylori* 对酸比一般细菌具有较强的抵抗力，但当 pH 低于 3.5 时，*H.pylori* 的活力明显减弱。克莱因（Clyne）等更认为酸对 *H.pylori* 既有杀伤作用的一面，亦有保护作用的一面。Clyne 团队把尿素酶阳性的野生株 N6 和尿素酶阴性的突变株分别接种在含有 10mmol/L 尿素（pH 2.2～7.2）的磷酸盐缓冲液中和没有 10mmol/L 尿素（pH 2.2～7.2）的磷酸盐缓冲液中，37℃、60min，然后测量 *H.pylori* 的菌落计数（CFU/ml）、上清液的 pH 和溶液中的氨量。结果野生株 N6 在没有尿素的溶液中只

在起始 pH 不低于 3.5 的条件下才能生存。野生株和突变株均不能在碱性环境中生长繁殖。存在野生株和尿素的酸性溶液的 pH 迅速从 3.5 上升至 8.45。尿素酶突变株能存活在 pH 为 4.5～7.2 的溶液中，不分解尿素。当野生株 N6 接种于有尿素的溶液中时产生较明显的氨量，且野生株 N6 甚至在氨的浓度高达 80mmol/L 时仍能存活。胃的酸性环境虽然可能对存活于尿素溶液中的 H.pylori 有杀伤作用，但是野生株绝不能存活于含有尿素的中性环境，因为随后升高的 pH 的危害性远远超过氨的毒性。而胃酸则正好可以中和尿素分解产生的碱，降低过高的 pH，从而产生保护作用。

（四）幽门螺杆菌的能量

早期认为，H.pylori 并不是在代谢中利用碳水化合物获得能量，而是利用有机酸和氨基酸。雷诺兹（Reynolds）等研制了一种合成培养基，证明了精氨酸、异亮氨酸、组氨酸、甲硫氨酸、亮氨酸、缬氨酸和苯丙氨酸是 H.pylori 的必需氨基酸，有部分菌株还需要丝氨酸或丙氨酸。没有葡萄糖时 H.pylori 虽然也能生长，但有适量葡萄糖和丙氨酸时则能大大刺激其生长，说明葡萄糖可能仍然是 H.pylori 能量和碳源的重要来源之一。H.pylori 不含有弯曲菌属细菌所常有的呼吸醌（甲基萘醌-6），而含有一种未经鉴定的呼吸醌。它不仅可能与获得能量有关，还可能是区别于弯曲菌属的重要化学标记之一。

三、幽门螺杆菌的生化反应与抵抗力

氧化酶、触酶、尿素酶、碱性磷酸酶、谷氨酰转肽酶、亮氨酸肽酶以及 DNA 酶这 7 种酶反应是 H.pylori 生化鉴定的依据。

（一）幽门螺杆菌的生化反应

H.pylori 对临床微生物学实验室中常用于肠道细菌鉴定的大多数经典的生化试验不起反应，因此不能利用糖类对其进行鉴定。McNulty 等试验了多种 H.pylori 菌株的预成酶（preformed enzyme），发现 H.pylori 能产生氧化酶、触酶、碱性磷酸酶、尿素酶、谷氨酰转肽酶、亮氨酸氨肽酶以及 DNA 酶等，它们是高度同源性的一族，因此上述 7 种酶的检测可以作为 H.pylori 生化鉴定的依据，但这些酶的测定对 H.pylori 的生物分型毫无帮助。而大量 H.pylori 菌株对其他 8 种氨肽酶、8 种糖苷酶、18 种单糖发酵酶、2 种脂酶和 9 种其他酶均不起反应。H.pylori 具有丰富的尿素酶，相当于普通变形杆菌的 20～70 倍，能迅速分解尿素释放氨，故可作为鉴定该菌的主要依据之一。

（二）尿素酶

尿素酶是 H.pylori 最重要的毒力因子之一，参与 H.pylori 在胃黏膜内的代谢和定植，是 H.pylori 表达最丰富的蛋白质。尿素酶水解尿素生成氨，通过上调宿主特殊部位的 pH 和利用氨或铵盐来损伤宿主组织。H.pylori 尿素酶的操纵子含有 7 个基因，分别为 ureA、ureB、ureI、ureE、ureF、ureG、ureH。其中，ureE、ureF、ureG、ureH 为辅助基因，编码尿素酶的辅助蛋白；ureI 为特有基因，编码尿素酶的特异性通道蛋白；ureA 和 ureB 为结构基因，分别编码尿素酶 UreA 和 UreB 的结构蛋白，即 α 和 β 亚基。

1. 幽门螺杆菌尿素酶的蛋白质结构　透射电子显微镜（transmission electron microscope，TEM）显示，H.pylori 尿素酶的结构较为复杂，其厚度约为 13nm，并呈正三角形对称。H.pylori 尿素酶的 β 亚基由两个蛋白域即 N 端蛋白域（β1-β101）和 C-末端蛋白域

（β106-β238）构成。两个蛋白域通过一个短环（β102-β105）连接。一个 α 亚基和一个 β 亚基形成一个 αβ 单元，三个 αβ 单元构成一个异源三聚体组合 (αβ)₃。β 亚基不参与活性部位的形成，而是联合数亚基形成三聚体和超分子寡聚体。β 亚基的两个蛋白域分别位于每对 α 亚基的顶端与翼侧，紧紧地将这三个亚基连接在一起。三个 β 亚基的 N 端蛋白域首尾相接，以利于形成三聚体的包装方式。*H.pylori* 尿素酶是一个由 4 个 (αβ)₃ 三聚体单元组成的球形装配体。4 个三聚体单元两两对称，组成一个四面体复合物。该复合物蛋白壳外径约为 16nm，与大肠埃希菌晶体结构的外径相当。与产气克雷伯菌和巴氏芽孢杆菌尿素酶相比，*H.pylori* 尿素酶的 β 亚基分别多了 27 个和 11 个类似的氨基酸。这些独特延伸的氨基酸垂直于三边对称的中心轴，在 β 亚基 C 端严格参与四聚体的形成。这些残基形成一个 α 螺旋（β212-β218）和一个从该亚基主体伸出的端环（β219-β232）。一个 β 亚基的端环部分以头尾相接的方式与其 α 螺旋部分及位于四聚体顶端的相邻亚基的其他部位相互作用。此外，两个三聚体单元 (αβ)₃ 之间存在着清晰的界面，在其界面上也存在着作用力。四聚体内部还有一个容积在 $0.145 \sim 0.156 nm^3$ 的洞，在每个 (αβ)₃ 单元上也存在着一个球状洞，而两个 (αβ)₃ 之间有 6 个卵形洞。

2. 幽门螺杆菌尿素酶的功能　尿素酶的结构蛋白催化尿素水解；尿素酶的辅助蛋白协助 Ni^{2+} 插入 UreA/UreB 蛋白的活性部位形成活性蛋白；UreI 是酸激活蛋白，起着调节周质 pH 的功能，与尿素酶的活性无必要关系。辅助基因编码的蛋白在金属 Ni^{2+} 聚合到酶的活性位点上起重要作用。

UreA 与 UreB 是结构蛋白，主要功能是通过催化尿素生成氨和二氧化碳来调节细胞内外和（或）周质的 pH，为菌体的生存营造中性环境。此外，它们还能促使菌体定植于胃黏膜，在菌体致病过程中发挥着重要作用。

UreH 为尿素酶的特异伴侣蛋白，与尿素酶蛋白组成适宜的复合物以维持尿素酶的蛋白构象或者阻止无效 Ni^{2+} 的结合。UreG 是一种含有单个高保守核苷结合域的镍金属酶，其核苷结合域中的赖氨酸对尿素酶的活性至关重要，定点突变该残基会造成尿素酶完全失活。此外，该残基也会使 UreG 呈现微弱的 GTPase 活性。UreG 与 HypB 协同水解核苷，形成并稳定尿素酶脱辅基蛋白-辅酶复合体以促使尿素酶的成熟。UreE 缺少多聚组氨酸尾，因而结合 Ni^{2+} 的能力较低，但纯化的 UreE 在溶液中仍能形成二聚体来结合 Ni^{2+}，每个二聚体单元结合一个 Ni^{2+}。为 *H.pylori* UreE 增加由 6 个组氨酸组成的尾巴能增加尿素酶的活性，而将此尾巴缚于其他酶，则对尿素酶活性的增加无效。表明尿素酶的活性只与 UreE 的镍结合能力相关，组氨酸残基的存在可能使 UreE 起 Ni^{2+} 供体的功能。UreF 和 UreG 形成一个复合物，使尿素酶对 Ni^{2+} 处于感受状态而使 Ni^{2+} 有效地结合到活性位点，或者能促使尿素酶蛋白与 Ni^{2+} 的供体 UreE 顺利地发生作用。UreI 为酸激活蛋白，在酸性条件下 UreI 被激活而开启通道，加速转运尿素进入细胞质，最大化尿素酶的活动水平；在中性条件下，UreI 丧失活性而关闭该通道，阻断尿素转运，避免细胞质的过度碱化。此外，它也是 *H.pylori* 定植于胃的一个必要因子。它横跨细胞膜，具备氨离子输出的功能。

UreA 与 UreB、UreF 与 UreH、UreE 与 UreG 之间存在着特殊的作用力，这种作用力造就了 UreA/B、UreE/G、UreF/H 异源二聚体。二聚体 UreE/G、UreF/H 与 UreB（或 UreA）也存在着特殊的作用力，UreE/G、UreF/H 二聚体通过 UreE/H 识别部位与 UreB 结合形成三重复合物。辅助蛋白的结合，催化 Ni^{2+} 插入到低聚物中的 UreA/B 二聚体脱辅基酶蛋白的活性部位，产生成熟的尿素酶。此外，在某种蛋白介导下 UreI 能够与 UreA/B 二聚体脱辅基酶蛋白结合，在细胞质内膜表面形成少量的 UreAB/I 复合物。此复合物能够在内膜上耦合尿素的进入与水解，促使细胞质中的氨经过 UreI 或内膜扩散入周质，提高周质的 pH，从而选择性地缓冲周质。这说明该复合物便于酸快速激活尿素酶，或更快地将氨移入周质，以阻止细胞质 pH 的升高。

3. 幽门螺杆菌尿素酶活性的影响因素　尿素酶的活性涉及诸多因素，既有尿素酶的固有属性，也有外在条件，它们对尿素酶呈现其最佳活性极其重要。

尿素酶的主要氨基酸序列高度保守，各种尿素酶大亚基的 314～322 位氨基酸则最为保守。其中，Cys-319、His-320 和 His-321 直接参与尿素的水解；Cys-319 起催化作用；而 His-320 和 His-321 是 Ni^{2+} 的结合位点，改变 His-320 会造成酶活性的丧失。H.pylori 的尿素酶通常具有较低的 K_m 值，使得其在尿素浓度较低的胃环境中始终处于饱和状态而发挥最大功能。这可能源于 H.pylori 尿素酶活性部位洞口处的独特"拍打"结构，即 β313-β346 残基形成的一个螺旋-转角-螺旋基序。此基序能产生拍打运动：当它受到抑制时，关闭活性部位；否则，开放活性部位。

H.pylori 尿素酶是一种镍金属酶，其活性由活性部位的镍含量决定。酶活性的呈现需要在全酶 6 个活性部位上插入 2 个 Ni^{2+}，这个插入过程是由尿素酶基因簇中辅助基因编码的蛋白完成的。敲除 ureH、ureF、ureG 基因会导致尿素酶活性完全丧失，敲除 ureE 基因会严重降低尿素酶的活性。这说明，辅助基因 ureF、ureG 和 ureH 为尿素酶活性所必需的。

多种蛋白质能够通过影响 Ni^{2+} 来调节尿素酶的活性，这些蛋白质因子包括 NixA、NikR、HspA、HspB 和 Hpn 等。① NixA：是 H.pylori 细胞膜上的一种高亲和力镍转运蛋白，能够独立地将 Ni^{2+} 透过细胞膜插入到尿素酶的活性部位。破坏其高保守区（第二、三螺旋）会使其完全丧失 Ni^{2+} 的转运能力，进而使尿素酶因缺少 Ni^{2+} 而完全丧失活性。② NikR：是一个依赖于 Ni^{2+} 的调节蛋白，属于转录调节因子之丝带-螺旋-螺旋家族。NikR 能够识别 nixA 操纵子上游 –56 区到 –96 区，与该序列结合会抑制 nixA 的转录。同样，NikR 也能识别 ureA 操纵子 –13 区到 +21 区，并与 +1 区到 –10 区结合，诱导尿素酶的转录。NikR 既是转录阻遏物，又是转录激活物，这取决 NikR 的结合部位。③ HypA 和 HypB：两者均为氢化酶辅助蛋白，为尿素酶呈现全酶活性的必需蛋白。2 个 HypA 能够形成一个二聚体单元而结合 2 个 Ni^{2+}。组氨酸 His-2 为 HypA 结合 Ni^{2+} 及尿素酶激活所必需的氨基酸，该残基的突变会使尿素酶丧失 98% 的活性。HypB 含有一个高保守的核苷结合域（GSGKT）。HypB 具有 GTP 水解活性，但不具备结合 Ni^{2+} 的能力。核苷结合域中赖氨酸 Lys-59 为 HypB 呈现 GTP 酶活性所必需的氨基酸，该残基的突变也会导致尿素酶的活性几乎全部丧失。可以推测，HypB 通过水解 GTP 引发的一系列反应使 Ni^{2+} 插入到酶原的活性部位。④ Hpn 是一种富含组胺的蛋白，可以结合 Ni^{2+} 和 Zn^{2+}，可能与 Ni^{2+} 的处理有关，其突变不会引起尿素酶活性的下降。

4. 依赖于尿素酶的抗酸性机制　从目前的研究来看，H.pylori 菌体内外含有大量的活性尿素酶，约占菌体总蛋白量的 10%。大量尿素酶可以通过抗酸机制在菌体内外催化尿素产生氨以中和胃酸，使细胞质维持在尿素酶中性条件，从而使菌体能够生存于高酸性的胃酸环境中。

（1）胞内尿素酶抗酸学说：斯科特（Scott）等发现，H.pylori 的抗酸性源于胞内尿素酶而非胞外尿素酶,因为当 pH<5.0 时,唯有胞内尿素酶的活性可探知。*H.pylori* 能否生存取决于尿素酶对细胞质 pH 的调节,这是因为细胞质拥有一套自身 pH 接近中性的平衡机制。当无尿素时,胞外 pH<4.0,细胞质的 pH 难以获得平衡,导致 *H.pylori* 无法生存;胞外 pH 在 4.0~7.0 时,细胞质的 pH 相对维持于中性,因而 *H.pylori* 的行为如嗜中性菌。当有尿素时,其细胞质的 pH>4.9,*H.pylori* 能生于酸性环境。这种机制解释为:尿素可在 UreI 的协助下加速进入细胞质而快速生成氨,氨能够与透过细胞膜渗入细胞质的质子结合生成氨离子,而氨离子可由一个未知的输出装置排除,从而避免了细胞质的酸化或碱化,创造了一个中性细胞质环境。因此,*H.pylori* 能够在无氨云团的保护下生存于酸性环境。

(2)胞外尿素酶抗酸学说:*H.pylori* 尿素酶的 N 端没有信号肽,表明它是一种定位于细胞质的酶。在酸性条件下,胞外尿素酶的存在依赖于部分菌体的瞬间自溶;随之,占总量 30% 以上的尿素酶便吸附到仍保持完整的菌体表层。用轻微振荡的盐酸溶液来模拟胃环境,发现胞外尿素酶有很高的活性:当尿素存在且 pH<3.0 时,尿素酶有部分活性;而当尿素浓度为 3.0mmol/L、pH=7.5 时,尿素酶几乎呈现全部活性。与轻微振荡相比,剧烈振荡会使其快速失活。也曾有研究报道,在 pH<5.0 的缓冲溶液里,即便无任何振荡,酶活性也会丧失。抑制尿素酶实验证实了蛋白质结构赋予了尿素酶严格的抗酸属性。尿素酶的多分子装配意味着 12 个群聚活性部位能够彼此保护,免受因其催化尿素水解而造成自身活性的丧失;而生成氨的扩散也能够在尿素酶分子表面形成一个中性液层。此外,在酸性环境下这种超分子结构也能够利用内部空洞承受缓冲能量,暂时平衡邻近酶的表层区域,协同尿素酶抗酸。

(3)周质学说:此机制可定义为酸性介质中趋于中性周质 pH 的自我平衡。它强调了两种蛋白酶的参与,即 UreI 和周质碳酸酐酶(periplasmic a-carbonic anhydrase)。UreI 对于 *H.pylori* 高效利用尿素极为重要,是尿素的特异性通道。而周质碳酸酐酶附着于内膜并暴露其活性部位于周质,能够催化 CO_2 与 H_2O 的反应生成碳酸氢根,从而中和渗入的酸,缓冲周质于某一水平以维持内膜电位,其可能是一个必要的定植因子。当胞外 pH<6.5 时,UreI 蛋白通道开启,尿素经此通道以增加近 300 倍的速度加速流入细胞质。随之,尿素酶催化尿素水解生成氨基甲酸和氨 $CO(NH_2)_2 + H_2O \rightarrow NH_2COOH + NH_3$。而氨基甲酸会瞬间水解生成碳酸和氨 $NH_2COOH + H_2O \rightarrow H_2CO_3 + NH_3$。碳酸不稳定而水解生成水和二氧化碳 $H_2CO_3 \rightleftharpoons H_2O + CO_2$。胞内尿素酶最终作用产物是 2 分子 NH_3 与 1 分子 CO_2,二者均为气态分子,能够透过内膜快速扩散。在周质碳酸酐酶的催化下,反应 $CO_2 + H_2O \rightarrow HCO_3^- + H^+$ 以 7000 倍的速度加速进行。1 分子 NH_3 通过 $H^+ + NH_3 \rightarrow NH_4^+$ 的反应抵消了碳酸酐酶催化产生的 H^+,随之,NH_4^+ 与 HCO_3^- 形成 NH_4HCO_3;另一分子 NH_3 则中和进入周质的 H^+ 或扩散到胞外以提高培养基的 pH。在 NH_3/NH_4^+($pK_a=9.2$)和 CO_2/HCO_3^-($pK_a=6.1$)两套缓冲体系平衡下,周质 pH 达到 6.2。当胞外 pH 达到中性时,UreI 通道关闭,阻断尿素转运,屏蔽了多余 NH_3 的危害。

5. 尿素酶的致病性 尿素酶是促进 *H.pylori* 在胃黏膜内定植的关键因素。尿素酶阴性的 *H.pylori* 突变株在生理 pH 水平下无法像尿素酶阳性的 *H.pylori* 菌株那样在胃黏膜定植。除了促进 *H.pylori* 的定植外,尿素酶还可以保护 *H.pylori* 免受由于氨释放的增加而导致的胃酸,通过释放宿主代谢产物来提升 *H.pylori* 的营养,并在尿素的水解过程中产生质子动力。在 *H.pylori* 物种中,尿素酶的活性受环境 pH 和辅助因子镍的可用性控制,添加镍的细菌培养物往往表现出显著的尿素酶活性。与球形 *H.pylori* 相比,螺旋状 *H.pylori* 具有更高的尿素酶活性。此外，在较低的 pH 条件下 *H.pylori* 尿素酶和过氧化氢酶（catalase）的活性以及蛋白质的合成可能受到损害。尿素酶的活性越高，在胃黏膜内诱发组织病理学改变和进一步发生 GC 风险的可能性就越高。尿素酶的活性可能受 *flbA* 基因的调节，该基因也参与鞭毛的生物合成。

（1）尿素酶的定植作用：*H.pylori* 野生株能够栖息于低胃酸乳猪的胃黏膜，而其稳定的 *ureB* 突变株却不能，说明尿素酶是 *H.pylori* 定植胃黏膜所必需的物质。尿素酶可催化尿素产生氨，氨能够中和胃酸，进而在细胞内或外营造一个中性环境，使 *H.pylori* 能够在强酸性环境下有足够的时间生存，从而有利于 *H.pylori* 穿过胃黏液层，栖息于胃黏膜上皮细胞表层。也有研究表明，因 *ureG* 突变而丧失尿素酶活性的 *H.pylori* 突变株不能定植于低胃酸和胃酸正常的乳猪，而将此突变株与野生株共培养时，野生株会优先定植于乳猪的胃黏膜，这说明尿素酶在定植过程中还有其他作用。

（2）尿素酶损伤宿主组织的作用：尿素酶能够催化尿素水解产生大量的氨。一方面，氨与胃酸中和，上调上皮细胞表层的 pH；另一方面，氨自身具有毒性，也会与胃中其他成分形成一些毒性物质，从而直接或间接地损伤宿主组织。从目前的研究来看，尿素酶主要通过 3 种行为来损伤宿主组织：①上调上皮细胞表层 pH。在上皮细胞表面覆盖着一些保护性薄膜，氨会严重提高特殊部位的 pH，从而损害上皮细胞的完整性及其作为哺乳动物的离子泵、配体结合的受体及酶活性受体的机能。②氨直接毒害宿主组织。氨与水平衡以产生羟基，羟基可直接造成宿主组织的损伤；氨也能干扰正常情况下氢离子通过胃黏膜的内渗，从而对上皮细胞产生毒性。再次，单氯胺可诱发宿主组织癌变。当白细胞、尿素和 *H.pylori* 尿素酶同时出现在同一反应中时，会形成单氯胺，而单氯胺能诱发宿主基因发生突变，是一个与 *H.pylori* 感染相关的致癌因子。③氯化铵诱发空泡效应。氨与胃酸能生成对哺乳动物细胞有高毒性的氯化铵。有研究表明，野生型 *H.pylori* 能够造成海拉（Hela）细胞产生空泡，而尿素酶阴性突变株却不能。分别与空泡毒素、氨的直接诱发相比，在尿素酶或者是尿素酶产生的氨存在下氯化铵诱发 VacA 产生空泡效应的速度更快，生成的空泡更大。这说明在损伤细胞的过程中，尿素酶和 VacA 之间存在着必要的协作关系。

（三）幽门螺杆菌的抵抗力

尿素会对 *H.pylori* 起到抗酸的保护作用。在含有 5% 胆汁的血琼脂平板中，*H.pylori* 不能生长。但是如果 *H.pylori* 在含有 5% 胆汁的液体培养基中培养 30min，约有 75% 的 *H.pylori* 可以存活，说明 *H.pylori* 通过十二指肠的时候有生存的可能性。有报道显示，*H.pylori* 在不含亚硫酸氢盐的布氏肉汤中比在普通布氏肉汤中生长得更好，从而发现亚硫酸盐或亚硫酸氢盐能抑制 *H.pylori* 的生长，但原因和机制尚不清楚。这似乎与 *H.pylori* 需要在氧张力低的环境中才能生长是相矛盾的，因为有些培养基正是借助亚硫酸盐与亚硫酸氢盐易氧化成硫酸盐，以降低培养基中氧的张力。亚硫酸盐与亚硫酸氢盐抑制 *H.pylori* 的生长可能影响了培养基的氧化还原趋势，也可能亚硫酸盐或亚硫酸氢盐通过还原反应从培养基中间接去除了某些 *H.pylori* 生长所需的重要因子，从而导致其不能生长。此外，1.5% 的氯化钠可抑制 *H.pylori* 的生长。*H.pylori* 可以在自来水中存活 4～14 天，在河水或井水中可以存活数月乃至更长时间。*H.pylori* 对外界环境的抵抗力不强，对干燥和热均很敏感，常用消毒剂可以将其消灭。

VBNC 的 *H.pylori* 可在废水、河水、海水以及灌溉水中长期存活。VBNC 的 *H.pylori*

耐高温，在超高温灭菌奶中存活可达 30 天。接种至菠菜叶的 *H.pylori* 可在 6 天或更长时间内保持活力。*H.pylori* 也能在人工污染的贻贝中以 VBNC 存在，并维持毒力因子转录物的持续表达。此外，VBNC 的 *H.pylori* 可在生物媒介体内长期生存。

四、幽门螺杆菌的代谢

H.pylori 的代谢分为糖代谢、氨基酸代谢、脂肪酸和磷脂代谢。它的其他生物成分的摄取与合成涉及核苷酸的生物合成，氮源、铁的摄取以及酸碱平衡的调节等。呼吸链表现为有氧呼吸和无氧呼吸。

（一）幽门螺杆菌的糖代谢

H.pylori 最开始是被归类为弯曲杆菌属，此类菌属一般不能代谢碳水化合物。但后续的许多研究和 *H.pylori* 的全基因组分析显示，*H.pylori* 既可以进行糖的有氧氧化，也可以进行糖的无氧酵解。葡萄糖是碳水化合物的唯一来源，同时也是底物水平磷酸化的主要来源。然而由于 *H.pylori* 既不编码磷酸转移酶，又不编码葡萄糖激酶，因此 *H.pylori* 能代谢的碳水化合物是有限的，并且是在特别的感染位置。有报道称，磷酸戊糖途径、简单的恩特纳-杜多罗夫（Entner-Doudorff）途径以及糖酵解途径，这三条代谢途径与 *H.pylori* 的葡萄糖代谢有相关性。对比于其他细菌（如大肠埃希菌）的 Entner-Doudorff 途径是可诱导的，*H.pylori* 的 Entner-Doudorff 途径则似乎是必需的。尽管该途径的产能比糖酵解途径要少，但可以代谢葡萄糖的醛酸，且与该代谢途径有关的酶基因已经在 *H.pylori* 基因组上被证实。

丙酮酸是 Entner-Doudorff 途径的终产物，同时也是糖酵解途径的终产物，而且在有氧和无氧条件下丙酮酸的去向已阐明。有研究表明，在缺氧或无氧的情况下，丙酮酸可以代谢为乙酸、乳酸和乙醇；而在有氧的情况下，丙酮酸的主要代谢物则为乙酸。另有研究报道，在微需氧的条件下细胞与丙酮酸共培养可产生乳酸、丁二酸、乙酸、甲酸和丙氨酸。丁二酸的形成说明丙酮酸参与到三羧酸循环中，为丙酮酸在生物合成过程中起重要作用提供了有力的支持。乙酸、乙醇和乳酸的形成表明，在发酵代谢中丙酮酸起着重要作用。有关研究以及 *H.pylori* 的全基因组分析均为 *H.pylori* 的需氧特性提供了支持。与三羧酸循环以及糖酵解途径有关的酶基因，均在 *H.pylori* 的全基因组序列上得到了证实。

（二）幽门螺杆菌的氨基酸代谢

对 *H.pylori* 生长所需氨基酸的研究有助于了解其氨基酸的代谢情况。特斯特马（Testema）等的研究结果显示，所有测试的 *H.pylori* 菌株，其培养基中均需添加组氨酸、精氨酸、异亮氨酸、甲硫氨酸、亮氨酸、苯丙氨酸和缬氨酸。除此之外，部分菌株的生长还需要丝氨酸和丙氨酸。而 *H.pylori* 的全基因组数据分析显示，*H.pylori* 不能编码参与组氨酸和精氨酸生物合成途径的蛋白，这也就解释了为什么 *H.pylori* 在生长过程中需要精氨酸与组氨酸的参与。门德兹（Mendz）和哈泽尔（Hazell）证实了 *H.pylori* 在添加了谷氨酸、天冬氨酸、精氨酸和丝氨酸作为单一基质的无糖培养基中生长良好，并且检测到氨基酸分解代谢的主要产物为丁二酸、甲酸、乳酸和乙酸。该结果表明，把碳水化合物从基本营养素为氨基酸的培养基中移去，*H.pylori* 仍可以生长良好。而当其他代谢产物显著衰竭时，添加到氨基酸培养基中的葡萄糖才会被 *H.pylori* 所利用。再加上通过对 *H.pylori* 基因组序列的分析，也证实了其存在编码与氨基酸代谢有关的酶基因。对于必需氨基酸来说，基因水平的分析提示其生物合成途径是不完全的，而非必需氨基酸的合成则是通过传统途径来完成的。

（三）幽门螺杆菌的脂肪酸和磷脂代谢

脂质的分解为 *H.pylori* 提供了另一碳源和能量。有研究也显示，*H.pylori* 具有磷脂酶活性，如磷脂酶 A_1、A_2 或 C。关于脂肪酸和磷脂的合成，迄今为止尚无实验研究。根据 *H.pylori* 全基因组序列分析，在 *H.pylori* 基因组上至少有 14 个与脂肪合成有关的酶基因。环丙烷脂肪酸和磷脂合成途径相关的基因均在 *H.pylori* 基因组序列中被找到。此外，Ge 等还确认了 *H.pylori* 具有磷脂酰丝氨酸合成酶及其相应的基因 *pssA*。

（四）幽门螺杆菌其他生物成分的摄取与合成

1. 幽门螺杆菌核苷酸的生物合成　脱氧单磷酸核苷和单磷酸核苷可以通过从头合成途径以及补救合成途径合成。研究表明，*H.pylori* 可以从头合成许多嘧啶核苷酸，同时也可以进行有限的补救合成。而嘌呤核苷酸的合成则主要以补救合成为主，从头合成只占少数。

2. 幽门螺杆菌的氮源　*H.pylori* 的基因序列显示，它可能能够利用几种底物作为其氮源，包括尿素、氨、丝氨酸、精氨酸以及谷氨酸。尿素酶可以对尿素进行分解产生氨，氮源则以铵离子的形式存在。*H.pylori* 也有编码脂肪酰胺酶的可能，该酶可以催化酰胺分解，通过产生氨为细菌代谢提供氮源。

3. 幽门螺杆菌铁的摄取　由于铁元素对于生物体来说是一个非常重要的元素，所以 *H.pylori* 和其他细菌一样，也需要铁离子摄入系统为其代谢过程提供铁。对 *H.pylori* 的基因序列分析发现，*H.pylori* 的铁摄取系统十分烦冗，且其机制十分复杂。*H.pylori* 基因序列的分析结果还提示，*H.pylori* 含铁黄素介导的摄取枸橼酸铁（fec）的铁摄入系统，该系统与大肠埃希菌的铁摄入系统相似。有研究显示，由于 *H.pylori* 存在类似于大肠杆菌的 fec 系统，再加上 *H.pylori* DNA 上具有编码摄取含铁血黄素和胞质结合蛋白依赖的转运系统成分的基因，所以 *H.pylori* 具有吸收铁离子的能力。在大肠埃希菌中，fec 系统在无氧条件下对离子的供应发挥着非常重要的作用。有学者证实了无血红素的胞浆铁蛋白可能与残余铁的储存有关。关于铁摄取的调节，*H.pylori* 基因组中存在 *frpB* 基因，该基因同样也被发现存在于脑膜炎奈瑟菌中，*frpB* 所编码的蛋白与大肠埃希菌中几种 TonB 蛋白依赖的外膜受体是相同的。TonB 蛋白是细菌摄取含铁血黄素的必要成分。而且研究显示，*H.pylori* 也可能编码重要的铁摄取调节蛋白（ferric uptake regulator，Fur）。在同铁离子摄取有关的 2 个 *fecA* 基因、3 个 *frpB* 基因和 *fur* 基因的上游都可以发现和 Fur 结合结构域一致的结构。

4. 幽门螺杆菌酸碱平衡的调节　由于 *H.pylori* 的生长环境比较特殊，必须经历一系列的适应性改变后才能定居在酸性环境中。在体外，*H.pylori* 一般不能在 pH<3 的环境条件下存活，当加入类似于胃腔环境浓度的尿素后，*H.pylori* 将得到保护。因此，*H.pylori* 产生的尿素酶保护其在酸性环境中存活。并且后续的研究结果显示，尿素酶可以降低 *H.pylori* 在碱性条件下的存活率，其他维持 *H.pylori* 在酸性胃腔内定植、生存的机制也同样存在。与大多数细菌一样，*H.pylori* 可以维持质子的转运，通过调节胞浆膜两侧的电势差以抵消 pH 梯度的变化，从而产生一个膜内的正电势，其原因可能是提高了阳离子的浓度。*H.pylori* 缺乏编码将阴离子转运至胞外的相关蛋白的基因，说明膜内的正电势并非泵出阴离子所致。ATP 酶-439、ATP 酶-948 和 ATP 酶-115，这三种质子转运的 ATP 酶已经在 *H.pylori* 中被证实。有研究结果显示，在 *H.pylori* 中存在 H^+ 耦联的离子转运系统，该系

统与海氏肠球菌的 NaPA 蛋白以及大肠埃希菌的 NHaA 蛋白相关。NaPA 和 NHaA 蛋白是 Na^+/H^+ 转运蛋白的抑制物，控制着细胞的离子内流和外流。宿主环境的 pH 变化常常被认为是一种生化信号，从而引起相应基因的抑制或表达。麦高恩（Mcgowan）等的报告证实，*H.pylori* 胞外 pH 的变化可以导致其蛋白内容的改变。

5. 幽门螺杆菌的呼吸链 有证据表明，在 *H.pylori* 中有氧呼吸和无氧呼吸均存在。质子转运通过 NDH-I 脱氢酶和各种细胞色素完成，而 NDH-I 复合物可以通过 NADH 催化醌分解。有专家学者认为，原始的 cbb3 型细胞色素氧化酶是 *H.pylori* 有氧呼吸的终末氧化酶。除了 NDH-I 复合物，其他 4 种电子传递脱氢酶也被证实存在于 *H.pylori* 中，即 1 个 D-乳酸脱氢酶、1 个还原酶复合体（HydABC）和 2 个 sn-甘油-3-磷酸脱氢酶（需氧或厌氧形式）。Hazell 等已经证实，*H.pylori* 具有延胡索酸还原酶，提示 *H.pylori* 可以同其他厌氧菌或兼性厌氧菌一样通过无氧呼吸得到 ATP。所以在无氧呼吸过程中，延胡索酸可以作为电子受体；而在有氧呼吸过程中，氧是电子传递的最终受体。因此马塞尔（Marcell）等指出，由于大多数呼吸醌是甲基萘醌-6，这也就意味着在 *H.pylori* 中无氧呼吸比有氧呼吸更为常见。

6. 活性氧代谢 一般来说，主要有三个机制来促使 *H.pylori* 抵抗活性氧代谢所造成的损伤，这些机制由过氧化氢酶、超氧化物歧化酶（superoxide dismutase，SOD）和烷基过氧化氢还原酶（alkyl hydrogenperoxide reductase，AhpR）所催化。胃黏膜炎症能够导致有毒的氧代谢产物增加。过氧化氢（H_2O_2）由过氧化氢酶催化产生分子氧（O_2）和水（H_2O）；超氧负离子是一种高活性的氧，可受 SOD 催化而生成 H_2O_2；AhpR 可催化烷基过氧化氢还原为相应的乙醇。在大多数细菌中，AhpR 是双组分系统，由蛋白 AhpC 和附属的黄素酶 AhpF 组成。AhpC 在过氧化物还原酶的活性中起主要作用，AhpF 则具有 NADH 或 NADPH 氧化酶的活性。*H.pylori* 中存在 *TsaA* 基因，其编码的 TsaA 是过氧化物还原酶类的家族成员。虽然在 *H.pylori* 基因组中没有确认 AhpF 的同源物，但是有证据表明 *H.pylori* 中存在 NADH 氧化酶的活性。过氧化氢酶可在细胞表面、细胞质和周质区表达。这些过氧化氢酶通常可在哺乳动物的细胞中发现，包含有亚铁血红素修复基团，并具有 NADPH 结合活性。但在 *H.pylori* 中，通过对过氧化氢酶 *katA* 基因产物的检测发现，其基序通常与 NADH 相关联而非 NADPH 的结合蛋白。目前的研究结果表明，参与抵抗氧化损伤的酶的相关基因组和实验数据是一致的，但序列分析确认一些基因的功能及其在防御机制中潜在的作用仍有待进一步阐明。

五、幽门螺杆菌的定植与黏附作用

H.pylori 定植于胃内的一个重要因素是细菌具有黏附于胃黏膜的特性。*H.pylori* 紧密黏附于胃黏膜表面，避免与胃内食物一起被排空以及因表面上皮细胞和黏液层的脱落而被快速清除。*H.pylori* 的鞭毛、黏附素和黏附受体等毒力因子使 *H.pylori* 能够克服胃的蠕动排空、胃内低 pH、胃黏膜表面稠厚黏液等不利于定居的因素而长期在胃黏膜表面寄生。而黏附又是 *H.pylori* 定植在胃黏膜表面的前提，这种黏附特性反映了 *H.pylori* 存在某些黏附因子，而胃上皮存在相应的特异性受体。正是这些黏附因子与相应受体的特异性结合，使得 *H.pylori* 长期稳定地黏附定植于胃黏膜表面，为它的致病作用提供基础。

（一）鞭毛

随着 *H.pylori* 完整基因序列的发表，至今已有 50 多种基因被证明在鞭毛的生物合成、调节和装配中具有重要作用。*H.pylori* 的鞭毛主要由 *flaA*、*flaB*、*flgE*、*fliD*、*flhA*、*flbA*、*flgK*

等基因编码表达和调控。但后续的研究陆续揭示了另外一些基因，如 *Hp0985*、*Hp0256*、*luxS*、*Hp0906*、*ylxH*（*Hp1034*）、*fliG*、*fliM*、*fiN*、*fliY*、*fliS*、*fliK*、*flhB*、*flgC*、*fliE*、*fliF*、*flgG*、*flgH*、*flgI* 等也参与了编码或调控。

鞭毛作为一种提供细菌运动的因子，能够使 *H.pylori* 在胃黏膜中进一步定植，因此它构成了与 *H.pylori* 致病相关的最关键的毒力因子之一，特别是在细菌入侵的最初阶段。研究表明，运动能力较弱的 *H.pylori* 菌株难以在胃黏膜内进一步定植。此外，由于 *H.pylori* 的运动性是其进一步致病的基础，故 *H.pylori* 的运动能力也与其感染有关。据观察，无鞭毛的 *H.pylori* 突变体不能在胃黏膜上定植。鞭毛的运动由所谓的趋化途径所控制，该途径控制 *H.pylori* 的运动及其与微环境的关系。除了定植外，鞭毛也被认为参与了 *H.pylori* 引起的炎症和免疫入侵。此外，鞭毛还参与了生物膜的形成。有人提出，调节鞭毛合成的基因也可能参与了调节其他毒力因子，如黏附素。

对于包裹在鞭毛鞘外的鞘蛋白现已有报道，鞭毛鞘上的部分蛋白组分类似于菌体上的黏附素蛋白，有文献在报道中称之为"毛鞘膜样蛋白"。同时发现鞭毛鞘具有黏附作用，因此也有部分学者在文献中直接用"HpaA"称呼鞭毛鞘蛋白。目前 *H.pylori* 鞭毛鞘蛋白的功能并未完全阐明，其组分信息也不确定。卢克（Luke）等用蔗糖浓度梯度离心法分离过部分 *H.pylori* 的野生及模式菌株，继而使用酶处理消融鞭毛丝，从而获取了鞭毛鞘。在对 *H.pylori* 鞭毛鞘蛋白的研究中发现，使用免疫金电子显微镜能够观察到鞭毛鞘蛋白分子表面存在有特殊标记的具有免疫特异性的成分，随后的蛋白电泳分析发现其为 29kDa 的多肽。利用此多肽成分进行动物实验及免疫印迹法分析纯化后，获得了针对 *H.pylori* 的单克隆抗体（GF6）。此多肽成分在实验中是以来自不同地区的 11 株 *H.pylori* 菌株为对象进行实验探明的抗原，推测该多肽成分可能是存在于不同 *H.pylori* 菌株中的共同抗原。但需要注意的是通过免疫印迹法和一维或二维电泳分析后表明，该抗原与尿素酶亚基 UreA 有着相似的分子量。尽管 Luke 等实验中分析鞘蛋白的方法受到鞭毛组成成分及其所处条件下的溶解度及保留度的影响，但该项研究仍为我们提供了有关鞭毛鞘蛋白组分的重要信息。在鞭毛鞘蛋白的动物实验中，斯科纳（Skene）等用富含 *H.pylori* 鞭毛鞘蛋白的疫苗免疫小鼠，其结果明显表现出 *H.pylori* 的定植力下降，甚至等值于利用整个细胞裂解产物的免疫小鼠，提示 *H.pylori* 鞭毛鞘蛋白在其免疫原性及抗原性方面都有着不可低估的独特价值。但由于基因重组表达鞭毛鞘蛋白进行抗原性的研究尚未见报道，物理分离虽具有抗原保真性优势，但在很大程度上受到实验条件的限制，同时产量不高，因此也限制了有关 *H.pylori* 鞭毛鞘的更深入研究。

有关鞭毛钩相关蛋白 FlgK 的研究认为，其不仅能参与鞭毛钩蛋白的结构组装，同时也能参与形成 *H.pylori* 鞭毛的抗原性。Wu 等从引起 DU 的 *H.pylori* 菌株中克隆 *flgK* 基因，并经表达和纯化后形成重组体 rFlgK 用以进行 BALB/c 小鼠免疫试验，用 rFlgK 进行免疫接种的动物模型组与未曾进行过野生株免疫接种的动物模型组对比 *H.pylori* 的定植情况，结果发现 rFlgK 免疫组 *H.pylori* 的定植密度较低（$P < 0.5$）；此外对比血清学反应，其他组的效价均较 rFlgK 免疫组低。表明 FlgK 也参与形成了鞭毛的抗原性并具有良好的免疫效价，有可能成为制作 *H.pylori* 基因工程疫苗的下一个选择。但是对于 *flgK* 来说，其编码的鞭毛钩组装蛋白是被鞭毛鞘包裹的，因此认为在野生株中其抗原决定簇的暴露情况可能不太理想。尽管已经有相关研究证实了其基因重组蛋白免疫原性良好，但是作为疫苗研发的对象

是不合适的。

　　FlaA 和 FlaB 鞭毛蛋白是聚合形成鞭毛丝的主要成分，其中前者的致病性和免疫性更为重要。FlaA 的氨基酸序列高度保守，与其他细菌的鞭毛蛋白存在较少的抗原交叉，*H.pylori* 感染者血清中大多可出现 FlaA 抗体，且已有研究证明其具有较高的血清学诊断价值。FlaA 既组成鞭毛丝的主要结构，也是诱导产生血清 IgG 和胃肠道 IgA 的主要抗原之一。通过分析 FlaA 的残基、结构及理化特征发现，FlaA 的 B 细胞线性表位中存在一个保守的决定簇核心——NDSDGR 短片序列，利用 Pep29mer（含有鞭毛素 A 的优势 B 细胞表位多肽）进行动物免疫实验可获得有效的免疫反应，血浆中的 *H.pylori* 特定抗体 IgA 和 IgG1 在免疫组中有明显上升，表明保守的 NDSDGR 片段是 FlaA 线性 B 细胞表位抗原决定簇的核心，因而认为将 FlaA 作为 *H.pylori* 基因工程亚单位疫苗是较好的选择。但随后的研究表明，虽然几乎所有的 *H.pylori* 菌株均含有相似频率表达的 *flaA* 和 *flaB* 基因，其产物 FlaA 和 FlaB 都具有较强的抗原性，且 FlaA 致病性及免疫原性更强，但 FlaA 具有一定的致炎作用，以 FlaA 作为 *H.pylori* 基因工程亚单位疫苗的副作用可能过大。*flaB* 核苷酸序列高度保守，其编码产物位于鞭毛的基底部。在 *flaB* 基因原核表达系统构建及其产物免疫性的实验中，发现构建的 rFlaB 原核表达系统 3 在较低 IPTG 浓度时（0.1mmol/L）也能很好地诱导目的重组蛋白的表达，其表达量高达细菌总蛋白的 40% 左右，这是一个有利于产业化的信号。免疫印迹法的结果也证实了 *H.pylori* 全菌抗体能与 rFlaB（重组 *flaB* 基因表达产物）结合，表明 rFlaB 具有能被该抗体识别的抗原决定簇，具有良好的抗原性。rFlaB 免疫家兔后能产生高效价抗体，证明其具有良好的免疫原性。因此 FlaB 在 *H.pylori* 鞭毛亚单位疫苗的研发中与 FlaA 相比更为可靠。此外，伊顿（Eaton）等通过感染乳猪试验对 FlaA 和 FlaB 的定植能力也进行了研究，结果发现 *H.pylori* 野生型菌株经口感染乳猪后定植及持续感染超过 10 天；表达 *flaB* 但缺乏 *flaA* 的突变株和表达 *flaA* 但缺乏 *flaB* 的突变株只能在乳猪胃内定植 4 天左右，同时定植量野生型比其高 104 倍；而两者均缺乏者在乳猪胃内只能定植 2 天。因此，FlaA 和 FlaB 这两个鞭毛蛋白亚基对于 *H.pylori* 的定植及持续感染是非常必要的，研究 FlaA 或 FlaB 的免疫原性对于解释 *H.pylori* 的致病性及其疫苗的开发具有重要的价值。

　　鞭毛丝聚合蛋白 FliD 对参与形成 *H.pylori* 的鞭毛结构及动力不可或缺。有学者在研究 *fliD* 基因分子克隆及特征时发现，*fliD* 基因突变株的鞭毛出现了非正常形态且完全无动力，并且 *fliD* 基因突变株在 *H.pylori*-SS1 中出现了不能定植的情况。有趣的是，作为鞭毛顶端帽状结构的鞭毛丝聚合蛋白 FliD 不仅在鞭毛结构上的位置极为特殊，而且在鞭毛组装中扮演着极为重要的角色，应该值得关注。但有关其免疫原性的研究并不多，仅哈利法（Khalifeh）等通过原核表达 FliD 蛋白后对其在 *H.pylori* 感染患者的血清学诊断方面进行过研究，ELISA 结果显示出灵敏度及特异度分别高达 97% 与 99%，可作为 *H.pylori* 感染人群诊断的标志物之一，但此研究可能需要更多不同区域患者的结果来证实。

　　其他鞭毛蛋白诸如 flhA、flhB、fliH、fliI、fliP、fliQ、FlbA、FlbF、flgC、fliE、fliF、flgG、flgH、flgI、fliS 等基因产物可能更多的是作为鞭毛形成过程中的调节蛋白。目前对于上述研究已经有了初步分子水平的报道，但其在蛋白的抗原性、致病性、免疫原性等方面可能不如上述 FlaA、FlaB、鞭毛鞘 HpaA 等结构蛋白，同时有关免疫原性方面的动物实验也未见报道。

（二）主要黏附素

H.pylori 的黏附和定植具有严格的组织特异性和部位特异性，是由数十种特异的黏附素-受体介导的。*H.pylori* 的黏附素是由 *H.pylori* 表达并参与 *H.pylori* 对胃黏膜的黏附、定植的一种原核细胞外膜蛋白（outer membrane proteins，OMPs）。随着对 *H.pylori* 的深入研究，很多黏附素被相继报道，如 BabA、唾液酸结合黏附素（sialic acid binding adhesin，SabA）、中性粒细胞激活蛋白（neutrophil-activating protein，NAP）等。*H.pylori* 的 OMPs 主要是由基因组中约 4% 的基因编码的膜蛋白家族，大约可编码 64 个 OMPs。比较基因组学分析将 *H.pylori* OMPs 分为 5 大同源基因家族，即 Hop 超家族、Hof 家族、Hom 家族、fecA/frpB 家族及 hef 家族。OMPs 多受环境影响，具有"相变异"的调节机制，使 *H.pylori* 很快适应环境。其中许多 OMPs 与黏附有关，我们称之为黏附素，大部分黏附素都属于 Hop 超家族，且多与细胞表面抗原（受体）的多糖结构结合。

1. Hop 超家族

（1）血型抗原结合黏附素（HopS）：是第一个被发现并确认的 *H.pylori* 黏附素，主要通过结合胃上皮细胞表面岩藻糖基化的 Le^b 抗原介导 *H.pylori* 的黏附，它可以与 Le^b 上的岩藻糖基形成不同的结合键，以提高细菌黏附的效率和稳定性。研究表明，结合还具有可塑性，可逆的酸应答性使 *H.pylori* 能够快速适应人的胃内环境，长期在人的胃内定植。在最新的研究中，哈格（Hage）等通过 X 射线晶体学揭示了介导 BabA-Le^b 结合的分子基础。BabA 是典型的 α-螺旋分子，其在 β-链基序内的尖端包含单一潜在的 Le^b 结合位点，结合在 Le^b 的残基和 BabA 的 8 个氨基酸间进行，并且验证了 BabA 突变体对 Le^b 亲和力下降或消失，这为开发旨在抑制 *H.pylori* 黏附的药物提供了平台。

（2）唾液酸结合黏附（HopP）：主要与胃黏膜唾液酸化的 $Lewis^x$ 或 $Lewis^a$（$sLe^{a/x}$）结合，同时对低表达或不表达 Le^b 血型抗原的患者起代偿作用，从而维持 *H.pylori* 的定植密度。研究表明，*H.pylori* 的慢性感染和胃组织炎症导致胃糖蛋白重塑，$sLe^{a/x}$ 抗原表达增加，因此 SabA 介导的黏附主要发生在胃黏膜损伤之后。其编码基因 *SabA* 的表达受启动子和编码区的相变异及双组分信号传导系统 ArsRS 抑制的调控，从而使 *H.pylori* 能够快速适应不同的微环境或宿主免疫反应。2014 年，Pang 等利用 X 射线晶体学方法揭示了 SabA 胞外黏附域的三维结构，这是 *H.pylori* OMPs 家族的细胞外结构域首次被报道。最新研究显示，SabA 还可以黏附人胃部的神经节苷脂的鞘糖脂结构，这有助于探索对 *H.pylori* 黏附的特异性靶向治疗。

（3）外部炎症蛋白（HopH）：因最初发现编码外部炎症蛋白 A（outer inflammatory protein A，OipA）的基因与促炎因子白细胞介素-8（interleukin-8，IL-8）的产生密切相关而得名，也因此被认为是一种毒力因子。霍里奇（Horridge）等研究表明，OipA 是由宿主细胞接触调控的，仅在功能性 Cag 致病岛 IV 型分泌系统存在的情况下介导毒力蛋白 CagA 和 IL-8 反应。Al-Maleki 等研究发现，OipA 通过上调 Bax/Bcl-2 和活化 caspase-3 的水平，引起宿主细胞凋亡的级联反应。这两项研究也证实了 OipA 黏附素的毒性作用，目前 OipA 的受体还未明确。

（4）黏附相关脂蛋白 A（HopC）和 B（HopB）：黏附相关脂蛋白 A 和 B（adherence-associated lipoprotein A and B，AlpA/B）是由两个高度同源的相邻基因 *alpA/B* 编码。这两种蛋白均可特异性地黏附在胃上皮，且通过层粘连蛋白（laminin，LN）介导黏附，*alpA/B* 突变的菌株不能在胃上皮内定植。新的研究发现，AlpB 的可变区（氨基酸位置 121～146）在 TK1402 菌株生物膜的形成中起重要作用，并且这种性质取决于编码基因 *alpB* 的特定序列。同时，*alpB* 序列的多样化也影响黏附到 AGS 细胞（人胃腺癌细胞）的能力。

（5）幽门螺杆菌外膜蛋白 Q：Javaheri 及 Koniger 等研究均报道，幽门螺杆菌外膜蛋白 Q（*Helicobacter pylori* outer membrane protein Q，HopQ）与人类癌胚抗原相关细胞黏附分子（carcinoembryonic antigen-related cell adhesion molecule，CEACAM）家族成员相结合，从而介导 *H.pylori* 的黏附。它所介导的黏附不依赖于多糖结构，是人类发现的第一个蛋白结合黏附素。HopQ 特异性结合人 CEACAM1、CEACAM3、CEACAM5 和 CEACAM6，其中 HopQ-CEACAM1 相互作用使毒力蛋白 CagA 进入宿主细胞，并增强促炎介质（如 IL-8）的释放。因此，HopQ-CEACAM1 是一种潜在的有望治疗 *H.pylori* 相关疾病的新型治疗靶点。

2. 其他　NAP 是 *H.pylori* 的一种毒力因子，能刺激中性粒细胞与胃上皮细胞的黏附，主要在感染的稳定期促进活性氧（reactive oxygen species，ROS）和髓过氧化物酶的产生。NAP 可激活中性粒细胞和肥大细胞，促进单核细胞迁移。中性粒细胞主要是由于 ERK 和 p38-MAPK 通路的过度激活而受到刺激。NAP 具有促炎活性，在 *H.pylori* 感染过程中高度参与炎症和组织损伤的进展。NAP 在结构上与铁蛋白相似，属于 DNA 保护蛋白（DNA-protecting protein under severe conditions，Dps）家族。NAP 呈现铁氧基酶的活性，由于铁氧基酶中心的存在，NAP 结合 Fe^{2+}，Fe^{2+} 进一步被氧化为 Fe^{3+}，整个过程导致羟基自由基的产生，从而保护了 *H.pylori* DNA 免受损害。除铁离子外，NAP 还具有储存锌或镉等其他离子的能力。NAP 能显著增加促胃液素和胃蛋白酶原的分泌，从而对胃黏膜造成损害。这些改变可能通过破坏纤维蛋白的去除过程和进一步损害愈合过程而导致慢性胃炎的进展。NAP 还被认为在感染期间刺激 *H.pylori* 生长所需营养物质的释放，还通过其对 DNA 的保护作用而促进 *H.pylori* 的生存。

罗塞斯（Rossez）等发现并确认了黏附素 LabA 能特异性识别胃黏蛋白 MUC5AC 所携带的 lacdiNAc。除此之外，还有很多黏附素，如 Hom 家族的 HomB、经常被选作疫苗候选抗原的 *H.pylori* 黏附素 A（HpaA）等。

（三）主要黏附受体

1. Lewis 血型抗原　来源于人 ABH 血型抗原，主要表达在胃黏膜上皮和胃黏蛋白上。Lewis 有 2 条主链结构，通过在侧链不同位点添加岩藻糖基，1 型主链可形成 Le^b、$Lewis^a$ 和唾液酸化的 $Lewis^a$，2 型主链可形成 $Lewis^X$、$Lewis^Y$ 和唾液酸化的 $Lewis^X$；并且 1 型主链的抗原多表达在胃上皮细胞表面及胃小凹，而 2 型主链的抗原多分布在胃腺细胞，如黏液细胞、主细胞和壁细胞。罗艳等通过临床试验研究了消化性溃疡与 Lewis 表型的关系，发现 $Le^{(a+b+)}$ 表型的人群消化性溃疡发病风险较大，并且 Lewis 表型为 $Le^{(a-b+)}$ 的患者 *H.pylori* 感染率最高，因此该表型可能是 *H.pylori* 感染的高危因素。

2. 黏蛋白　胃黏液层的主要成分是黏蛋白（mucoprotein，MUC），并携带一系列的聚糖结构。健康人的胃黏膜内主要表达 MUC1、MUC5AC 和 MUC6，其中 MUC5AC 是正常胃组织中 Le^b 结构的最重要载体，是 *H.pylori* 的主要受体。MUC5B 同时携带了岩藻糖基化的血型抗原和唾液酸，但主要与 BabA 黏附，较小程度上与 SabA 结合。新的研究表明，MUC 具有聚集特性，可以通过 ArsS 抑制 *H.pylori* 的增殖，这说明 MUC 具有可以调节 *H.pylori* 的行为，而不仅仅是作为一个物理屏障和附着部位。这种聚集特性还可能有助于黏附抑制剂和其他疾病干预分子的设计。

（四）黏附与致病作用

H.pylori 对胃上皮的黏附对于引发疾病具有重要作用，因为这种紧密黏附有利于 H.pylori：①逃避黏液更新、胃蠕动和胃黏膜剥落，防止从胃中被消除，从而持久定植。②通过"相变异""分子拟态"等逃避人体免疫系统。③介导炎性反应，损伤胃黏膜。在炎症反应中，SabA 起着中心作用，且依赖于感染 H.pylori 的数量。它是中性粒细胞激活的先决条件，可以刺激中性粒细胞产生活性氧物质，引起氧化爆发，造成胃黏膜损伤。BabA 也可对中性粒细胞产生趋化作用，进而引发胃黏膜炎症。AlpA/B 可以调节多条信号通路，包括 MAPK 和 NF-κB 等通路的激活，从而引发促炎信号级联反应，造成胃黏膜的损伤。④促进毒力因子的表达和作用，进而将毒力蛋白有效地传递到胃细胞中。体外试验和体内试验均显示，H.pylori 可以利用 BabA-Le^b 结合，触发 Cag 致病岛Ⅳ型分泌系统依赖性宿主细胞信号传导，进而增强炎症、肠上皮化生发展和相关癌病变基因的转录。

六、幽门螺杆菌的基因分型

H.pylori 包括多个亚菌种，根据是否含有细胞毒素相关致病基因簇（cytotoxin associated gene pathogenicity island，cag-PAI）和空泡细胞毒素 A（VacA）可以将其分为Ⅰ型（含有 cag-PAI 和 VacA）、Ⅱ型（不含 cag-PAI 和 VacA）和中间型（只含 cag-PAI 和 VacA 其中之一）。此外，H.pylori 还包括十二指肠溃疡促进基因（duodenal ulcer promoting gene，Dup）A、胃上皮接触后诱导表达因子（induced by contact with epithelium，Ice）A、Urease 基因和 OMPs（BabA、SabA、OipA 等），上述 H.pylori 特有基因都可用于此菌的基因分型。

H.pylori 感染是消化道疾病的常见病因，尤其是胃炎和消化性溃疡。然而有研究发现，并不是所有的 H.pylori 感染后都会发病，表现出来的只是部分 H.pylori 引发疾病，且不同 H.pylori 引发疾病的结局也不同。目前，H.pylori 基因分型的方法主要有多位点序列分型（multilocus sequence typing，MLST）、脉冲场凝胶电泳（pulsed field gel electrophoresis，PFGE）、随机扩增多态性 DNA（random amplified polymorphic DNA，RAPD）、扩增片段长度多态性（amplified fragment length polymorphism，AFLP）和全基因组测序（whole genome sequencing，WGS）。

（一）根据毒力的基因分型

1. 细胞毒素相关致病基因簇的基因分型　位于 H.pylori 染色体上，大小约 40kb，编码Ⅳ型分泌系统（type Ⅳ secretion system，T4SS），其可通过 CagL 蛋白结合并激活胃上皮细胞整合素 α 结合受体将 CagA 或其他蛋白质注入宿主细胞。CagA 由长 120～145kDa 的 cagA 基因编码产生，是目前 H.pylori 研究最多的毒素之一。研究显示，携带 cag-PAI 的 H.pylori 菌株比未携带此基因型的菌株具备更强的毒性。cagA 基因 3′ 端区域的 3 个重复序列 R1、R2、R3 的不同组合可翻译为不同的蛋白质，依据围绕 Glu-Pro-Ile-Tyr-Ala（EPIYA）重复序列的不同氨基酸基序，CagA 可分类为大小不同的 A、B、C、D 四种蛋白。通过组合和重复，上述四种蛋白可构成不同基因型的 H.pylori 菌株。西方菌株 EPIYA 的重复区由 ABC 片段构成，C 片段数在不同菌株存在差异，多为 1～3 个。比较分析哥伦比亚和美国两国采集的 H.pylori 菌株的 C 重复片段的数量发现，哥伦比亚有 57% 的菌株带 2 个 C 片段，而美国只有 4% 带 2 个 C 片段，且前者 GC 的发病率显著升高。因此，C 片段数量的差异可能是西方国家 GC 发病率差异的原因之一。CagA 东方菌株也存在 AB 序列，但由 D 序列取代 C，因此东方菌株 CagA 的重复序列由 ABD 片段构成。

CagA 毒素在促进 *H.pylori* 在胃部的定植和增殖中发挥重要作用，并可从多方面发挥其毒性。首先，*H.pylori* 定植在极化细胞膜表面，需要 CagA 调节其所需营养；其次，CagA 同时调节宿主对 *H.pylori* 的免疫应答，使其保持长久定植；此外，CagA 也通过负调节树突状细胞来促使 *H.pylori* 的长期定植。研究显示，CagA 毒素由 *H.pylori* 的 cag 致病基因簇编码的 T4SS 导入宿主细胞，并在宿主细胞中发生磷酸化。磷酸化的 CagA 与 SHp-2 磷酸酶特异性结合，使细胞形态发生膨胀、伸长，使细胞形成"蜂鸟"表型（细胞变得细长，失去极性，紧密连接重构，细胞骨架重排形成板状伪足和丝足，运动能力增加），并引起凋亡。*cagA* 转基因鼠中高表达 CagA，可抑制骨髓源性树突细胞调节 CD4$^+$ T 细胞分化成 Th1 细胞以及对脂多糖的反应能力。感染 CagA 阳性 *H.pylori* 与致命的心血管疾病的发病率呈负相关；而在自身免疫病甲状腺患者中，感染 CagA 阳性的 *H.pylori* 则与此病的发生存在明显的相关性。另一项调查研究结果显示，感染携带有 *cagA* 和 *cagE* 基因的 *H.pylori* 菌株可明显提高肝胆疾病患病率，特别是胆管癌的发病风险。但是对哥伦比亚不同地区 GC 发病率的研究发现，GC 患病率与 *H.pylori* 的感染率以及 *cagA* 亚型无相关性，具体原因尚未明确。

2. 空泡细胞毒素 A 的基因分型 是由包含有信号区、中央区、缺失区和过渡区的 *vacA* 基因编码的空泡形成的细胞毒素蛋白，其中上述四个区域又都分别包含 *s1*、*s2*、*m1*、*m2*、*d1*、*d2* 以及 *i1*、*i2* 四对不同的等位基因。*vacA* 基因可依据 *H.pylori* 菌株的 s、i、d、m 序列的不同进行基因分型。据目前报道，几乎所有的 CagA 阳性的 *H.pylori* 菌株均携带 *vacA s1* 型基因，CagA 阴性的菌株则携带 *vacA s2* 或 *m2* 型基因。*vacA* 基因的 m 序列在亚洲人群中也存在遗传多态性，*m1* 基因型在东亚地区（如日本和朝鲜）较普遍，*m2* 基因型则在东南亚地区（如越南）多见。国外报道过，*s1* 或 *m1* 型 *H.pylori* 的致病性明显高于 *s2* 或 *m2* 型 *H.pylori*。携带 *s1* 或 *m1* 型 *H.pylori* 患者得消化道溃疡和 GC 的风险明显增高。最新研究表明，在伊朗地区 *d1* 型的 *H.pylori* 可作为 GC 和消化道溃疡新的风险因子，并且 *d1* 与 *i1* 对 GC 的发生表现为协同作用。

VacA 是 *H.pylori* 菌株的主要毒力因子，能够引起上皮细胞的空泡化，诱导线粒体细胞色素 c 的释放，从而导致细胞凋亡。*vacA* 基因型不同的 *H.pylori* 的毒性差异明显，因此携带有不同 *vacA* 基因型的 *H.pylori* 菌株具有不同的空泡形成能力。如携带 *s1m1* 基因型的 *H.pylori* 具备稳定的空泡形成能力，*s2m2* 和 *s1m2i2* 基因型的 *H.pylori* 则不具备空泡形成能力，而携带有 *s1m2* 和 *s1m2i1* 基因型的 *H.pylori* 可诱导空泡的形成。VacA 除了可诱导上皮细胞空泡的形成外，还可同时诱导膜通道的形成，促使线粒体细胞色素 c 释放并结合胞外受体引发炎症反应。此外，VacA 也可结合细胞膜受体引发炎症反应并抑制 T 细胞的活性和增殖能力。少量 *H.pylori* 可存在于胃黏膜中并逃脱免疫反应，可能的原因是 VacA 和自噬有重要关系，自噬有助于 *H.pylori* 产生空泡并定植在宿主细胞内，这可能是胃部疾病发病机制中最关键的过程。

3. 其他基因分型和致病作用

（1）促十二指肠溃疡启动因子（DupA）：位于 *H.pylori* 基因的可塑区，最先被认为是 DU 的危险标志物和 GC 的保护性因素。最新研究表明其与 GC 的发病相关，但具体作用机制尚不清楚，可能与其在可塑区与 vir 同族体结合形成类似于 *cag*-PAI 的 T4SS 相关。此外，DupA 还被证实与 IL-8 的含量相关，且参与 DNA 的摄取和转运、蛋白质转运等，其缺失可导致胃黏膜低 pH 敏感性的增加。

（2）胃上皮接触后诱导表达因子 A（IceA）：包含两个等位基因，即 *iceA1* 和 *iceA2*。*iceA1* 等位基因和 GU 相关，*H.pylori* 与上皮细胞接触可上调 *iceA1* 的表达，是 GU 的独立风险因子。同时也有报道，*iceA1* 基因型与黏膜 IL-8 的表达所引起的急性炎症也存在明显的相关性。*iceA2* 的功能尚不清楚，可能和无症状胃炎与非溃疡性消化不良（non-ulcer dyspepsia，NUD）有关。

（3）尿素酶基因：尿素酶可水解尿素产生氨和二氧化碳以调节胃部的酸性环境，从而有利于 *H.pylori* 在胃黏膜的定植。但尿素酶产生的氨不仅可以破坏上皮细胞，结合中性粒细胞代谢产物形成致癌物质，引起胃部疾病的恶性改变，还可导致细胞的各种改变，包括囊泡膜运输的改变、抑制蛋白质合成、抑制 ATP 产生和细胞周期停止等。

（4）外部炎症蛋白（OipA）：是由 *hopH* 基因编码。OipA 蛋白的表达由错配修复机制调控，表现为 *hopH* 基因 5′ 端信号区 CT 双核苷酸重复序列的数量决定其开放性阅读框架的开放或关闭。信号区的开放与否直接影响 OipA 的表达，有 Meta 分析证实消化道溃疡和 GC 的患病风险与 OipA 的开闭状态有关，而与 OipA 的存在与否无关。

（二）幽门螺杆菌基因分型的方法

1. 多位点序列分型（MLST）技术　是由多位点酶电泳衍生出来的一种分型方法。该分型方法是通过 PCR 扩增多个管家基因并测定其核酸序列，从而分析菌株的变异。鉴于 *H.pylori* 独特的遗传变异性和种内多样性，在进行 *H.pylori* 分型时一般选择 *atpA*、*efp*、*mutY*、*ppa*、*trpC*、*ureI* 和 *yphC* 这 7 个管家基因进行扩增测序。与其他分子生物学技术相比，MLST 技术具有高重复性和高分辨率的优点，且在一定程度上可以提供比人类遗传学分析更详细的人类迁移信息。山冈（Yamaoka）等采用 MLST 技术将全球的 *H.pylori* 确定为 7 种现代种群类型（hpEurope、hpEastAsia、hpAfrica1、hpAfrica2、hpAsia2、hpNEAfrica、hpSahul）和 6 种祖先种群类型（ancestral EastAsia、ancestral Africa1、ancestral Africa2、ancestral Europe1、ancestral Europe2、ancestral Sahul），不同地区的不同种群类型可以为绘制人类迁移模式提供证据。此外，MLST 用于研究 *H.pylori* 的传播途径也获得理想结果。Osaki 等采用 MLST 技术对来自粪便标本的 *H.pylori* 进行基因分型，研究结果提示 3 个家庭中至少有 2 个怀疑存在母婴传播，一个怀疑存在父婴传播。之后该研究者同时利用 MLST 技术和 RAPD 技术评估了来自 5 个家庭的 19 株 *H.pylori* 的基因图谱，发现 5 个家庭中有 3 例患者提示携带 2 类或更多类型的 *H.pylori* 菌株，4 例患者提示存在 *H.pylori* 母婴传播，2 例患者提示存在父婴传播，1 例为兄弟姐妹之间的传播。综上所述，MLST 技术可被用于 *H.pylori* 传播途径的研究和溯源的分析，但其分析过程比较复杂，需借助生物信息学方法与质控菌株逐一比对，同时该技术仅反映 *H.pylori* 某几个管家基因的变异性，存在一定的局限性。

2. 脉冲场凝胶电泳（PFGE）　是 1984 年由施瓦兹（Schwartz）和康托尔（Cantor）发明的用于分离大片段（30～50kb）线状 DNA 的技术，目前已经广泛应用于细菌分型。PFGE 的实验流程一般包括制备含 DNA 的包埋胶、胶内 DNA 酶切和脉冲电泳。*H.pylori* 存在内源性甲基化酶的保护，其基因组 DNA 不易被限制性内切酶消化，但何种限制性内切酶最适用于 *H.pylori* 目前尚无定论。保坂（Hosaka）等发现，选用 *Eco*R I 进行两次限制性内切酶反应，每次反应时间 16h，其分型率能达到 97% 以上，比其他限制性内切酶的酶切效果好。另外，其他限制性内切酶如 *Xba* Ⅰ 在 36℃ 下酶切 4h，也能取得良好的实验结果；*Not* Ⅰ 和 *Nru* Ⅰ 在 37℃ 下酶切和 *Sma* Ⅰ 在 25℃ 下酶切也适用于 *H.pylori*。同种酶对不同 *H.pylori* 菌株的酶切效果也会不一样。纳达（Nada）等研究了 12 例 *H.pylori* 根除治疗失败患者治疗前与治疗后胃窦内 *H.pylori* 菌株的差异，共分离出 24 株 *H.pylori* 用 PFGE 技术鉴定，在用 *Not* Ⅰ、*Nru* Ⅰ 和 *Sma* Ⅰ 酶切时发现，其中有 8 株（33%）的 DNA 不能用 *Not* Ⅰ 酶切，6 株（25%）不能用 *Nru* Ⅰ 酶切，19 株（79%）不能用 *Sma* Ⅰ 酶切。此外，除了选择合适的内切酶外，对酶切条件（时间和温度）和样本浓度的控制也很重要。若样本的浓度不够，会导致实验结果的条带不明显；若浓度过高，则会造成条带拖尾。法尔萨菲（Falsafi）等利用 PFGE 技术鉴定 4 个不同时期（1997~1999 年、2001~2003 年、2005~2007 年和 2007~2009 年）共 44 株从无亲缘关系的伊朗儿童胃窦黏膜组织中分离出的 *H.pylori* 菌株，根据结果推断这些儿童为多克隆感染。Han 等利用 PFGE 技术鉴定了来自德国 9 个家族 27 名成员分离得到的 59 株 *H.pylori*，这些来自胃体、胃窦、十二指肠的菌株最终鉴定为 21 个克隆类型，每个人只有一个克隆类型，偶尔有一个克隆突变体。总之，虽然 PFGE 技术长期以来一直被认为是细菌分型的"金标准"，但是尚未广泛应用于 *H.pylori* 的分型中，限制性内切酶的选择以及酶切条件的控制对于该技术在 *H.pylori* 分型中的应用十分关键，仍需进一步探索。

3. 随机扩增多态性 DNA（RAPD） RAPD 技术是 20 世纪 90 年代在 PCR 基础上发明的一种可对整个未知序列基因组进行多态性分析的分型技术。RAPD 技术不仅具有常规 PCR 所具有的优点，而且只需要微量 DNA 即可进行分析，既不需要预先知道基因组序列，也不需要专门设计扩增的引物。如果选择的引物合理，*H.pylori* 基因组扩增后可以获得 3~10 个 DNA 片段，且通常每个菌株产生的片段图谱不同。RAPD 技术实施有 4 个条件：①进行 PCR 扩增时，引物 3′ 端的碱基必须与目标 DNA 序列相匹配；②基因组 DNA 中成对的偶合位点彼此间距离须小于 3kb；③第一轮产物有效持续扩增；④不同的菌株扩增产物不同。

今野（Konno）等用 RAPD 技术研究了 42 例平均年龄为 11.7 岁的 *H.pylori* 感染者，发现 32 例（76%）显示出与至少 1 名家族成员有相同的 DNA 指纹图谱，其中 29 例（69%）的 DNA 指纹图谱与母亲相似，该研究为 *H.pylori* 的母婴传播途径提供了有力证据。母婴传播是 *H.pylori* 家庭内传播的主要途径，但是否存在其他传播途径还有待证实。除此之外，RAPD 技术还可以检查单个宿主 *H.pylori* 的感染是否存在克隆多样性。东池田（Toita）等研究了 31 例接受上消化道内镜检查的日本患者，从活检标本（胃窦、胃体、十二指肠）和胃液中分离获得了 104 株 *H.pylori*（每例患者 4 株），发现来自每例患者分离株的 RAPD 指纹图谱非常相似，甚至相同，并且间隔 5~9 年获得的分离株同样显示非常相似或相同的 RAPD 图谱，提示这部分人群为 *H.pylori* 的单克隆感染。但韩国学者金（Kim）等采用 RAPD 技术对 19 例 *H.pylori* 感染者的 104 株 *H.pylori* 进行了分析，结果表明约 60% 的患者存在 *H.pylori* 多克隆感染。RAPD 图谱可以比较容易区分 *H.pylori* 菌株之间的差异，且区分率高，但是这种方法无法提供任何关于菌株毒力特性和遗传进化的信息。

4. 扩增片段长度多态性（AFLP） 是在 PCR 基础上发展起来的一种分子标记技术，最初用于农作物的分型，后来广泛用于植物、动物和原核生物的分型。一个完整的 AFLP 的实验流程大约需要 3 天：用 Gel Compare 凝胶分析软件对电泳图谱进行分析处理，DNA 片段采用二进制形式按大小进行编码，用 Dice 系数评估相似性，计算结果为 100% 则定义为相同型。但是，AFLP 技术对 DNA 模板质量的要求较高，需要测定 DNA 的浓度和纯度。DNA 的量过多会导致酶切不完全；DNA 的量过少则会引起模板浓度不够。哈林格（Hallinger）等采用 AFLP 技术并结合序列分析研究了 12 例患者胃窦、贲门、胃体分离得到的 *H.pylori*，并检测出这些 *H.pylori* 的 *arsS* 基因的羧基末端胞嘧啶碱基的长度存在差异和胸腺嘧啶碱基缺失的情况，而这两种情况都可以使 *arsS* 的可读框（open reading frame，ORF）移位，导致羧基末端氨基酸序列的改变从而翻译出不同的异构酶。该研究发现了 4 种新的 *arsS* 羧基末端的变异，这些变异提高了 *H.pylori* 对胃部不同环境的适应性，促进了 *H.pylori* 在胃部的定植。欧文（Owen）等从 35 例消化不良患者中分离出 89 株 *H.pylori*，其中 16 例患者取甲硝唑治疗前后配对的胃窦标本（32 株），19 例患者取克拉霉素和质子泵抑制剂治疗前后配对的标本（57 株），利用 AFLP 分析抗菌药物治疗对 *H.pylori* 菌株多型性的影响。结果发现，65% 的患者为多克隆感染，并且抗菌药物治疗并没有明显改变菌株的多型性。此外，吉布森（Gibson）等利用 AFLP 技术研究了 *H.pylori* 的耐药性。该研究对来自 6 例 *H.pylori* 感染者的 24 株 *H.pylori* 菌株进行分型，每例患者分别提供两个抗菌药物处理前和处理后的活检标本，结果发现有 4 例患者治疗前和治疗后的分离株均显示出相同的 AFLP 图谱，证明了抗菌药物治疗后相同菌株的持续感染。该研究还指出，限制性酶切反应的条件需要严格控制，因为这将是实验室之间结果比较的一个重要参数。与其他基于 PCR 分型技术相比，AFLP 并不是一种快速检测的方法，但是 AFLP 的指纹图谱能够产生足够多的条带，因此具有重复性好和分辨率高的优点。

5. 全基因组测序（WGS）法　是对某一种生物基因组的全部基因进行序列测定，已历经三代技术的发展。WGS 法的主要流程为测序所得序列经拼接与碱基修正后与美国国立生物技术信息中心网站提供的 *H.pylori* 全基因组数据进行比对分析。WGS 法不仅可以发现菌株之间的差异，还能发现 *H.pylori* 利用表面抗原的变异和毒力基因的调节来适应宿主环境的机制，可以帮助我们深入了解 *H.pylori* 基因型和表型的关系。图姆（Tomb）等于 1997 年完成了第一株 *H.pylori* 26695 菌株的 WGS 工作。*H.pylori* 26695 拥有 1 667 867 个碱基对和 1590 个预测编码序列，其中 1590 个预测基因的平均大小为 945bp。根据 *H.pylori* 26695 的核苷酸序列进行理化性质分析发现，超过 70% 蛋白质的等电点大于 7.0，主要由碱性氨基酸（精氨酸和赖氨酸）组成，是流感嗜血杆菌和大肠埃希菌的两倍，这可能提示了 *H.pylori* 适应胃酸的原因。*H.pylori* 能够适应胃酸还取决于其在酸性条件下能够建立一个正性膜电位。这些基因组信息不仅可以将 *H.pylori* 菌株之间的差异精确到单个碱基，还可以揭示菌株的遗传背景，了解菌株的毒力基因和耐药基因，为临床用药提供可靠的依据。在近几年的研究中，托雷尔（Thorell）等利用 WGS 鉴定了来自尼加拉瓜的 52 株 *H.pylori*，并进行系统发育树的构建和毒力因子的分析，结果发现尼加拉瓜分离株具有与来自拉丁美洲的 BabA 序列高度相似的 BabA 突变体，通过这个 BabA 突变体影响发病机制。Iwamoto 等利用 MiSeq 平台对克拉霉素耐药的 *H.pylori* 菌株进行 WGS 分析，清楚地识别了 *H.pylori* 基因组上 23S rRNA 基因的点突变，发现所有克拉霉素耐药菌株的测序结果都是在 23s rRNA 基因相同位置上存在 G 突变，在耐药菌株中还发现了外排泵基因的单核苷酸突变体。综上，WGS 可以识别 *H.pylori* 整个基因组核苷酸序列的潜在突变，并在序列突变时识别变异，这是上述任何一种基因分型技术都无法比拟的。

（刘光焱）

第三章　幽门螺杆菌的流行病学

H.pylori 是一种人类特有的致病菌，可以导致慢性胃炎、消化道溃疡、GC 等多种胃部疾病。2015 年，全球约有 44 亿人被检出存在 *H.pylori* 感染。尽管全球 *H.pylori* 的感染率逐年下降，但从统计数据可见，*H.pylori* 感染对于大多数国家来说依然是一个形势严峻、亟待解决的主要公共卫生问题。本章重点介绍 *H.pylori* 在不同人群、不同地域及不同疾病中的感染状况以及与 *H.pylori* 感染相关的 GC 的一级预防。

第一节　幽门螺杆菌的感染现状

21 世纪以来，*H.pylori* 的感染率在西方高度工业化国家一直呈下降趋势，而在发展中国家和新兴工业化国家流行率却保持在较高水平。事实上，*H.pylori* 的感染和多种因素相关，且存在明显的人群差异、年龄差异和地域差异。

一、不同人群幽门螺杆菌的感染状况

大量研究显示，*H.pylori* 的感染状况在不同人群中不尽相同。年龄、性别、人种等因素都能对其造成差异。

1. 不同年龄人群的感染状况　最近的调查分析显示，在我国随着人群年龄的增加，*H.pylori* 的感染率也逐渐增加（$P<0.001$），其中成人（≥18 岁）*H.pylori* 的感染率显著高于儿童和青少年 (46.1%，95%CI：44.5%～47.6%；28.0%，95%CI：23.9%～32.5%)。值得注意的是，随着年龄的增加，这种增加趋势仅在儿童和青少年组中可以观察到（$P=0.010$），而非成人组（$P=0.701$）。*H.pylori* 感染在成人中比在儿童中更为普遍。在全球范围内，不同年龄人群的感染状况也和我国相似。调查显示，成人 *H.pylori* 的感染率（48.6%）明显高于儿童（32.6%），这可以用出生队列效应（birth cohort effects）或者因年龄累积带来的感染风险来解释。但事实上，遭受 *H.pylori* 感染的风险会随着年龄的增长而增加，而儿童时期正是发生 *H.pylori* 感染的一个高危时期。有研究表明，监护人或者父母有较高社会经济地位或教育水平可能是防止儿童发生 *H.pylori* 感染的一个重要因素。尽管如此，年龄与 *H.pylori* 感染率的关系仍存争议。刘捷等发现，重庆地区体检人群中男性 *H.pylori* 的感染率随年龄的增加呈显著上升趋势；而在女性受检者中呈现出以 60 岁为拐点，*H.pylori* 的感染率随年龄的增加呈现先升后降的变化趋势，这可能是女性体内雌激素水平逐渐降低所致。另一项来自我国扬州市的研究发现，年龄越高，*H.pylori* 的感染率反而越低。荷兰的一项研究显示，在随机选择的 1550 名受试者中，*H.pylori* 的感染率为 32%，其中在 1935～1946 年出生的患者中，这一比例为 48%；而在 1977～1987 年出生的患者中，这一比例仅为 16%。除此之外，不同年龄人群 *H.pylori* 的感染率还受研究对象的社会人口学特点、地域、样本量大小等多种因素的影响，而且即使感染率较高，也有 10%～20% 的感染者没有症状，从而使 *H.pylori* 的感染随人群年龄的增大而出现累积效应，这也可能是造成 *H.pylori* 感染率随年龄增加而上升的原因之一。

2. 不同性别人群的感染状况　最近一项统计学研究显示，我国男性 *H.pylori* 的感染率为 44.9%（95%CI=43.6%～46.2%），女性的感染率为 42.0%（95%CI=40.5%～43.5%），而在儿童、青少年和成人不同年龄段的人群中也发现了类似的性别差异。长期以来，性别与 *H.pylori* 感染之间的关系一直存在争议。最近的一些研究均显示，全球 *H.pylori* 的感染率在性别分布上并无显著差异。但是易卜拉欣（Ibrahim）等通过对 244 份全球性调查研究的 Meta 分析显示，无论是儿童还是成人，男性 *H.pylori* 的感染率均明显高于女性。另外几项近期国内的研究也显示，我国四川南充和泸州两地男性 *H.pylori* 的感染率显著高于女性，提示在某些地区可能男性比女性更容易感染 *H.pylori*。相反，也有研究发现 *H.pylori* 的感染在不同性别之间并没有差异。长期感染 *H.pylori* 会大大增加机体发生胃腺癌的概率，而胃腺癌通常在男性的患病率相对较高。因此，对于 *H.pylori* 感染中是否存在性别之间的差异仍是一个值得深入探究的重要问题。

二、不同地域中幽门螺杆菌的感染状况

目前，全球不同地区 *H.pylori* 的感染率整体上呈逐年下降趋势。多项调查分析发现，不同地区和国家之间 *H.pylori* 的感染率差异很大，即使在同一国家或地区，不同区域人群 *H.pylori* 的感染率也存在显著差异。

1. 我国不同地区的感染现状　根据 2010 年中国人口普查的数据估算，中国大陆约有 589 102 404 人（近 50%）感染了 *H.pylori*。2021 年，来自江苏的多名研究者利用 Meta 分析法对我国 *H.pylori* 的感染状况进行了比较全面的系统分析。该项研究共筛选了论文 3173 篇，在对标题和摘要进行梳理后，选择 674 篇进行全文阅读，而后根据制定的纳入和排除标准，纳入 412 篇进行研究，其中包括 1 377 349 名受试者。结果显示，我国 *H.pylori* 的感染率为 44.2%（95%CI=43.0%～45.5%），其中感染率最高的是西藏（66.4%，95%CI=19.3%～94.3%），其次是贵州（60.5%，95%CI=54.7%～66.0%）、甘肃（57.2%，95%CI=51.2%～63.0%）、山东（53.7%，95%CI=44.4%～62.7%）、河北（52.4%，95%CI=46.3%～58.5%）；另一方面，重庆（35.4%，95%CI=30.1%～41.0%）、青海（35.8%，95%CI=30.1%～41.9%）、天津（36.3%，95%CI=28.6%～44.7%）、湖南（37.0%，95%CI=31.7%～42.8%）、吉林（37.6%，95%CI=25.4%～51.6%）的感染率相对较低。此外，该研究还评估了我国 7 个地理区域 *H.pylori* 的流行情况，发现西北地区 *H.pylori* 的感染率最高（51.8%，95%CI=47.5%～56.1%）；其次是华东地区（47.7%，95%CI=45.4%～50.0%）和西南地区（46.6%，95%CI=42.1%～51.1%）；其他 4 个地区（华北、东北、华中、华南）的感染率约为 40%。

2. 全球不同国家或地区的感染状况　随着生活水平的提高，尽管许多国家 *H.pylori* 的感染率一直在下降，但是这种细菌仍然普遍存在，尤其是在远东地区。目前从全球范围来看，*H.pylori* 的感染率因地而异。2017 年，胡伊（Hooi）等首次在全球范围内对 1970～2016 年间来自 62 个国家和地区的适合文献进行了系统的 Meta 分析。结果显示，世界各大洲中 *H.pylori* 感染率最高的是非洲（79.1%，95%CI=62.6%～77.6%），其次是南美（69.4%，95%CI=63.9%～74.9%）和西亚（66.6%，95%CI=56.1%～77.0%），*H.pylori* 感染率较低的是大洋洲（24.4%，95%CI=18.5%～30.4%）、西欧（34.3%，95%CI=31.3%～37.2%）和北美（37.1%，95%CI=32.3%～41.9%）。结果还显示，美国和澳大利业两国的土著人群 *H.pylori* 的感染率高于一般人群。在澳大利亚，一般人群的 *H.pylori* 感染率约为 24.6%（95%CI=17.2%～32.1%），但在西澳大利亚土著社区，这一数字高达 76.0%（95%CI=72.3%～79.6%）；在美国，一般人群的 *H.pylori* 感染率约为 35.6%（95%CI=30.0%～41.1%），而阿拉斯加土著人群的 *H.pylori* 感染率高达 74.8%（95%CI=72.9%～76.7%）。从国家层面上看，*H.pylori* 感染率最高的国家是尼日利亚（87.7%，95%CI=83.1%～92.2%），其次为葡萄牙（86.4%，95%CI=84.9%～87.9%）、爱沙尼亚（82.5%，95%CI=75.1%～90.0%）、哈萨克斯坦（79.5%，95%CI=74.9%～84.2%）和巴基斯坦（81.0%，95%CI=75.6%～86.4%），而 *H.pylori* 感染率较低的国家是瑞士（18.9%，95%CI=13.1%～24.7%）、丹麦（22.1%，95%CI=17.8%～26.5%）、新西兰（24.0%，95%CI= 21.4%～26.5%）、澳大利亚（24.6%，95%CI=17.2%～32.1%）和瑞典（26.2%，95%CI= 18.3%～34.1%）。总体看来，*H.pylori* 的感染率在欧洲相对较低。2018 年，扎马尼（Zamani）等经过筛选纳入 2000～2017 年间 183 篇文献，对来自 6 大洲 73 个国家的约 41 万名研究对象进行了分析，结果显示 *H.pylori* 的全球总体感染率为 44.3%（95%CI=40.9%～47.7%），其中发展中国家为 50.8%（95%CI=46.8%～54.7%），发达国家为 34.7%（95%CI=30.2%～39.3%），差异明显，而这种差异可能是由不同的经济和社会条件造成的。

三、不同疾病中幽门螺杆菌的感染状况

H.pylori 在常见上消化道疾病患者中的感染率较高，被认为是胃食管反流病、消化性溃疡、GC 等疾病的高危因素。随着对 *H.pylori* 感染防治的重视及有效干预措施的推广，*H.pylori* 的感染率呈下降趋势，特别是在上消化道疾病中的检出率明显下降。

1. 胃食管反流病（gastroesophageal reflux disease，GERD） *H.pylori* 感染与 GERD 的关系一直备受关注。然而，目前的证据无法确定感染 *H.pylori* 的患者与未感染者相比，GERD 的发生率是否存在差异。一些文献报道，*H.pylori* 的感染率随着 PU 的减少和反流性食管炎的增加而下降。胃酸分泌是反流性疾病发生发展的关键因素。在西方国家，PU 和远端 GC 的发生呈下降趋势，而反流性食管炎呈上升趋势。有研究提示，CagA 阳性的 *H.pylori* 菌株与较低的 GERD 发病率相关。2017 年伊朗的一项研究表明，GERD 患者与对照组相比 *H.pylori* 的感染率并无差异，但对照组中 CagA 阳性的 *H.pylori* 的感染率，以及 *cagA* 和 *cagE* 共存情况下的 *H.pylori* 的感染率显著增高。但拉古纳特（Raghunath）等在研究中发现，GERD 患者 *H.pylori* 的感染率显著低于非 GERD 患者。来自亚洲的几项研究也同样发现了类似的结果。韩国一项大型病例对照研究对 5600 多名接受常规胃镜检查的患者进行了 GC 筛查，结果显示反流性食管炎患者的 *H.pylori* 感染率低于无反流性食管炎患者（38.4% vs 58.2%，*P*＜0.001）。同样，日本对健康患者进行的一项大规模横断面研究表明，*H.pylori* 的存在与反流性食管炎的存在呈负相关（OR=0.58，95%CI=0.51～0.65）。然而，由于研究区域的差异，结果也存在明显的不同。挪威一项对约 65 000 人的大型人群研究表明，*H.pylori* 感染与 GERD 症状之间并无关联。而在另一项 Meta 分析中，欧洲（OR=0.97，95%CI=0.75～1.27）和北美（OR=0.70，95%CI=0.55～0.9）GERD 患者与 *H.pylori* 感染的关联性有所不同。最近一项基于欧洲人群的研究证实，*H.pylori* 感染并未降低 GERD 的患病风险，而且只有在胃蛋白酶原 I 减少造成胃萎缩的情况下，患者出现 GERD 症状的风险才会降低（OR=0.2，95%CI=0.8～1.5）。一项来自中国香港的研究纳入了 106 例 GERD 患者和 120 名年龄、性别匹配的无症状对照人群，结果显示 GERD 患者 *H.pylori* 的感染率（31%）显著低于对照组（61%，*P*＜0.001，OR=0.23，95%CI=0.13～0.41）。在澳洲、北美

和西欧等发达国家，GERD 的患病比例较高，*H.pylori* 的感染率较低；相比之下，在欧洲、非洲、印度、中国和南美洲等发展中国家，GERD 的发病率较低，而 *H.pylori* 的感染率却较高。

2. 消化性溃疡（PU） *H.pylori* 感染和服用非甾体抗炎药（nonsteroidal anti-inflammatory drug，NSAID）是 PU 的常见原因。一项对活动性或既往有 PU 病史的患者进行的研究发现，DU 和 GU 患者 *H.pylori* 的感染率分别为 90%～100% 和 60%～100%。芬兰的一项前瞻性观察性研究收集了 2012～2014 年因急诊进行的 1580 例上消化道内镜检查结果的数据，在纳入的 649 例患者中，147 例（22.7%）患有 PU，其中仅 31% 的患者为 *H.pylori* 感染。一项来自韩国的回顾性研究阐明了 2010 年至 2015 年 PU 并发穿孔患者的流行病学特征和危险因素。在接受 *H.pylori* 感染检查的 174 例患者中，73 例（42.0%）为 *H.pylori* 阳性，16 例（9.2%）正在接受 NSAID 治疗，5 例两者均为阳性，80 例（46%）均为阴性。另一项韩国的研究纳入了 124 例有症状的 PU 患者和 309 例无症状的 PU 患者，在这两类人群中 *H.pylori* 感染的检出率分别为 72% 和 71%，结果还显示高龄、吸烟和 *H.pylori* 感染是有症状和无症状 PU 的独立危险因素。作为一项大型流行病学研究的一部分，我国的一项研究随机抽取了 3600 名 18～80 岁上海市居民进行胃镜检查，并提供血液样本进行 *H.pylori* 血清学检测。共 3153 人（87.6%）完成调查，所有患者均接受了血液检查，其中 1022 例（32.4%）同意接受内镜检查。分析 1022 例的结果显示，共 176 例（17.2%）患有 PU（GU 62 例，DU 136 例），其中 *H.pylori* 阳性 163 例（92.6%）。*H.pylori* 感染率在总人群中为 73.3%（2310/3153），且 *H.pylori* 感染与 PU 相关（OR=6.77，95%CI=2.85～16.10）。胃镜检查 *H.pylori* 的阳性率为 71.7%（733/1022）。相比之下，在 846 例无 PU 的患者中，570 例为 *H.pylori* 阳性（67.4%）。*H.pylori* 感染与 PU 风险的增加独立相关（OR=6.77，95%CI=2.85～16.10）。按溃疡的部位进行分析时，*H.pylori* 感染与 GU（OR=3.97，95%CI=1.52～10.41）和 DU（OR=7.91，95%CI=3.72～16.82）的风险增加独立相关。阿姆农（Amnon）等对美国近 129 万行食管胃十二指肠镜检查的患者进行了横断面研究，结果显示 2009～2018 年 *H.pylori* 的感染率从 11% 显著下降至 9%。与此同时，*H.pylori* 阳性 GU 的比例从 17% 下降至 14%，*H.pylori* 阳性 DU 的比例从 25% 下降至 21%。目前，只有 17% 的 PU 患者携带 *H.pylori*，并且 *H.pylori* 阳性 PU 患者的比例在 DU 中显著高于 GU，在男性溃疡患者中显著高于女性患者。此外，与一般人群相比，西班牙裔和东亚人的 *H.pylori* 感染率分别高 2.6 倍和 3.2 倍。西班牙裔人群的 *H.pylori* 感染率从 24% 降至 22%，东亚人群的感染率从 21% 降至 15%。在东亚人和西班牙裔中，*H.pylori* 阳性 GU 的比例分别为 37% 和 35%。

3. 胃癌 *H.pylori* 慢性感染被认为是诱发 GC 的主要原因，也是非贲门胃腺癌最重要的致病因素。一项癌症协作组（HCCG）对 12 项前瞻性病例对照研究分析表明，对于非贲门胃癌（non-cardia gastric cancer，NCGC）*H.pylori* 感染的合并优势比 OR=2.97（95%CI=2.34～3.77）；相反，对于贲门癌（cardia gastric cancer，CGC）则未发现二者存在统计学上的显著关联。当合并分析局限于诊断 *H.pylori* 感染后至少 10 年的病例时，NCGC 的 OR 值增加到 5.93（95%CI=3.41～10.3），这个 OR 被认为是与 *H.pylori* 感染相关的 NCGC 相对风险（RR）最有效的评估。另外，根据发达国家和发展中国家平均 *H.pylori* 感染率（分别为 35% 和 85%）的估算，65%～80% 的 NCGC 可归咎于 *H.pylori* 感染，并且这种感染被认为是可以有效预防的。另外，研究者们还发现 GC 高发地区 *H.pylori* 的感染率通常较高。然而，在某些地区，如非洲和南亚（如印度），*H.pylori* 的感染率虽高，但 GC 的发病率却较低。许多流行病学的研究证实了 *H.pylori* 与 GC 之间存在关联，有前瞻性研究表明 *H.pylori* 与 GC 呈正相关，RR 为 1.0～5.1。坂崎（Sasazuki）等进行的最大规模研究表明，这一关联的 OR 值为 5.1，这与在前瞻性队列中对 12 项病例对照研究进行的合并分析结果（NCGC 的 OR=5.9）相似。在中国人群中进行的另一项研究表明，*H.pylori* 血清阳性的人罹患 GC 的风险增加约 2 倍，这也在另一项病例队列研究中得以证实。据估计，*H.pylori* 每年诱发的 GC 病例数可占总病例数的 2/3～3/4。此外，改善卫生条件和广泛使用抗生素可能是降低 *H.pylori* 感染引起 GC 发病率的重要方法。

4. 中枢神经系统疾病　大量研究表明，*H.pylori* 感染与多种中枢神经系统疾病有关。这种感染诱发的神经功能损伤可能是由脑-肠轴（brain-gut axis，GBA）的损伤以及 *H.pylori* 定植促进肠道微生物群的改变所致，但其具体机制还需进一步深入研究。

帕金森病（Parkinson disease，PD）是一种特发性黑质细胞的退行性变性疾病，导致多巴胺能神经元丢失。退行性过程的结果是神经元细胞质包涵体的积累，即由聚集的 α-突触核蛋白组成路易小体（lewy body）。1996 年，巴伊（Baj）等首次研究了 *H.pylori* 与 PD 之间的关系。他们先期流行病学研究所收集的数据表明，PD 患者（$n=33$）检测出 *H.pylori* 血清阳性的风险是非 PD 对照组（$n=78$）的 3 倍。在随后的队列研究中，他们纳入了数千名患者，证实 32%～70% 的 PD 患者存在 *H.pylori* 感染。Shen 等于 2017 年进行了一项 Meta 分析，他们检索并筛选了 1983 年 1 月至 2017 年 1 月公开发表的论文，收集了 33 125 名受试者的信息，并对 8 个方面进行了研究。结果发现与非 *H.pylori* 感染者相比，*H.pylori* 感染者患 PD 的合并 OR 值为 1.59（95%CI=1.37～1.85）。在亚组分析中，亚洲、欧洲、病例对照研究、横断面研究、校正混杂因素后和未校正混杂因素后的合并 OR 值分别为 1.96（95%CI=1.23～3.12）、1.55（95%CI=1.32～1.82）、1.59（95%CI=1.35～1.88）、1.56（95%CI=1.01～2.39）、1.56（95%CI=1.32～1.85）和 1.71（95%CI=1.21～2.43）。以上结果表明，*H.pylori* 感染可能与 PD 的发病相关。Huang 等利用 2000～2012 年医疗保险数据筛选了 9105 例我国台湾地区 *H.pylori* 感染病例和 9105 例与倾向评分匹配的对照人群，评估了 *H.pylori* 感染者继发 PD 的风险。结果表明，在 ≥60 岁的人群中，*H.pylori* 感染与 PD 风险的增加显著相关（校正风险比 aHR=2.53，95%CI= 1.47～4.35）；而在年龄 <60 岁的人群中，*H.pylori* 感染与 PD 风险的增加无关（aHR=1.86，95%CI=0.69～4.98）。但他们同时发现，*H.pylori* 的根除治疗与 PD 的风险无显著相关性（aHR=1.07，95%CI=0.63～1.82）。其中机制尚不清楚。印度的一项前瞻性研究纳入了 2007 年 12 月至 2011 年 1 月的 36 例 PD 患者，所有患者均接受了详细的神经系统评估和 *H.pylori* 感染的血清学检查，其中 *H.pylori* 阳性患者接受了 2 周的三联疗法。队列研究结果显示，50%（18 例）的 PD 患者存在 *H.pylori* 感染，并且 *H.pylori* 的感染可能降低了 PD 治疗药物左旋多巴的药效，并增加了该药的使用量，而根除治疗 *H.pylori* 与 PD 患者较好的预后相关。

另一种可能与 *H.pylori* 感染有关的神经系统疾病是阿尔茨海默病（Alzheimer disease，AD）。迄今为止，许多研究探讨了 AD 的发生、发展与 *H.pylori* 感染之间的联系。Huang 等研究显示，*H.pylori* 感染者发生 AD 的风险是未感染者的 1.6 倍，支持了 *H.pylori* 在 AD 病理生理中的可能作用。1989～2008 年，鲁博（Roubaud）等对生活在法国西南部的 603 名 65 岁及以上的非收容受试者进行了跟踪调查。结果显示，在 20 年的随访期间，发现 391

名（64.8%）血清 *H.pylori* 的阳性受试者，其中 AD 患者 21 例；在 212 名 *H.pylori* 阴性受试者中，确诊了 3 例 AD 患者；*H.pylori* 感染组 AD 的患病率与非感染组相比较高（5.4% vs 1.4%，$P=0.02$），并且 *H.pylori* 感染者患 AD 的风险是未感染者的 1.5 倍。另外，在控制了年龄、性别、教育水平、载脂蛋白 E4（apolipoprotein E4，ApoE4）的状态、心血管危险因素和简易精神状态检查评分后，*H.pylori* 感染被确定为诱发 AD 的危险因素（RR=1.46，$P=0.04$）。贝杜恩（Beydoun）等在 5927 名美国中老年人群中研究了 *H.pylori* 与 AD 的关联，并在 10～20 年的随访中发现了 *H.pylori* 与 AD 的发生和全因痴呆的关联（HR=1.45，95%CI=1.03～2.04；HR=1.44，95%CI=1.05～1.98），但仅限于男性。然而，关于在该人群中检测 *H.pylori* 感染的最佳诊断方法以及是否应考虑既往感染仍存在争议。最近的研究还发现，根除治疗 *H.pylori* 可能会缓解 AD 的症状及并发症的发生。Chang 等于 2001～2008 年招募了同时诊断为 AD 和 PU 的参与者，并使用多元回归模型研究了 *H.pylori* 根除治疗与 AD 进展之间的关联。研究结果显示，在 30 142 例 AD 合并 PU 的患者中，AD 合并 PU 患者的药物转移率为 79.95%；与未根除 *H.pylori* 的患者相比，根除 *H.pylori* 的患者合并症（糖尿病、高血压、脑血管疾病、冠状动脉疾病、充血性心力衰竭和高脂血症）的发生率显著降低；与未根除 *H.pylori* 的患者相比，根除 *H.pylori* 与 AD 进展风险的降低相关（OR=0.35，95%CI=0.23～0.52），而这一风险不受合并症的影响。尽管如此，还有一些研究并未发现 *H.pylori* 感染与 AD 之间的关联。法尼（Fani）等在一项以人群为基础的研究——鹿特丹研究（Rotterdam study）中进行了 13 年的随访，纳入了 4000 多名在入组时未患 AD 的受试者（平均年龄 69 岁），结果未发现 *H.pylori* 感染与 AD 之间存在关联（HR=1.03，95%CI=0.86～1.22），并且 *H.pylori* 感染也不会增加 AD 的发病率（HR=1.06，95%CI=0.87～1.29）。Shiota 等对 2002 年 8 月至 2009 年 3 月在记忆和痴呆门诊就诊的受试者进行了研究，在 917 例受试者中 385 例被确诊为 AD，其中 97 例并无痴呆症状，被视为对照组。结果显示，AD 患者和对照组的 *H.pylori* 感染率没有差异（62.0% vs 59.7%，$P=0.67$，OR=1.10）；多元逻辑回归分析显示，AD 与高龄因素和男性性别因素显著相关，而与 *H.pylori* 感染无关。

此外还有一些研究显示，*H.pylori* 感染可能与脑卒中（stroke）相关。辛德勒-伊茨科维奇（Shindler-Itskovitch）等进行了一项关于 *H.pylori* 感染、PU 以及脑卒中之间关系的研究，使用了以色列第二大健康维护组织的数据。2002～2012 年，在 147 936 例受试者中，有 76 965 例（52.0%）为 *H.pylori* 阳性，其中女性占 60.7%，平均年龄 42.8 岁。在此期间，1397 名（0.9%）受试者发生了脑卒中。针对所有已知脑卒中的危险因素（性别、年龄、出生国家、肥胖、高血压、心房颤动、糖尿病、血脂异常和社会经济地位）校正数据后，*H.pylori* 感染（OR=1.16，95%CI=1.04～1.29）、GU（OR=1.50，95%CI=1.18～1.91）和 DU（OR=1.25，95% CI=1.07～1.46）与脑卒中患病率的增加显著相关，提示脑卒中可能与 *H.pylori* 感染史相关。在最近的一项研究中，达海姆（Doheim）等使用 Meta 分析法探讨了 *H.pylori* 感染与脑卒中的相关性，对 273 135 名来自 40 篇论文的受试者资料进行了分析，并使用了不同的方法对受试者 *H.pylori* 的感染情况进行了检测，其中 25 篇检测了抗 *H.pylori* IgG，9 篇检测了抗 CagA，6 篇使用了 UBT 的方法。结果显示，抗 *H.pylori* IgG 阳性与脑卒中风险的增加显著相关（OR=1.43，95%CI=1.25～1.46）。抗 CagA 阳性（OR=1.77，95%CI=1.25～2.49）和 UBT 阳性（OR=2.21，95%CI=1.33～3.66）均与脑卒中的发生显著相关。此外，这项研究的其他结果还提示抗 *H.pylori* IgG 阳性与动脉粥样硬化血栓形成和小动脉疾病引起的脑卒中可能有关。

第二节　幽门螺杆菌感染与胃癌的一级预防

GC 目前仍然是全世界高发的癌症之一，每年全球新增病例数约 100 万，其中近一半来自中国、日本和韩国，约 74% 的患者因此而死亡。诱发 GC 的危险因素较为复杂，除去遗传因素外，较高的 *H.pylori* 感染率被认为是导致 GC 的一个重要原因。早在 1994 年，*H.pylori* 就已被国际癌症研究机构（International Agency for Research on Cancer，IARC）确定为 I 类致癌因子，约 89% 的 GC 都可归咎于 *H.pylori* 的感染。*H.pylori* 检测技术的进步使大规模筛查其感染状况成为可能。国内外多项前瞻性研究特别是随机对照干预研究证明，根除 *H.pylori* 感染可以有效预防 GC 的发生。因此，对于 *H.pylori* 感染的筛查和根除治疗在 GC 的一级预防中就显得尤为重要。

一、国内的状况

2020 年我国 GC 新发病例约 48 万例，位居我国肿瘤发病谱的第三位，约占全球 GC 发病总例数的 44%；死亡病例约为 37 万例，位居肿瘤死亡谱的第三位，约占全球 GC 死亡总例数的 49%。我国 GC 高发地区分布广泛，以西北和东南沿海地区较为集中，山东省临朐县、甘肃省武威市、辽宁省庄河市、河南省林州市等地多分布散在的高发区。*H.pylori* 感染被认为是 NCGC 的主要原因，但其在 CGC 中的致病作用尚不清楚。此外，在许多研究中报道的 *H.pylori* 感染与 NCGC 的关系差异很大，这导致了在 GC 高危环境中基于人群的 *H.pylori* 的筛查和根除策略的不确定性。一项 2021 年的大型研究采用了中国慢性病前瞻性研究的病例队列研究方法，纳入 2004～2008 年中国 10 个省、市（青岛、海口、哈尔滨、苏州、柳州、河南、四川、湖南、甘肃和浙江）30～79 岁的新发 NCGC 病例 500 例、新发 CGC 病例 437 例，以及入组后 2 年内存活且无癌症的 500 名亚队列参与者。结果显示，NCGC 病例中受试者 *H.pylori* 血清阳性率为 94.4%（95%CI=94.4%～96.4%），CGC 病例中 *H.pylori* 阳性率为 92.2%（95%CI=89.7%～94.7%）。在 7 种感染标志物中，细胞毒素相关抗原对 NCGC（HR=4.41，95%CI=2.60～7.50）和 CGC（HR=2.94，95%CI=1.53～5.68）的风险均最高。并且在该人群中，78.5% 的 NCGC 病例和 62.1% 的 CGC 病例可归因于 *H.pylori* 感染。可见对于中国人群而言，*H.pylori* 感染不仅是 NCGC 较强的风险因素，同样也是 CGC 的风险因素，与未感染 *H.pylori* 的人群相比，*H.pylori* 阳性人群发生 NCGC 和 CGC 的风险分别增加 5.94 倍和 3.06 倍。中国成人感染 *H.pylori* 不仅常见，且感染与大部分 GC 病例的发生具有较强的相关性。

山东省临朐县长期以来都是我国 GC 发病率较高的地区之一，也是全球消化道癌死亡率较高的农村地区之一。曾有研究者对 1989～1990 年该县的 3433 名成人进行了一项随访研究，研究者测定了 2646 名成人（占筛查人群的 77%）的 *H.pylori* 抗体，并测定了约 450 名成人的血清微量元素水平，并于 1994 年进行了内镜和组织病理学随访。结果显示，*H.pylori* 感染与进展为不典型增生或 GC 的风险增加相关（OR=1.8，95%CI=1.2～2.6），*H.pylori* 感染、吸烟、膳食维生素 C 水平低可能与该高危人群癌前病变进展为 GC 有关。

　　另有报道显示，2011 年临朐县居民 *H.pylori* 的感染率为 57.6%，明显低于 1996 年的 72%。在 2019 年的一项研究中，研究者筛选了 332 名临朐县志愿者进行 ^{13}C-UBT 筛查，其中 186 例（56%）为 *H.pylori* 阳性，随后对阳性者给予 10 天的四联抗 *H.pylori* 治疗，治疗后 6 个月进行随访。结果发现在成功根除 *H.pylori* 后，阳性受试者的丰度和香农（Shannon）指数均显著增加（均 $P<0.001$），但与阴性受试者无差异，并且 *H.pylori* 阳性受试者胃黏膜中的生态失调微生物群与晚期胃病变，即 CAG 和肠上皮化生（intestinal metaplasia，IM）/异型增生（dysplasia）相关，且可以通过根除逆转。另一项 2019 年在山东省临朐县 GC 高发现场的随机对照干预研究显示，经过 22.3 年的随访，对 *H.pylori* 感染的根除治疗降低了 52% 的 GC 发病风险率和 38% 的死亡风险率，并且这种防控作用在随访的第 15 年时已经开始显现，这项重要的研究成果为 IARC 进一步制定 GC 的预防策略提供了重要依据。

　　甘肃省武威市是我国西北地区 GC 高发地区之一，GC 的发病率为 104.6/10 万，死亡率为 67.7/10 万，分别是全国平均水平的 3.6 倍和 3.2 倍。有研究者于 2013 年 3 月至 2016 年 4 月在武威市普通人群中开展了一项大型 GC 前瞻性队列研究（武威队列），利用武威市队列横断面基线数据调查武威市成年人群 *H.pylori* 的感染情况及相关危险因素，并分析了流行菌株的血清型。^{14}C-UBT 结果显示，武威队列人群 *H.pylori* 的感染率为 53.0%（11 275/21 291）。21 291 名研究对象中，男性年龄＜40 岁组的 *H.pylori* 感染率最高（57.7%），50～59 岁组（53.1%）和年龄≥60 岁组（46.8%）*H.pylori* 的感染率相对较低（$P<0.001$）。女性中，年龄＜40 岁组的感染率为 55.6%，40～49 岁组的感染率为 55.5%，差异无统计学意义（$P>0.05$）。50～59 岁组的女性感染率为 51.9%，60 岁以上的女性感染率为 46.7%，差异有统计学意义（$P<0.001$）。血清学结果显示，^{14}C-UBT 阳性者的血清尿素酶抗体均为阳性，其中 VacA 抗体的阳性率为 86.0%（999/1162），CagA 抗体的阳性率为 89.5%（1040/1162），85.4%（992/1162）的样本同时检出 VacA 和 CagA 抗体。Ⅰ 型菌株的感染率为 90.1%（1047/1162），Ⅱ 型菌株的感染率为 9.9%（115/1162）。这一结果与我国几个 GC 高发区庄河（60.0%）、扬州（63.4%）和临朐（60.6%），以及东亚地区（日本和韩国）报道的大多数 *H.pylori* 菌株相一致。在日本和韩国，78%～91% 的 *H.pylori* 感染病例为 CagA 和 VacA 血清阳性，而在 GC 发病率低的地区人群血清 CagA 和 VacA 抗体的阳性率往往较低。此外，具有更强毒力的 Ⅰ 型 *H.pylori* 菌株可能是武威市 GC 高发的主要因素之一，根除人群中 *H.pylori* 感染是预防和控制当地 GC 流行的重要策略。

　　我国台湾马祖地区也是 GC 的高发地，在一项从 2004 年随访到 2018 年的大规模社区人群干预的研究中，研究者针对该地区 30 岁以上的 GC 高危人群开展了 6 轮 *H.pylori* 的感染筛查和根除治疗。他们首先对 ^{13}C-UBT 阳性参与者进行胃镜筛查和 1 周的基于克拉霉素的三联疗法，对于初始治疗失败者，给予 10 天的基于左氧氟沙星的三联疗法。主要评估指标为 *H.pylori* 感染率的变化、癌前病变和 GC 发生率的变化。结果显示，历经 4 年根除计划的实施，该人群 *H.pylori* 的感染率下降了 78.7%，每人每年重新感染或复发的预估发生率为 1%。此外，参与者胃黏膜萎缩的发生率下降了 77.2%，与之前未给予根除 *H.pylori* 治疗和未进行胃镜检查的 5 年相比，GC 的发生率下降了 25%，这些结果充分体现了 *H.pylori* 的根除治疗在 GC 预防中的重要作用。另有研究者对台湾马祖地区进行了两项较全面的筛查，血清检查 *H.pylori* 呈阳性后再对受试者进行胃镜检查。第一个筛查项目提供血清检查以筛查血清胃蛋白酶原较低的个体，第二个项目则利用胃镜对 *H.pylori* 感染阳性的患者进行进一步的检查。在这种情况下，一项成本效益分析表明，检测 H.pylori 并早期根除可能比监测血清胃蛋白酶原并随后进行内镜检查更具成本效益。1994～2020 年，我国研究者在福建省长乐市进行了一项随访时间延长至 26.5 年的研究，共计 1630 例无症状的 35～65 岁 H.pylori 感染者被随机分组，分别接受 2 周疗程的标准三联疗法（n=817）或安慰剂（n=813）以根除 H.pylori，并随访至 2020 年 12 月。结果显示在 26.5 年随访期间，治疗组 21 例参与者（2.57%）和安慰剂组 35 例参与者（4.31%）被诊断为 GC。与接受安慰剂的参与者相比，接受 H.pylori 治疗的参与者的 GC 发生率较低（HR=0.57，95%CI=0.33～0.98）。在无胃癌前病变的患者中，观察到更明显的风险降低（HR=0.37，95%CI=0.15～0.95）和无消化不良症状（HR=0.44，95%CI=0.21～0.94）。此外，与在安慰剂组的 527 名持续 H.pylori 感染参与者中观察到的 32 例 GC 相比，在治疗组成功根除 H.pylori 的 625 名参与者中仅发现 16 例 GC（HR=0.46，95%CI=0.26～0.83）。然而，两组之间任何死亡率终点均无统计学差异。说明根除 H.pylori 可能对高危人群中 GC 的发生具有长期保护作用，尤其是对那些位于基线但无胃癌前病变的感染人群。通过 H.pylori 的根除治疗显著降低了 GC 的发生风险，也说明在高危人群中，尤其是在无晚期胃病变的人群中，对 H.pylori 感染者进行及时治疗的重要性。

近年来，随着生活方式的转变、经济的发展以及上消化道癌早诊早治项目的开展，我国 GC 的发病率和死亡率呈现下降趋势。一项发表于 2021 年的大规模研究分析结果显示，1983～1994 年，我国 H.pylori 的加权平均感染率相对较高（58.3%，95%CI=50.7%～65.5%），之后总体呈逐渐下降趋势，1995～1999 年为 48.0%（95%CI=36.5%～59.6%）、2000～2004 年为 51.1%（95%CI=43.7%～58.5%）、2005～2009 年为 48.7%（95%CI=45.6%～51.8%）。2010 年以后，H.pylori 的感染率进一步下降至约 40%，自 1983～2019 年的 36 年间，我国 H.pylori 的感染率下降了近 20%。尽管如此，从我国 GC 的现状来看仍然存在发病率高、早诊率低、进展期比例大、预后与发达国家有明显差距等诸多问题，还需要进一步大力宣传 GC 和 H.pylori 感染的相关知识，推广 H.pylori 感染的检测筛查，积极有效地实施根除治疗，借鉴国外相关经验，从我国国情出发，进一步完善根治 H.pylori 并预防 GC 的策略。

二、国外的状况

在过去的几十年，全球 GC 的发病率一直在稳步下降，然而 GC 仍然是目前第五大常见癌症。全世界近三分之二的 GC 发生在发展中国家，发病率较高的地区是东亚、中欧、东欧以及一些中美洲和南美洲国家，而北美、澳大利亚和北非被认为是发病率较低的地区。但是 GC 在全球的分布并不遵循严格的地理模式，因为高风险地区中仍可存在低发病率国家，如亚洲的印度；而在低发病率人群中，也可存在高风险的亚组，如居住在美国的韩国人。最近的一个对 6 项国际随机对照试验进行的 Meta 分析发现，与接受安慰剂或未接受治疗的 H.pylori 阳性对照受试者相比，H.pylori 检测阳性并接受根除治疗的成人新发 GC 的风险为 34%（RR=0.66，95%CI=0.46～0.95），相当于预防 1 例 GC 所需治疗的人数为 124（95%CI=78～843）。在未感染 H.pylori 的学龄儿童间开展的一项 3 期随机对照的试验报告中，预防性口服 H.pylori 疫苗成功地预防了 H.pylori 的感染（疫苗效力 71.8%）。这些研究表明，在低细菌承载和急性感染的条件下，可以预防持续的 H.pylori 感染，根除 H.pylori

可能会降低 GC 的发病率。此外，在关于效果和成本的各种假设下，基于人群的筛查和根除 H.pylori 已被证明具有成本效益。特别是对于 GC 的高发区，在 50 岁以上的人群中进行基于人群的 H.pylori 血清学筛查具有成本效益。另有一些证据表明，对于 GC 发病率低至 4.2/100 000 的人群，基于人群的 H.pylori 血清学筛查才具有成本效益，因此这个问题尚有待深入研究。2021 年美国卫生及公共服务部公布的第 15 版致癌物报告中，将 H.pylori 新增为明确的致癌物。最近一项纳入美国超过 370 000 例诊断为 H.pylori 感染患者的大型回顾性队列研究报告显示，在检测出感染后 5、10 和 20 年 GC 的累积发病率分别为 0.37%、0.5% 和 0.65%，且其风险在少数民族和吸烟人群中显著升高。此外，该研究还表明只有在成功根除 H.pylori 的情况下，才能有效降低 GC 的发病风险。这些数据也得到了几项 Meta 分析的证实，Lee 等进行的一项分析报告显示，H.pylori 根除后的 GC 发病风险被降低了约 35%，而在未患 IM 的患者中这种风险可降低约 75%，意义更加重大。另有研究表明，有一级亲属为 GC 家族史的感染者也应接受 H.pylori 的根除治疗，因为这可能会更有效地降低 GC 的风险。最近的一项研究也显示，在早期胃癌（early gastric cancer，EGC）患者中根除 H.pylori 降低了异时性胃癌的风险，减轻了胃萎缩的症状。因此，国际指南推荐根除 H.pylori 为 GC 一级预防的最佳策略。尽管如此，通过根除 H.pylori 来预防异时性胃癌尚存争议。包括开放标签随机对照试验和对前瞻性及回顾性研究进行的 Meta 分析在内的几项研究表明，在经过 H.pylori 根除后，甚至在 GC 发生的后期，异时性胃癌的发生率也有所降低。此外，最近的一项双盲随机对照试验证实了 H.pylori 根除可以使异时性胃癌的发生减少并促进患者胃部病变的改善。虽然目前看来 H.pylori 的根除作为异时性胃癌的预防性治疗是符合成本效益的，但是仍有一些前瞻性随机试验表明根除 H.pylori 后的异时性胃癌的发生并未显著减少。事实上，一些研究者持一种所谓的"不可逆转点"的假设，"不可逆转点"可定义为胃黏膜的改变超过此程度，H.pylori 根除的效果就会丧失或降低。支持这一观点的证据来自一些随机试验和 Meta 分析，但仍需更多的研究支持。

韩国是全球 GC 高发国家之一。2016 年，韩国 GC 的发病率约占所有癌症的 13%。特别是在男性中，GC 是发病率最高的癌症（年龄标化发病率为 49.6/10 万），是女性发病率的 2 倍。在韩国人群中，H.pylori 的感染率可达 50%～60%。然而，宿主对感染的炎症反应和感染的毒力在个体之间存在差异。此外，环境暴露也可能增加 GC 的风险，而根除治疗 H.pylori 可能与这些癌症风险的降低密切相关。最近的一项研究利用 1998 年、2005 年、2011 年和 2016 年报道的数据外推了 1990 年韩国男性 76.4% 的患病率估计值和女性 71.9% 的患病率估计值，并把人群归因分数（PAF）作为 H.pylori 感染相关 GC 的相对危险度（RR）的函数进行计算。同时，他们筛选了截至 2019 年 12 月 31 日公开发表的 11 篇符合条件的文章进行了 Meta 分析。结果显示，H.pylori 感染的人群约占韩国全部 GC 病例的 35%，占非贲门胃癌病例的 45% 以上。无论男性还是女性，随着 H.pylori 感染率的降低，PAF 均呈下降趋势。并且与总体 GC 相比，H.pylori 感染与 NCGC、EGC 的相关性更强，且 NCGC、EGC 的 PAF 点估计值在男女患者中均较高，分别为 46.5% 和 49.3%。这些结果说明，在 GC 发病率高的韩国，H.pylori 感染导致 GC 的比例相对较低。H.pylori 感染的 PAF 估计值较低可能意味着韩国人群中可能存在 GC 的其他潜在危险因素。此外，另一项来自韩国的研究纳入了 11 篇论文进行对照研究。结果显示，H.pylori 与 CGC、NCGC、EGC 等的发病风险都具有相关性。为了降低 GC 的发病率和死亡率，韩国自 1999 年开始实施国家癌症筛查项目（NCSP），但目前尚未实施大规模 H.pylori 的根除治疗，可能与 H.pylori 的耐药性相关。目前韩国的医保唯一许可的根除治疗方案为三联方案，即质子泵抑制剂（proton pump inhibitor，PPI）、阿莫西林、克拉霉素。但由于韩国人群对克拉霉素的耐药率较高，三联方案的疗效不佳。最近进行的大型临床试验 HELPER 中使用了铋剂四联方案，明显提高了根除 H.pylori 的成功率，增加了 H.pylori 根除治疗作为韩国 GC 一级预防措施的可行性。

二战以后日本 GC 的发病率迅速上升，GC 筛查也成为日本国家癌症筛查项目的一部分。日本对 GC 的早期筛查策略是通过使用上消化道造影技术，对年龄大于 40 岁的人群进行筛查，时间间隔 1 年。2015 年起始年龄改为 50 岁，并将间隔时间延长到 2~3 年。研究表明，日本超过 95% 的 GC 与 H.pylori 的感染相关。2000 年，日本国家医保部门开始启动对 PU 患者进行 H.pylori 根除治疗的支持。2009 年，日本 H.pylori 感染管理指南正式推荐所有感染者接受根除 H.pylori 治疗。2010 年，日本消化道溃疡发病率惊人地下降了 60%，消化道溃疡治疗费用下降了 47%。2013 年，胃镜诊断的 H.pylori 阳性慢性胃炎患者的 H.pylori 根除治疗被纳入国家医保项目目录。同年，日本 H.pylori 的感染率为 22%，如果政策不变，预计到 2050 年 H.pylori 的感染率可能降至 5%，最终很可能达到消除 H.pylori 感染的目标。此外，日本还把青少年作为 H.pylori 筛查关注的重点人群，青少年接受根除 H.pylori 治疗的 GC 预防效果接近 100%，除此之外还能起到预防 GU、功能性消化不良等 H.pylori 相关疾病的作用。此外，日本还将 H.pylori 筛查和根除治疗的一级预防与胃镜筛查的二级预防相结合，形成了较完善的 GC 防控体系。在过去相当长的一个时期，日本因 GC 的死亡人数每年约为 5 万例。但是自 2013 年起该数字逐年下降，2016 年 GC 的死亡数下降到 45 509 例，比 2013 年降低幅度高达 9.2%。综上，日本对于 GC 有效的一级预防策略不仅大大降低了相关胃疾病的发病率，节约了治疗费用，还促进了消化道内镜筛查，降低了 GC 患者的死亡率，一些经验值得我们借鉴。

三、结 语

近年来，我国在 EGC 的诊断和治疗方面已经做了大量的努力和工作，相关政策也大力支持消化道癌的"早诊早治"工作，诊断率和治疗效果都有了显著提高，但与日韩的 GC 防控成效相比仍有明显差距。2014 年 IARC 颁布了《根除 H.pylori 感染预防胃癌策略》的共识报告，建议各国应大力探索基于人群的 H.pylori 筛查和根除治疗的可行性。同时也指出，是否以及如何开展 H.pylori 筛查及根除治疗的决策应取决于当地对卫生资源、疾病负担和成本效益等方面分析的综合考量，包括应用抗生素带来的耐药问题、经济成本问题、治疗中可能带来的不良反应以及对健康的长期影响。2022 年发表在《中华消化杂志》的《第六次全国幽门螺杆菌感染处理共识报告（非根除治疗部分）》和《2022 中国幽门螺杆菌感染治疗指南》也对 H.pylori 感染的诊断、根除指征和 GC 的关系以及根除治疗的最新策略有了新的陈述。在我国 GC 防控实施策略上，可适当考虑一级预防与二级预防相结合的模式。目前从国家层面，我国已经开展了 GC 高发区基于人群的大规模根除 H.pylori 预防 GC 的干预研究，将能够为是否以及如何在大型社区人群中通过根除 H.pylori 来预防 GC 提供理论依据，并指导相关公共卫生政策的制订。另外，GC 的病因和发病机制尚不明确，还需根据环境、遗传等因素进一步加深探索，广泛开展 GC 的一级预防及二级预防技术和策略的研究。

（樊天倚）

第四章 幽门螺杆菌的传播

自 *H.pylori* 被正式报道以来，研究者们就不断尝试探明其详尽的传播途径及方式，以期为预防 *H.pylori* 引起的一系列疾病提供理论依据。除了目前主流认知的人-人传播方式，受污染的水和食物等媒介也被广泛认为可能作为介质发挥重要作用，但感染途径尚未得到确定。此外，*H.pylori* 的传播感染具有明显的家庭聚集性特征，且在同一患者常发生多种不同基因型菌株的混合感染，给临床的预防和治疗造成了很大困难。

第一节 幽门螺杆菌的传染源及传播途径

对于 *H.pylori* 的传播途径目前公认的主要是通过人-人传播，尤其是在儿童期和家庭内传播。然而，尚不清楚这种细菌是如何在人与人之间进行传播的，以及为什么它在一些人身上没有定植，而在另一些人身上却可以永远存在。

一、以人为传染源的传播途径

绝大多数研究认为，在自然环境中人是 *H.pylori* 唯一的传染源，通常早在人类的婴幼儿时期，它们就存在于宿主的胃壁中。已有充足的证据表明，*H.pylori* 已经在人类宿主中存在并与人类共同进化了至少 10 万年，然而对于人-人传播的具体途径尚不完全清楚。目前可能的传播途径主要包括粪-口传播、口-口传播、胃-口传播以及医源性途径。其中不存在优势途径，详细机制也尚未明了。

1. 粪-口传播途径 目前 *H.pylori* 的 DNA 已多次在人类粪便中检出，但由于其主要以低活力的球形菌方式存在于粪便中，研究者在尝试从粪便中培养 *H.pylori* 的过程仅取得了有限的成功。小鼠是用来评价 *H.pylori* 传播的常用动物。曾有研究团队将 12 只感染 *H.pylori* 的小鼠与 12 只未感染 *H.pylori* 的小鼠共同饲养在同一个格栅笼中以测试口-口传播是否存在。其后另有团队也做了一个类似实验，但是鼠笼的地面并没有格栅，以测试粪-口传播是否存在。经过 8 周的实验，研究者在原本没有感染的小鼠胃黏膜中检测到了 *H.pylori*，同时也得到了小鼠胃黏膜组织病理学改变这一实验结果的支持。这一研究有力地证明了，粪-口传播可能是 *H.pylori* 的传播途径之一。另有报道显示，将 4 周龄的雌性蒙古沙土鼠感染 *H.pylori*，2 个月后与未感染 *H.pylori* 的雄鼠交配，仔鼠出生 1 周后在其胃黏膜中并未发现 *H.pylori*，而在出生后 4 周仔鼠的胃黏膜中检测到了 *H.pylori* 的 16S rRNA，但在感染的母鼠乳汁中并未发现 *H.pylori*，这表明蒙古沙土鼠幼鼠的感染是通过粪-口传播的。更有研究发现，在胃肠炎暴发期间年轻人中 *H.pylori* 感染的发生率显著上升。然而粪-口传播途径目前仍然存在争议。来自美洲的研究显示，*H.pylori* 的感染率与摄入被粪便污染的水源及蔬菜、水果密切相关。同时大多数研究者未能重复从人类粪便或自然环境中分离培养出 *H.pylori* 的实验，使粪-口传播途径备受怀疑。*H.pylori* 在自来水或牛奶中不能繁殖，仅可存活 4 天或 10 天左右，并转变为球形菌。生理状态下，人十二指肠液对 *H.pylori* 有很强的杀菌作用，因此在一般状态下 *H.pylori* 不太可能逃避这种作用最终在粪便中存活。根据以上的研究来看，粪-口传播途径存在很大的可能性，但其可能并非 *H.pylori* 传播的主要途径。

2. 口-口传播途径　唾液是 *H.pylori* 传播的另一个可能的载体，因为大多数胃内菌群可在反流或呕吐后到达并定植于口腔。大量研究表明，在人的唾液、牙龈下的生物膜以及牙菌斑中，均可通过 PCR 法扩增检测到 *H.pylori* 的 DNA。此外，也有研究者直接从人的唾液中培养并获得了 *H.pylori*。基于这些报告，提示口腔可能是 *H.pylori* 的储存库之一。来自巴基斯坦的研究团队发现，没有刷牙习惯的 *H.pylori* 的感染人群，其牙菌斑涂片和 ^{13}C-UBT 阳性者高达 97%，而有刷牙习惯的感染人群以上两项试验的阳性者仅为 23%。另外一项研究显示，母亲咀嚼食物后喂养的婴幼儿，其 *H.pylori* 感染的危险系数为非咀嚼喂养婴幼儿的 2.9 倍。然而，还有一些相反的研究结果。有报道称，他们并未从胃组织活检 *H.pylori* 阳性患者的唾液或牙菌斑中分离培养出 *H.pylori*。并且多项研究表明，并没有任何 *H.pylori* 的相关菌株在配偶之间传染。但有争议的是，也有报告证明了在感染 *H.pylori* 的配偶口腔内存在共同的菌株。这种配偶间共同菌株的发现提示了口-口传播的可能性或夫妻之间存在共同的传染源。最近，一项关于 *H.pylori* PCR 检测引物的研究表明，由于引物敏感性和特异性的局限性，引物可能提供不了足够可靠的结果。这些或许可以解释目前比较有争议的 PCR 的结果，因为口腔微生物群中可能存在许多与 *H.pylori* 有关的其他微生物。综上，尽管一些研究结果表明唾液可以作为 *H.pylori* 的传播媒介，但口-口传播途径可能不是其主要的传播方式。

3. 胃-口传播途径　有研究认为，早在婴幼儿阶段人类即可感染 *H.pylori*，这可能是因为呕吐时排出的胃液可作为其中的媒介，使 *H.pylori* 得以平行传播。有研究表明，兄弟姐妹有呕吐史或与患感染性胃肠炎的家庭成员密切接触（尤其伴呕吐症状），是 *H.pylori* 感染的危险因素。此外还有一些研究者报道，他们在消化道疾病患者的呕吐物中发现并培养出了 *H.pylori*。事实上，在患者的呕吐物中通常可以检测到大量的 *H.pylori*，可高达 30 000 CFU/ml。而这些 *H.pylori* 可以从患者呕吐后收集的空气样品中培养获得，但呕吐前的空气样品中却未见 *H.pylori*。尽管如此，由于污染的持续时间较短，再加上 *H.pylori* 扩散的距离十分有限（小于 1.2m），因此基本可以排除呕吐情况下气溶胶作为 *H.pylori* 传染源的可能性。以上发现为人类幼年时期，特别是在恶劣的卫生环境下以呕吐物作为传播媒介，*H.pylori* 通过胃-口途径传播提供了有力的证据。

4. 医源性传播途径　在 *H.pylori* 的传播过程中，其感染者可能是唯一的传染源。*H.pylori* 的生命力相对较弱，已有研究发现大多数消毒剂均能完全清除 *H.pylori*，但如果消杀不彻底、消毒剂选择不够合理、消毒条件错误、消毒程序不完善等原因，均可造成 *H.pylori* 的医源性感染。有报道称，尽管进行了清洗与消毒，利用 PCR 方法仍可在内镜表面检测到 *H.pylori* 的 DNA 片段。近年来，一些研究也发现了医源性 *H.pylori* 感染的客观存在，其中大多是通过上消化道内镜造成的。在对 *H.pylori* 感染者行上消化道内镜检查或治疗时，内镜、活检钳，以及包括治疗器材等其他辅助器械均可被污染，如果消杀不够彻底，*H.pylori* 就会经被污染的器械传染给随后的受检者。有研究表明，在给 *H.pylori* 感染者进行消化道内镜检查后，内镜镜身及活检钳的表面均可检测到大量 *H.pylori*。另外，有研究者通过限制性内切酶的方法发现，在 281 例次上消化道内镜检查中，有 3 例次患者发生了 *H.pylori* 的交叉感染。另有一项统计显示，对 *H.pylori* 感染率约为 60% 的人群行上消化道内镜诊疗时，*H.pylori* 医源性感染的发生率约为 4‰。因此，医源性传播途径虽然客观存在，但其发生率相对较低，不被认为是 *H.pylori* 传播的主要途径。

二、其他传播途径及媒介

近年来，除了以人为传染源的传播途径外，研究者们还发现水可能不仅作为 *H.pylori* 的环境储存宿主，也可作为传播介质发挥作用。另外，也有研究推测牛奶、肉类、蔬菜等食物，以及某些动物或昆虫均可作为 *H.pylori* 的传播媒介发挥作用。

1. 介水传播 有研究者开发了一个概念模型以研究水在 *H.pylori* 传播中的作用。他们假设人和动物都是长期的宿主，而水是一个相对短期的储存宿主。事实上，*H.pylori* 在随饮水入口、洗澡时不小心入口或通过涉及食物的途径入口前，都可以在水中存活一段时间。而后被感染者会通过粪便传播 *H.pylori*，再通过直接粪-口传播，或通过粪便直接污染，或通过与饮用水接触的废水间接污染水体传播给其他人。动物可能直接在地表水中排便，或其粪便直接穿透地下水造成水源污染。此外，土壤的类型和暴雨天气也可以发挥重要作用，因为它们可以在很大程度上促进地下水中含有细菌的粪便进行渗透。研究人员曾对来自不同家庭的 407 名 2 个月至 12 岁的秘鲁利马儿童进行了一项调查，结果显示 *H.pylori* 的总体感染率为 48%。所有的孩子都接受了 ^{13}C-UBT，结果显示低收入家庭儿童的感染率明显高于高收入家庭儿童的感染率（56% vs 32%）。其中一个重要的风险因素就是供水，与有室内水源的家庭相比，水源在室外的家庭感染率增加了 3 倍。此外，市政供水可能也是这些儿童的一个重要感染来源，因为在高收入家庭中，使用市政直接供水的儿童受感染的可能性比使用社区水井供水家庭的儿童高 12 倍。一项对巴西马托格罗索州农村地区人口进行的研究显示，卫生条件不良以及缺乏饮用水可能是 *H.pylori* 感染的原因之一。在作为调查对象的 40 名儿童和青少年以及 164 名成人中，有 31 名（77.5%）儿童和青少年以及 139 名（84.8%）成人被检测到有 *H.pylori* 的感染。其中最重要的风险因素是由于缺乏完善的污水处理系统，导致他们使用了未经处理的被污染的水。另有研究团队在哈萨克斯坦的 233 名成人和 55 名儿童中进行了类似的研究，结果显示 *H.pylori* 的总感染率在成人为 86%，在儿童为 64%，并且感染率与清洁水指数（CWI）（饮用前烧开水、水回收再利用频率、沐浴淋浴频率）呈负相关。其中高 CWI 人群的感染率（56%）显著低于中等 CWI 人群（79%）、低 CWI 人群的感染率（95%）。一些研究者称，支持 *H.pylori* 感染可通过水传播或与不良卫生习惯相关的一个因素是 *H.pylori* 与独立生存的阿米巴之间的关联，如棘阿米巴、哈氏阿米巴或巴氏阿米巴，这些原虫均普遍存在于水中。一个日本的研究团队使用了粪便 *H.pylori* 抗原试验，研究了日本 4 条河流和居住在同一条河流附近的 224 名儿童体内 *H.pylori* 的存在。结果表明，*H.pylori* 的 DNA 常存在于人类生物圈所在的中下游河流中。因此研究者们认为，自然环境中的河水很可能也是 *H.pylori* 传播的危险因素之一。

尽管多项流行病学研究均支持 *H.pylori* 是一种水源性病原体的假设，但水在病原体传播中的真正作用仍然是一个有待讨论的话题。由于这种细菌对环境的挑剔性和从环境中分离它的困难性，导致目前很难有合适的证据可以证实水就是 *H.pylori* 的传播源。*H.pylori* 从水中被成功分离出来发生在 Lu 等的研究中，他们分析了未经处理的城市废水样本，使用了包括免疫磁分离和细胞培养在内的一系列技术。在伊拉克进行的一项调查中，研究人员在 198 份经过处理的城市饮用水样本中分离并鉴定出了 10 种不同的 *H.pylori* 菌株。水样中的低浓度氯和水管中能够形成生物膜是 *H.pylori* 能够被分离的原因。在伊朗，自来水、牙科治疗病房用水和瓶装矿泉水中也分离出了 *H.pylori*。在 200 份水样中，共有 5 份培养 *H.pylori* 呈阳性。重要的是一些研究还表明，*H.pylori* 可以以生物膜的形式存在于饮用水系统的管道上，并能够黏附于不同的液压材料上，如铜和不锈钢。因此，*H.pylori* 可能在水生系统中以生物膜的形式生存，而并非以浮游状态生存。*H.pylori* 能够以 VBNC 在氯化饮用水中短期存活，这将使它们达到最终消耗点，同时也使它们无法被培养的方法检测到。此外，在生物膜中 *H.pylori* 对氯的耐药性显著增加。因此，一旦 *H.pylori* 进入配水系统，它极有可能在生物膜基质的消毒处理中存活下来，而这一特点可能导致了在一些 *H.pylori* 的调查中对该细菌成功分离案例的匮乏。事实上，在使用合适饮用水处理系统处理的水样中，对 *H.pylori* 成功分离的匮乏可能是由配水系统中生物膜的形成或 *H.pylori* 以 VBNC 存在而造成的。

此外，一名意大利的研究人员对海水中是否存在 *H.pylori* 的研究也提供了一些重要线索。切利尼（Cellini）等在研究中发现，*H.pylori* 的一个重要储存库是海水，它在海水中可以以游离形式存在，也可以与浮游生物一起存在。与浮游生物相关的 *H.pylori* 在夏季和冬季都已被检测到，这取决于桡足类和枝角类浮游生物的开花情况。研究人员认为，浮游生物是一种可以保护微生物生存的生态环境。这样的发现非常有趣，因为浮游生物在海洋食物链中的地位和作用为人类对其在 *H.pylori* 感染及传播中潜在作用的研究打开了一个新的窗口。此外，有报道称从美国特拉华州的淡水、河口和海滩采样的 21% 样本中分离出了 *H.pylori* DNA，从格鲁吉亚、特立尼达和波多黎各的 31 个地点的海水采样中也分离出了 *H.pylori* DNA。两份报告均未发现 *H.pylori* 的发生与粪便污染指示菌（大肠埃希属、耐热大肠菌群、总大肠菌群等）之间的相关性，提示标准水质检测无法预测自然水域中是否存在 *H.pylori*，证实了海洋水域存在 *H.pylori* 的潜在风险。

2. 食物传播　自 1997 年首次提出 *H.pylori* 可能通过水和食物传播的假设以来，几项研究评估了不同食物中 *H.pylori* 的存在和生存情况。结果发现巴氏消毒牛奶、酸奶、苹果、橙汁、生菜、胡萝卜、菠菜、小葱、卷心菜、鸡肉、真空或非真空包装的碎牛肉、土法制作的香肠等食物中存在 *H.pylori*，并且它们可以在不同适宜的培养条件下存活 1～12 天不等。由于 *H.pylori* 与空肠弯曲菌（*C.jejuni*）的种系起源极为接近，这也引发了一种假设，即已知的 *C.jejuni* 传播途径可能也可以适用于 *H.pylori*。一些研究者还根据 *H.pylori* 的一些流行病学特征（如在封闭的家庭群体中和固定机构生活的个人中感染率高）认为它属于一种食源性病原体。以上的发现表明，*H.pylori* 除了直接传播外，还可能通过共同的来源间接传播，如通过食用同一张桌子上的同一食物等传播。*H.pylori* 感染的流行率在生活卫生条件较差的地理区域较高，这一发现也支持了前面的假设。一项关于屠宰场工作人员和从事兽医的工作人员中是否存在 *H.pylori* 抗体的流行病学研究，提供了其可能通过动物源性食品传播给人类的间接证据。这些工人的 *H.pylori* 抗体均为阳性，且检出率显著高于不直接接触动物尸体的工人。另有研究发现了食物的一些内在属性，如 Aw（水分活度）＞0.97、pH 在 4.9～6.0，理论上可以为 *H.pylori* 的存活提供条件。因此，研究食物在 *H.pylori* 向人类传播中的作用时，关于 *H.pylori* 生存能力的数据可能比关注其在食物中的生长更为重要。最近的一些研究表明，*H.pylori* 在水、牛奶、即食食品、蔬菜、巴氏消毒的苹果和橙汁、碎牛肉以及发酵香肠中均可以存活。特别是 *H.pylori*，可以在 4℃保存的人工污染的牛奶中存活数天（巴氏消毒牛奶中存活 5～9 天，无菌牛奶中存活 6～12 天），这些发现证实了加工后的污染牛奶可能会比其他食物更为有效地传播 *H.pylori* 的假设。

众所周知，*H.pylori* 在酸性环境中的生存能力是尿素依赖性的。由于尿素存在于牛奶中，因此 *H.pylori* 的尿素依赖性耐酸能力可能是其在牛奶中可以长期存活的原因。事实上，虽然在自然条件下污染牛奶的 *H.pylori* 的载量尚未探明（估计低于体外的使用水平），但人类的感染浓度却较低。因此，即使食物中存活少量 *H.pylori*，也可能对消费者的健康构成潜在危害。即食食品、肉类、牛奶和蔬菜中 *H.pylori* 的高检出率可能是由加工污染导致的。有研究显示，*H.pylori* 在健康人体携带者中也可呈现高检出率，这表明在挤奶、冷藏、储存以及在加工、制备和包装即食食品期间，由于卫生管理不善，可能会发生食品污染。此外，从食物中分离出的 *H.pylori* 菌株显示出与从人类临床样本中分离出的菌株相似的 *vacA* 等位基因的基因型，这支持了食物可能是 *H.pylori* 向人类传播的来源这一假说。

3. 动物传播　目前还不能排除 *H.pylori* 动物宿主的存在。一些数据表明，*H.pylori* 最初可能不是作为一种人类病原体进化而来的，其很有可能是在很久以前的某个时候从哺乳动物的宿主引入人类的。这一假设也得到了小牛、猪和马的胃黏膜中 *H.pylori* 存在的证据以及绵羊胃组织和羊奶中 *H.pylori* 被成功分离证据的支持。虽然目前普遍认为 *H.pylori* 感染的主要宿主是人类，但人们已从非人灵长类动物和家猫中分离出该菌，且在受控的实验室条件下，人类 *H.pylori* 已被证明可以感染猴子。然而，即使 *H.pylori* 自然存在于猴子身上，它们也不太可能是传播给人类的主要途径。因为在世界大部分地区，非人灵长类动物与人类之间的密切接触十分有限。此外，一项对哥伦比亚安第斯山脉儿童的研究发现，在儿童中"与羊玩耍"者发生 *H.pylori* 感染的风险较高（OR=4.5）。多雷（Dore）等的一项研究表明，意大利撒丁岛牧羊人的 *H.pylori* 感染率显著高于未接触羊群的其他家庭成员，且所有被测绵羊的 ^{13}C-UBT 均呈阳性。一项同样来自撒丁岛的研究显示，32 只受测绵羊血清中 *H.pylori* 均呈阳性，且生羊奶中也检测到了 *H.pylori* DNA。以上结果提示绵羊可能是 *H.pylori* 的宿主和传播媒介，但仍需进一步验证。Handt 等曾从家猫的唾液和胃组织切片中分离培养出 *H.pylori*，并在猫的粪便和牙菌斑中发现其 DNA，从而提出了 *H.pylori* 可能通过唾液、呕吐物或粪便等由猫传播给人类的可能性。另有在检查 25 只患有慢性胃炎的流浪猫的研究中，并没有发现 *H.pylori* 感染的证据。相反，他们报告说赫尔曼尼杆菌是导致这些猫慢性胃炎的病原体。一项德国的研究发现，小时候养过猫的成人 *H.pylori* 感染的概率显著升高。然而，多项研究发现在儿童期或成年期养猫或其他宠物与 *H.pylori* 感染并无关联。而美国的两项研究也发现，养宠物人的 *H.pylori* 的感染率显著降低。因此，猫是否作为媒介或宿主参与了 *H.pylori* 的传播还有待证实。

此外，*H.pylori* 传播的宿主还有可能是家蝇。格鲁贝尔（Grubel）等在实验室中发现感染 *H.pylori* 的家蝇，其肠道和体毛中可能还携带有活的 *H.pylori*。在进一步的调查中，这些研究人员从美国、日本、波兰和埃及的农村和都市都捕获了大量的野生苍蝇，并发现在埃及（33%）和波兰（57%）两个有 *H.pylori* 高感染率苍蝇的地区中，儿童也有较高的 *H.pylori* 感染率。然而，研究人员同时也发现在加利福尼亚州（38%）这个 *H.pylori* 高感染率苍蝇的地区中，儿童的感染率并不是很高。苍蝇可以由污染的粪便把 *H.pylori* 传播到食物或黏膜表面的可能性得到了一些研究的间接支持。在这些研究中，没有室内浴室设施的受试者，尤其是在儿童时期，*H.pylori* 的血清阳性率明显高于有室内设施的受试者。然而目前仍不能把 *H.pylori* 从接触过 *H.pylori* 感染粪便的苍蝇中分离出来，并且缺乏证据表明 *H.pylori* 可以从被污染的苍蝇传播到食物中，而且这个数量足以感染人类。

第二节　家庭聚集现象

作为胃微生物群的主要成员，*H.pylori* 已经在人类胃肠道定植了至少 6 万年。在这漫长的进化过程中，*H.pylori* 已经具备了完善的抵御宿主免疫清除的能力。目前已经明确，*H.pylori* 主要在人与人之间传播，而家庭是其最容易发生传播的场所。已有大量研究显示，*H.pylori* 的感染存在明显的家庭聚集性，这与 *H.pylori* 感染治疗的失败、复发和再次感染均密切相关，并且在反复治疗复发与再感染的过程中，这一特性会诱导耐药菌株的产生，增加治疗难度。

一、*H.pylori* 感染的家庭聚集现象

H.pylori 自 1982 年被成功分离培养以来，虽然国内外学者对其根除治疗方案进行了大量的研究，但根除仍旧十分困难，细菌的耐药问题日渐严峻。新近的国内外共识已将 *H.pylori* 相关性疾病认定为一种可以通过人-人传播的感染性疾病，而 *H.pylori* 感染的家庭聚集现象是导致其复发、再感染和根除失败的重要原因之一。

1. 父母与子女间以及同胞之间感染的聚集　自 1990 年开始，德拉姆（Drumm）等研究了有消化道疾病的儿童及其家庭成员 *H.pylori* 的感染情况，发现 *H.pylori* 阳性儿童和阴性儿童的父母 *H.pylori* 的感染率分别为 73.5% 和 24.2%（$P<0.001$），而他们同胞的感染率分别为 81.8% 和 2%（$P<0.001$），这首次提示了 *H.pylori* 感染的家庭聚集现象。而后，一项对纽约 51 个家庭进行的 *H.pylori* 感染检测结果显示，*H.pylori* 血清阳性者子女的 *H.pylori* 感染率（40%）明显高于血清阴性者的子女（3%），且配偶阳性者的感染率（68%）也显著高于配偶阴性者（9%）。随即掀起了对 *H.pylori* 感染的家庭聚集现象研究的热潮。有研究者对希腊 100 名有上消化道症状的儿童进行了胃镜检查及 UBT，并检测了他们所有家庭成员 *H.pylori* 的感染情况，同时记录了入组儿童及父母的年龄、经济水平、受教育水平及居住环境等人口统计学因素。结果显示，54 名 *H.pylori* 阳性的儿童除年龄大于阴性的儿童外，两者在其他人口统计学因素方面并无明显差异。但有 *H.pylori* 感染的儿童，其父亲（$P=0.035$）、母亲（$P<0.001$）及同胞（$P<0.001$）的感染率均显著高于 *H.pylori* 未感染的儿童，可见在家庭内 *H.pylori* 感染者是主要传染源，尤其是感染者的母亲和同胞。奥德达（Oderda）等检测了 47 例经胃镜确诊为 *H.pylori* 感染的患儿其家庭成员 *H.pylori* 的感染情况，发现他们 18 岁以下同胞（67%）、18 岁以上同胞（82%）和双亲（87%）都表现出相当高的感染率。在对所有人同时进行为期 2 周的抗 *H.pylori* 治疗后发现，这些患儿及其 18 岁以下同胞的 *H.pylori* 总根除率高达 94%；而另外未同时进行抗 *H.pylori* 治疗的 60 例家庭成员，患儿的根除率仅为 75%。另有一项研究发现，父母 *H.pylori* 均为阳性的子女，其 *H.pylori* 的感染率（44%）高于父母中一人感染者（30%）及双亲均为阴性者（21%）。一项我国的研究检测了 226 个家庭中 383 位父母及部分家庭成员 *H.pylori* 的感染情况，并分析了其中 41 例 *H.pylori* 感染的儿童与其 82 位父母 *H.pylori* 菌株的血清基因型。结果显示，其中 73 位（89%）父母 *H.pylori* 的血清基因型与其子女完全相符，这也从 *H.pylori* 的血清基因型角度提示了 *H.pylori* 感染的家庭聚集性。雷蒙德（Raymond）等研究了 3 个家庭中 *H.pylori* 感染

的基因型，他们从 3 个家庭所有成员的胃体和胃窦中分离培养了 10 个不同的 *H.pylori* 菌株，利用基因芯片技术研究发现从同一个体胃内分离的菌株可以存在点突变（如 *hspA*），也可以发生 1～5 个编码序列的增加或缺失，并且有 2～5 种突变型菌株在每个家庭中流动，且每个家庭中至少有 2 名成员感染的菌株完全一致。这些均提示 *H.pylori* 的感染存在家庭内聚集现象，而且家庭内传播可能是 *H.pylori* 的重要传播途径之一。有学者对日本北海道 5 个家庭成员分离培养的 19 个 *H.pylori* 菌株进行检测，发现来自同一家庭成员的菌株拥有相同或非常相似的 MLST。另有学者对 5 个来自日本家庭所有成员胃内分离出的 19 个 *H.pylori* 菌株的 7 个管家基因（*atpA*、*efp*、*mutY*、*ppa*、*trpC*、*ureI*、*yphC*）进行了相似的研究，发现其中有 4 个家庭存在母亲与子女间 *H.pylori* 的传播，2 个家庭存在父亲与子女间的传播，1 个家庭存在兄弟姐妹之间的传播。四方（Yokota）等也从 35 个日本家庭成员体内分离出了 *H.pylori* 菌株，并采用 RAPD 技术及 MLST 技术，两种方法的结果大致相同。MLST 的结果显示，25.7%（9/35）的家庭子女与父亲胃内分离出的菌株位点的等位基因相同，71.4%（25/35）的家庭子女与母亲相同。一项对孟加拉国 35 个家庭的 138 名家庭成员体内所分离出的 *H.pylori* 菌株进行 RAPD 检测显示，从母亲体内分离的菌株 46% 与其子女的基因型相关，其中有 29% 与其最小的子女相关；从父亲体内分离出的菌株有 6% 的基因型与其子女相关。马滕（Marten）等对瑞典斯德哥尔摩的 11 所学校中 *H.pylori* 血清阳性的儿童及其家庭成员所感染的 *H.pylori* 菌株采用 PCR 方法检测了 *flaA*、*glmM*、*ureA-B* 基因及 *cag* 致病岛是否存在，并发现 81%（29/36）的兄弟姐妹至少拥有一种与一位兄弟姐妹相同的菌株，其中 56%（10/18）的子女与其母亲的致病菌株相同，但在对 8 个家庭进行的 17 项父亲及其后代所携菌株检测时并未发现子女与其父亲菌株相同的情况。以上研究证明了 *H.pylori* 感染很可能存在父母与子女之间以及兄弟姐妹之间的传播，尤其是母亲与子女之间的传播。

2. 配偶之间感染的聚集 *H.pylori* 的传播不仅发生在父母及其子女之间，也存在于配偶之间。马拉蒂（Malaty）等对纽约 51 个家庭的 151 名成员进行了 *H.pylori* 感染的检测，发现 *H.pylori* 感染者配偶的阳性率为 68%，显著高于非 *H.pylori* 感染者配偶的阳性率（9%）。一项来自日本对 625 个家庭的 1447 名成员进行的回顾性研究发现，*H.pylori* 阳性的丈夫，其妻子的 *H.pylori* 感染率（64.0%，208/325）显著高于丈夫为阴性者（46.5%，80/172）（$P=0.0071$）；同时，妻子为 *H.pylori* 阳性者，丈夫的 *H.pylori* 感染率（72.2%，208/288）显著高于妻子为阴性者（56.0%，117/209）（$P=0.0106$）。此外，林茨（Linz）等对一些夫妻体内的 *H.pylori* 进行完整基因组序列检测并分析其突变时发现，配偶的 *H.pylori* 菌株的 BM012A 和 BM012S 序列非常相似，这提示配偶间感染的菌株为同一来源。布伦纳（Brenner）等采用 ^{13}C-UBT 对德国某城市 110 对健康夫妻的 *H.pylori* 感染状况进行调查时发现，*H.pylori* 阳性者和阴性者的配偶 *H.pylori* 感染率分别为 42%（10/24）和 7%（6/86）。对年龄和潜在影响因素进行调整后，*H.pylori* 阳性者配偶获得 *H.pylori* 感染的风险高于 *H.pylori* 阴性者配偶的 6 倍（OR=7），并且感染率随着与 *H.pylori* 感染配偶生活年限的增加而增加。数据显示，共同生活不足 15 年和 15 年以上配偶的 *H.pylori* 的感染率分别为 16.7%（2/12）和 58.3%（7/12），OR 值分别为 5.3 和 9.8。研究者在随后对德国 670 对夫妻进行的 ^{13}C-UBT 及粪便 *H.pylori* 相关抗原的检测中发现，配偶为阳性的妻子 *H.pylori* 的感染率为 34.9%（51/146），配偶为阴性的妻子 *H.pylori* 感染率仅为 14.5%（76/524）。

二、*H.pylori* 感染的家庭聚集现象的可能原因

H.pylori 的感染率在发展中国家可达 90%。*H.pylori* 感染的家庭聚集现象提示家庭内部的传播可能是 *H.pylori* 传播的一个重要途径，而这种现象也被认为和家庭内的密切接触、接触共同的传染源和相似的生活习惯以及家族遗传因素密切相关。

1. 家庭内的密切接触 人本身作为 *H.pylori* 的宿主，在家庭成员之间密切接触时或家庭成员接触共同的传染源时，都极为容易地使 *H.pylori* 在家庭成员之间传播，特别是儿童时期。儿童时期亲子同床、家庭人口众多、母亲口腔中反流的胃液均为导致儿童感染 *H.pylori* 的高危因素。有研究者采用酶联免疫吸附测定（enzyme linked immunosorbent assay，ELISA 或 ELASA）方法检测了 838 名儿童及其同住家庭成员 *H.pylori* 的抗体，结果发现 *H.pylori* 阳性儿童的母亲、祖母及同胞的 *H.pylori* 阳性率高于 *H.pylori* 阴性儿童的祖母、母亲及同胞，说明祖母或母亲感染 *H.pylori* 是儿童遭受感染的危险因素之一，提示在三代同堂的家庭中祖母与儿童之间的传播是除母亲与儿童间传播外的另一重要途径。法雷利（Farrell）等对北爱尔兰 52 个家庭中 *H.pylori* 阳性儿童的 126 名同胞及家庭成员进行了检测，结果显示 3 岁时与感染的同胞同床（OR=4.84，95%CI=1.54～15.20，$P<0.01$）或是共用一个卧室（OR=3.68，95%CI=1.26～10.75，$P=0.017$）会增加儿童时期感染 *H.pylori* 的风险。另外一些研究显示，*H.pylori* 感染的家庭成员是童年时期家庭内反复持续感染的主要传染源之一，家庭成员的数量是 *H.pylori* 感染的独立影响因素。菲亚略（Fialho）等对巴西东北部 128 个家庭的 570 名成员进行研究时发现，*H.pylori* 感染的母亲（OR=2.2，95%CI=1.0～4.6）和 *H.pylori* 感染的同胞数目（OR=4.3，95%CI=2.3～8.1）是儿童时期 *H.pylori* 感染的独立危险因素。Goodman 等的研究发现，2～9 岁儿童感染 *H.pylori* 的机会随家庭中同胞数量的增多而增加，有 1、2、3、4～5 个兄妹的儿童与无兄妹的儿童比较，获得 *H.pylori* 感染的相对危险性的 OR 值分别为 1.4、2.3、2.6 和 4.3；并且与第 1 胎孩子相比，第 2 胎和第 3～9 胎孩子的 OR 值分别是 1.8 和 2.2；与出生相隔 10 年或以上的孩子比较，出生间隔在 4 年内的孩子感染 *H.pylori* 的风险是前者的 4 倍，而同紧接着的更年幼同胞的年龄间隔相比，对获得 *H.pylori* 感染的影响则较小，提示 *H.pylori* 更容易在年龄接近的同胞之间传播。大量研究表明，母亲感染是年幼子女感染的独立危险因素。日本学者发现，母亲与子女之间的传播是 *H.pylori* 在日本人群中的主要传播方式。罗恰（Rocha）等的研究也发现，*H.pylori* 阳性的母亲是其子女感染强有力的独立危险因素。基维（Kivi）等对瑞典斯德哥尔摩学校的 11～13 岁儿童及其家庭成员的研究结果显示，母亲感染 *H.pylori* 是儿童感染 *H.pylori* 的危险因素（OR=11.6，95%CI=2.0～67.9），且至少有一名同胞感染 *H.pylori* 也是儿童感染 *H.pylori* 的危险因素（OR=8.1，95%CI=1.8～37.3），父亲感染 *H.pylori* 与儿童感染 *H.pylori* 的关系不大，并且出生在 *H.pylori* 感染率较高的国家也是儿童感染 *H.pylori* 的独立危险因素（OR=10.4，95%CI=3.4～31.3）。阮（Nguyen）等在对越南 533 名来自 135 个有多代生活在一起的家庭成员进行研究时发现，子女 *H.pylori* 的感染情况与母亲感染 *H.pylori* 密切相关（OR=2.50，95%CI=1.19～5.26），与父母均感染 *H.pylori* 也有关联（OR=4.14，95%CI=1.29～13.23）。AI-Knawy 等对沙特阿拉伯 *H.pylori* 感染的家庭聚集现象进行了研究，他们发现家庭中父母之间以及子女中男孩女孩之间的感染率均无明显差异，但当父母感染 *H.pylori* 时，子女的感染率明显升高，且父母的感染率与家庭中感

染子女的数量有一定的关系。Lin 等对中国台湾中部 54 个幼儿园 2551 名健康学龄前儿童的 H.pylori 感染进行调查时发现，兄弟姐妹越多，儿童 H.pylori 的感染率就越高，有 3 个兄弟姐妹的儿童感染 H.pylori 的危险性是无兄弟姐妹儿童的 2 倍以上（OR=2.4）。法勒（Fall）等调查了 1020 名 1920～1930 年出生的英国居民儿童期的家庭居住条件与 H.pylori 感染的关系，发现童年时家中同胞多（$P<0.001$）、住房条件拥挤（$P=0.001$）或者与他人共用卧室和一张床者（$P=0.02$）H.pylori 的感染率高。韦勃（Webb）等一些学者随后的研究也表明童年期家庭的拥挤和与他人共用卧室、卧床是遭受 H.pylori 感染的独立危险因子。这些研究都提示，童年期、家庭成员之间的密切接触，尤其是母亲和儿童的密切接触是 H.pylori 感染家庭聚集现象的最可能的原因之一。

2. 接触共同的传染源和相似的生活习惯　H.pylori 感染的家庭聚集性，除了与家庭成员间的密切接触相关外，接触共同的传染源和相似的生活习惯也是重要的原因之一。即使在同一个国家，不同区域及种族人群的 H.pylori 的感染率也不相同。在美国，白种人的 H.pylori 的血清阳性率显著低于非洲裔及西班牙裔居民。加拿大 H.pylori 的整体感染率仅为 7.1%，但是在其部分少数民族中 H.pylori 的感染率可达 42%。弗雷泽（Fraser）采用 ELISA 方法检测了新西兰不同种族人群血清中的抗 H.pylori IgG，结果显示欧洲人、毛利人和太平洋岛人儿童 H.pylori 的感染率分别为 7%、21% 和 48%，在成人中分别为 35.8%、57.4% 和 73.2%。除去年龄和经济地位因素的影响，毛利人（OR=1.43）和太平洋岛人（OR=1.76）遭受 H.pylori 感染的相对危险性明显高于欧洲人，提示种族是独立于社会经济以外的一个 H.pylori 感染的危险因素。H.pylori 感染的种族差异，除了遗传因素外，人们的居住环境、卫生条件、饮食习惯，特别是儿童时期生活习惯的不同可能是更为重要的原因。一项对 945 名德国乌尔姆学龄前儿童的研究显示，生活在相同地区不同国籍的儿童 H.pylori 的感染率差别很大（土耳其籍 44.8%，德国籍 6.1%），提示同一地区不同种群人们的生活习惯有所不同，这可能影响了 H.pylori 的感染率。此外，该研究还发现相同国籍者（土耳其籍或德国籍），在德国出生或 1 岁以前就来到德国定居的儿童 H.pylori 的感染率明显低于 1 岁以后来德国的儿童，提示幼年早期的生活条件和习惯以及是否处于共同的环境与 H.pylori 的感染密切相关。与很多胃肠道感染相同，低收入、低经济水平、拥挤的生活环境是 H.pylori 感染的主要危险因素。Wu 等对中国台湾中部的 856 名儿童进行了 H.pylori 抗体检测，结果显示感染率为 6%。其中母亲受教育水平较低（初中及以下学历）儿童的感染率为 10.6%，高于母亲受教育水平较高（高中及以上学历）儿童的感染率。来自捷克的一项有 22 个研究中心参与的调查显示，自 2001 年至 2011 年由于生活水平的提高及生育率的降低，H.pylori 的感染率由原来的 41.7% 降至 23.5%。以上均提示生活习惯和共处环境可影响 H.pylori 的感染情况。麦基翁（McKeown）等调查了加拿大 H.pylori 高感染区中 2 个社区人群 H.pylori 的感染情况，并用 PCR 法检测了当地供应水中的 H.pylori DNA，发现在加拿大北极圈内的人 H.pylori 的感染率高于居住在南部的人群，并且在供水系统中检测到了 H.pylori DNA，提示暴露于共同的传染源可能是 H.pylori 感染在这一地区发生聚集现象的原因之一。

3. 遗传因素　大量研究表明，遗传因素特别是宿主基因的多态性能够对 H.pylori 的感染产生影响。人类白细胞抗原（human leukocyte antigen，HLA）系统是最复杂的遗传多态性系统，也是人体重要的遗传因素之一。HLA 基因的多态性是调控人体特异性免疫应答和决定疾病易患性个体差异的分子基础，不同 HLA 基因型的个体对感染性病原体具有不同的抵抗性和易患性。目前认为 *HLA-II* 类基因，尤其是 *HLA-DQ*、*DR* 等位基因的类型与 *H.pylori* 的感染相关。有研究通过 Meta 分析发现，在亚洲人群中 *HLA-DQBl*0303* 等位基因可降低人体对 *H.pylori* 的易感性，而 *HLA-DQBl*0401*、*HLA-DQAl*0103* 和 *HLA-DQAl*0301* 等位基因可增加人体对 *H.pylori* 的易感性。张铁民等通过 Meta 分析发现，我国儿童 *H.pylori* 的感染可能与 *HLA-DQBl*03032* 和 *HLA-DQBl*04DE* 等位基因有关。此外，他们在对儿童 *HLA-DQAl* 基因的多态性与 *H.pylori* 感染关联性的 Meta 分析时发现，儿童 *H.pylori* 的感染可能与 *HLA-DQAl*0103* 和 *HLA-DQAl*0301* 的位点相关。但目前的研究中小样本居多，且 HLA 的分布存在较大的地域和人种差异，尚需进一步广泛深入的研究。让尔（Genre）等研究了 *HLA-G* 与 *H.pylori* 感染的关系，发现一种与许多炎症及自身免疫性疾病均相关的基因型 *HLA-G 14bp ins/ins*，可通过破坏宿主防御和诱导免疫耐受保护侵入人体的 *H.pylori*，利于其诱发一系列病变。黄永坤等对我国云南部分彝族儿童 *HLA-DQAl* 基因与 *H.pylori* 感染之间的关系进行了研究，发现在该基因位点上 *H.pylori* 感染的儿童与对照组存在遗传学差异，感染组的 31 名儿童 *HLA-DQAl*0102* 等位基因的频率（14.52%）显著高于对照组的 39 名儿童（3.85%），而感染组 *HLA-DQAl*0302* 等位基因的频率（0）低于对照组（12.82%），提示前者可能是 *H.pylori* 的易感基因，后者可能对 *H.pylori* 的感染具有防御作用。此外，在一项对巴西南部 563 人的研究中，^{13}C-UBT 的结果显示他们的 *H.pylori* 感染率为 63.4%，分析发现 *H.pylori* 的感染与年龄、是否为白种人、家庭收入、教育水平、家庭人口数量、儿童时期的家庭经济状况、是否多兄弟姐妹等相关。在排除年龄、性别及经济状况等因素后进一步分析，研究人员发现非白种人是 *H.pylori* 感染的重要危险因素，提示种族的遗传因素也是 *H.pylori* 感染家庭聚集性的原因之一。

第三节　混 合 感 染

大量研究表明，相当一部分 *H.pylori* 感染者的胃组织中都存在至少两种不同的菌株，且这种混合感染的患者可能更易患消化性溃疡。更重要的是，*H.pylori* 的混合感染可以使其产生更强的耐药性，严重影响对 *H.pylori* 根除治疗的临床效果。

一、*H.pylori* 的混合感染情况

早在 1988 年，研究者采用限制性内切酶的方法对来自 11 例患者的 11 对分离菌株进行了研究，发现其中的 6 对具有完全不同的酶切图谱，从而提示这 6 例患者可能分别感染了两株不同的 *H.pylori*。此后又有研究者发现，来自同一患者菌株的基因组 DNA 酶切图谱表现出轻度差异，提示基因组 DNA 或质粒稍有不同的 *H.pylori* 亚群也可在胃内同时存在。随着研究手段和技术的发展，一些学者进一步证实了在同一患者体内存在不同的 *H.pylori* 菌株混合感染的情况，这种混合感染可以是两株或者两株以上不同菌株的感染。约根森（Jorgensen）等对来自同一患者 10 个不同活检部位的菌株进行了培养，从每个活检部位又分别分离出两株菌株，采用 RAPD 技术对来自同一患者的一组菌株进行分析，并把 RAPD 结果中出现一个条带以上的差异视为新菌株，这样他们检测出了多达 6 株菌株的混合感染情况。还有国内研究显示，*H.pylori* 的混合感染不仅可以存在于胃的不同部位，即使在同一部位也可同时存在多种不同菌株的混合感染。此外，研究者们还发现 *H.pylori* 的混合感

染多数表现为基因型差异不大的几个菌株的感染，他们推测这可能是来自同一菌株的变异或亚群，而且在胃的不同部位，或是同一部位的混合感染通常会以一株菌株为优势感染菌。鉴于 H.pylori 的广泛异质性，学者们猜测其菌株的变异可能发生在基因组的任何部位，包括某些已知的与致病有关的基因（如 cagA、vacA、flaA、ureA、ureB 等），并可能因这些基因的变异而诱发某些表型的改变，因此出现了某些基因型或表型不同菌株的混合感染。最近的一些研究均发现了在同一患者胃的不同部位，甚至同一部位，cagA 阳性和 cagA 阴性菌株的混合感染。

许多学者证明了表型不同的 H.pylori 菌株也存在混合感染，而这种情况会导致该菌对抗生素的耐药性。一项研究表明，来自同一患者胃窦和胃体的菌株对诸如阿莫西林、克拉霉素和甲硝唑等抗生素的最低抑菌浓度（minimum inhibitory concentration，MIC）可相差 2 倍以上，证明 MIC 不同的菌株可同时混合感染同一患者。多年来甲硝唑一直作为根除 H.pylori 的一线用药而被广泛使用，但因 H.pylori 对其耐药性的日渐加重，在混合感染的研讨中 H.pylori 各分离菌株对甲硝唑的耐药性备受关注。一些研究发现，对于甲硝唑敏感和耐药的 H.pylori 菌株可同时混合感染于同一患者胃的不同部位或同一部位，并且耐药性不同的菌株既可以是 RAPD 指纹图谱完全不同的另一菌株，也可以是完全相同或稍有不同的变异菌株。最近的一些研究显示，类似的混合感染情况也存在于克拉霉素敏感和耐药的菌株中。研究者从 9 例患者体内已被证实的 9 株克拉霉素耐药 H.pylori 中分别分离出 5 株单菌落菌株，再分别检测它们对克拉霉素的耐药性，并对这些菌株的 RAPD 指纹图谱进行比较，发现有 4 例患者为克拉霉素敏感和耐药菌株的混合感染，且其中 1 例患者的敏感菌株与耐药菌株具有完全不同的 RAPD 指纹图谱。

二、H.pylori 混合感染的可能机制

同一患者胃内的不同部位或同一部位存在不同菌株混合感染的情况提示了菌株和宿主间相互作用的存在。通过这种作用，H.pylori 得以在宿主体内长期存活。在儿童期或感染 H.pylori 的初期，患者可能同时暴露于多株 H.pylori，进而导致基因型完全不同菌株的混合感染。经过极其漫长的时期，不同菌株通过在胃内竞争性生长，导致了不同菌株在胃内不同部位生存的特异性。由于某些菌株可能比其他菌株的适应能力更强、存活生长的优势更多，因而可能出现全胃内单一菌株的优势生长。有研究就 H.pylori 对人胃内感染的不同阶段进行了检测，结果显示出单一菌感染和混合感染两种情况，且在儿童或青少年中检出率更高，提示混合感染可能多发生于感染的初期。有学者使用含有等量的两株 H.pylori 的混合饲料喂养 10 只豚鼠，并检测了它们在豚鼠胃黏膜中的感染情况，发现其中 4 只豚鼠出现混合感染现象（两株菌株等量感染），其余 6 只则以单株菌株为优势感染。这提示 H.pylori 在体内感染时，可能通过不同菌株之间的相互竞争及菌株和宿主间的相互作用，最终使某种菌株定植于更适合它生存的特定部位。有研究者在体外条件下共培养了两株不同的 H.pylori，3 周后 RAPD 的分析结果显示，仅有一个菌株仍然存活，这提示不同菌株之间可能存在竞争性生长。

另外，基因型略有不同菌株的混合感染被认为可能是同一菌株不同亚群的同时存在。在慢性感染过程中，H.pylori 为更好地适应宿主体内的环境，可发生质粒或 rRNA 基因拷贝数目的改变，或通过基因组的突变、转化、重组以及基因序列的改变而产生新的变异菌

株或亚群，导致上述类型混合感染的出现。有学者发现 *cagA* 阳性菌株对胃酸更加敏感，而 *cagA* 阴性菌株对胃酸不敏感，这种属性可能决定了不同菌株在胃内的不同存活部位。一些体外研究也显示，*H.pylori* 能通过菌体间相互接触或摄取溶解菌体的 DNA 而发生菌株间的转化。达农（Danon）等的动物实验使用了多株不同菌株同时喂养，致小鼠感染 *H.pylori* 后，发现从小鼠胃黏膜分离出的菌株与用于投喂的原菌株有不同但相似的 RAPD 指纹图谱，提示这可能是原菌株在体内发生基因转化所致。

（王一维）

第五章 幽门螺杆菌致病机制的概述

H.pylori 属于 *helicobacter*，可黏附于胃黏膜并改变周围酸性环境进而定植于胃部，并进一步通过产生毒力因子、介导炎症及免疫反应、调控胃酸分泌等多种途径引发病变，*H.pylori* 感染与慢性胃炎、PU、胃腺癌及胃 MALT 淋巴瘤的发病密切相关。

第一节 幽门螺杆菌的胃内定植机制

H.pylori 在人类胃的恶劣环境中定植和生存，大多数的感染是无症状的，但长期感染会增加发生特定部位疾病的风险。*H.pylori* 表现出非常严格的组织嗜性，它定植于人类的胃黏膜，以及发生胃黏膜上皮化生的身体其他部位。在胃黏膜内，大多数 *H.pylori* 生活在覆盖胃黏膜上皮细胞的黏液层中，只有一小部分定植的 *H.pylori* 位于与黏膜上皮细胞相接处，这种接触对于疾病的发展至关重要。*H.pylori* 在胃的酸性环境中引起慢性感染，这种感染可以持续宿主的一生，并可免于被黏液流动及宿主免疫反应清除。本节将介绍 *H.pylori* 在胃内定植的相关机制。

一、尿素酶对酸性环境的缓冲作用

H.pylori 不是嗜酸菌，其克服胃腔酸性条件的关键是能够分泌尿素酶，尿素酶的表达及其激活对于 *H.pylori* 胃黏膜的定植至关重要。在没有尿素的情况下，*H.pylori* 在 pH 4.0 至 8.0 之间的范围内存活。然而在尿素存在时，*H.pylori* 可以在 pH 低至 2.5 的环境下存活。*H.pylori* 的尿素酶将尿素水解成 NH_3 和 CO_2，其与尿素的 K_m 值为 0.8mmol/L，这意味着 *H.pylori* 的尿素酶对其底物的亲和力远高于其他细菌物种产生的尿素酶，可以进一步充分利用人体胃中有限的尿素（5mmol/L）。NH_3 的产生提供了酸中和及酸缓冲的能力，使 *H.pylori* 能够提高其周质和生存微环境中的 pH，从而保持质子的转运能力。尿素酶的生物合成是由一个 7 基因簇控制的。尿素酶的分子量约为 600kDa，是由 12 个 UreA 和 UreB 亚基组成，两种亚基的大小分别为 30kDa 和 62kDa。尿素酶最初是作为未成熟的载脂酶产生的，当四种伴侣蛋白 UreE、UreF、UreG 和 UreH 组成酶的催化位点时，就会发生活化。将 24 个 Ni^{2+} 插入酶中对于酶的完全活化以及 GTP 的水解至关重要。编码 UreA 和 UreB 的基因位于一个操纵子中，而 *ureE*、*ureF*、*ureG*、*ureH* 基因则位于另一个操纵子中。最新的研究表明，*ureA*、*ureB* 操纵子可以产生 2.7kB 及 1.4kB 两种转录本，前者表达为功能性的酶，后者由 3'*ureB* 区域切割产生，其表达产物表现为较低的尿素酶活性，这种较小的转录本的表达分别受到 pH、组氨酸激酶 ArsS 及反应调节因子 ArsR 磷酸化状态的影响。由于某些微生物的裂解，尿素酶存在于 *H.pylori* 的细胞质和细菌表面。由外部 pH 调节细胞内尿素酶的作用，一方面增加了周质的 pH 及膜电位，从而允许在低 pH 下合成蛋白质；另一方面调节摄取尿素的质子门控通道 UreI 仅在酸性 pH 下具有活性，因此不允许尿素在中性 pH 下转运到细菌细胞中，以防止细胞质的致命碱化。周质碳酸酐酶将 CO_2 转化为 HCO_3^-，并进一步发挥缓冲作用。HCO_3^- 与 NH_3 共同作用缓冲周质和细胞质的 pH，从而产生中性条件。这

种在环境中保持细胞内中性 pH 的能力是 *H.pylori* 所独有的，并且对其在胃中的存活发挥着至关重要的作用。

综上所述，*H.pylori* 的尿素酶是其在人体胃中生存的绝对必要因素。事实上，这也可能是 *H.pylori* 在身体其他部位不容易存在的一个原因，因为尿素酶在非酸性部位产生的氨可以将局部 pH 提高到 7.0 以上，而 *H.pylori* 对碱性条件非常敏感，难以存活。

二、*H.pylori* 的运动性

另一个影响 *H.pylori* 定植能力的关键因素是极生鞭毛，它赋予了 *H.pylori* 的运动能力。*H.pylori* 有 2～6 个带鞘的单极鞭毛，这些结构从细菌表面向外延伸 3～5μm，在细丝的尖端经常可以看到灯泡状结构。鞭毛的鞘是由蛋白质和脂多糖组成，本质上是保护鞭毛丝免受胃酸影响的细菌外膜的延伸。鞭毛由 FlaA 和 FlaB 两种主要鞭毛蛋白构成，FlaB 含量相对较低，位于鞭毛基底部；FlaA 含量相对较多，位于鞭毛外部区域。FlaB 缺失的鞭毛外形基本正常，运动能力下降至正常鞭毛的 60%；而 FlaA 缺失则导致鞭毛变短，*H.pylori* 的运动能力明显下降；当 FlaA 和 FlaB 全部缺失时，*H.pylori* 不形成鞭毛并失去运动能力。在动物模型中，缺乏鞭毛的 *H.pylori* 非活动突变体无法建立持续感染。基于运动蛋白 MotB 突变的研究发现，鞭毛有助于 *H.pylori* 的定植，但仅保留外形是不够的，还需具备运动能力。鞭毛结构的其他成分也被证明对运动和定植至关重要，包括钩蛋白 FlgE 和钩相关蛋白 FliD。

H.pylori 鞭毛的生物发生是一个受控的过程，其功能障碍会对运动和感染产生强烈的影响。如控制 *flaA*、*flaB* 和 *flgE* 基因表达的调节因子 FlhA 的缺失会导致 *H.pylori* 失去运动能力，而 FlhA 还可调控尿素酶的表达，如前所述，尿素酶表达的缺失将导致 *H.pylori* 定植率的降低。因此，鞭毛的生物发生及尿素酶的表达与活化是影响 *H.pylori* 胃内定植能力的关键因素。

H.pylori 鞭毛结构蛋白的修饰也可能发生在转录后水平，该结构的糖基化状态已被证明对 *H.pylori* 的运动能力及胃内定植均产生影响，缺乏去糖基化酶 HP0518 的 *H.pylori* 突变体的运动能力增加。该 *H.pylori* 突变体能够与上皮细胞更紧密地结合并诱导 NF-κB 的快速激活，并且还表现出体内定植率的增加。因此，鞭毛蛋白糖基化水平的增加似乎提升了 *H.pylori* 的定植能力。包括参与甲硫氨酸前体生物合成的 HP0326B 和 HP0178 的其他蛋白，已被证明具有与 HP0518 相似的作用，这些蛋白的失活也会影响 *H.pylori* 的运动和定植能力。此外，转糖基化酶对细菌肽聚糖的修饰还通过干扰 MotB 的定位来影响鞭毛的功能，从而阻止鞭毛运动。像尿素酶一样，运动性也是 *H.pylori* 必不可少的定植因素。鞭毛的结构具有外鞘以防止酸的影响，鞭毛生物发生的严格调节以及对鞭毛结构蛋白的翻译后修饰，导致 *H.pylori* 运动性和定植能力的增强，所有这些均提示运动性和鞭毛在 *H.pylori* 定植中的关键作用。

三、*H.pylori* 在胃黏液中的定植

覆盖胃肠道上皮细胞的黏液层是一个物理屏障，其作用是防止病原体定植并与下面的上皮相互作用。胃内大约 80% 的 *H.pylori* 被发现生活在黏液中，而非与黏膜的上皮细胞接触。

1. *H.pylori* 对胃黏液层的渗透　胃肠道的整个上皮表面覆盖着一层厚厚的分泌黏液。胃中的黏液层厚约 300μm，*H.pylori* 必须穿透黏液层才能定植并进入下面的上皮细胞中。

整个胃黏液层存在 pH 梯度，上皮细胞的 pH 大致呈中性，但在管腔附近呈高酸性（pH 1～2）。*H.pylori* 在遇到酸性条件时会迅速失去运动能力，因而它必须快速穿透胃黏液并在靠近上皮细胞的区域建立持续的定植。

H.pylori 能够改变胃黏液的结构，这可能有助于其通过黏弹性的黏液凝胶层。*H.pylori* 具有特异性减少黏蛋白（MUC）链间二硫化物键的硫氧还蛋白系统，能够降低 MUC 的凝胶形成能力，从而降低黏液的黏弹性，有助于细菌通过黏液层。此外，胃 MUC 的流变学表现出可逆的 pH 依赖性转变。在强酸性的环境下，黏液的黏弹性增加，而当 pH 增加到约 4.0 以上时，黏液的黏弹性则下降。*H.pylori* 利用尿素提高其微环境中 pH 的能力改变了黏液的性状，使其凝胶状态被破坏，有利于细菌快速通过黏液层。*H.pylori* 通常位于胃上皮附近，当蒙古沙土鼠胃黏液层的 pH 梯度被破坏时，*H.pylori* 不再靠近上皮，而是分散在整个黏液层中，这表明 pH 对维持 *H.pylori* 的特定定位发挥着重要作用。此外，*H.pylori* 的特征性螺旋形状也被认为在介导 *H.pylori* 在胃黏液中的渗透发挥作用。肽聚糖在细菌外膜中交联的改变已被证明可以改变 *H.pylori* 的形状。尽管一些细菌形状的突变体在体外表现出与野生型细菌相似的运动性，但无法像螺旋形细菌那样有效地定植于胃内。然而，与野生型和其他突变体相比，细菌形状变化最显著突变体的特点是其运动性降低，并且与保留野生型运动的突变体相比，它们表现出进一步降低定植小鼠的能力。这导致形成了 *H.pylori* 特征性螺旋形状允许细菌以开瓶器状运动穿透胃黏液的假设。

2. *H.pylori* 与胃黏液的相互作用 *H.pylori* 可在胃黏膜表面的黏液内形成微菌落。MUC5AC 是由胃表面上皮细胞分泌的凝胶形成的 MUC，*H.pylori* 也已被证明与体内 MUC5AC 共定位。在胃窦腺中发现低位颈黏液细胞产生 MUC6，α-1,4-N-乙酰葡糖胺覆盖的 O-连接聚糖在 MUC6 表面表达，通过抑制胆固醇-α-D-吡喃葡萄糖苷（一种重要的细胞壁成分）的合成，对 *H.pylori* 发挥抑制作用。

H.pylori 通过细菌外膜蛋白 BabA 的介导，能够与胃黏液中 MUC5AC 表面的 Lewis[b] 血型抗原结构相互作用。*H.pylori* 还可以通过 SabA 与 MUC 上发现的唾液酸化结构相互作用。SabA 的分子量为 66kDa，这种外膜蛋白是 *H.pylori* 的主要黏附素，并介导 *H.pylori* 与唾液酸 Lewis[x] 及唾液酸 Lewis[a] 糖偶联物的结合。在 *H.pylori* 慢性感染期间，胃黏膜中存在的唾液酸化结构的比例增加，因此，SabA 可能对促进 *H.pylori* 的慢性感染发挥作用。

经 BabA 和 SabA 外膜黏附素的介导，*H.pylori* 也可以与膜结合的 MUC1 相互作用，MUC1 通过空间位阻和作为可释放的诱饵来限制 *H.pylori* 的感染。此外，缺乏 SabA 的 *H.pylori* 突变菌株的结合能力下降，这表明 *H.pylori* 与唾液酸化结构的结合在 *H.pylori* 与体内 MUC1 的相互作用中发挥了一定作用。小鼠感染模型中，MUC1 已被证明可以限制 *H.pylori* 的感染。MUC1 的过表达可以抑制 *H.pylori* 诱导胃部炎症。*H.pylori* 与 MUC1 的相互作用阻断了 *H.pylori* 刺激 β-连环蛋白的核易位，并减少了 IL-8 的分泌及中性粒细胞诱导的胃部炎症。

H.pylori 小鼠感染模型显示，受感染动物的胃 MUC 周转率降低，MUC1 水平降低，从而为 *H.pylori* 胃部定植创造了更稳定的生态位，并增加了 *H.pylori* 与胃黏膜上皮细胞相互作用的能力。

除了 MUC 以外，*H.pylori* 还可以与黏液中的糖脂相互作用。三叶因子 1（trefoil factor family 1，TFF1）是三叶肽家族蛋白质的成员，在胃中与 MUC5AC 共表达。*H.pylori* 可通过其脂多糖的核心寡糖部分介导，直接与 TFF1 相互作用。*H.pylori* 与 TFF1 结合的最佳 pH 为 5.0～6.0。二者相互作用的 pH 依赖性提示，*H.pylori* 与胃中 TFF1 结合可以促进其在胃黏膜上皮表面附近的黏液层中定植。*H.pylori* 与 TFF1 的相互作用可以解释该微生物对胃组织，特别是胃 MUC5AC 表现出的独特嗜性。与野生型菌株相比，表达无法与 TFF1 相互作用的截短核心寡糖的 *H.pylori* 突变菌株在 HT29-MTX-E12 细胞系分泌的黏液层中的定植能力下降。综上所述，*H.pylori* 能够与胃肠道中分泌型及膜结合型 MUC 相互作用，这些相互作用是通过外膜黏附素 BabA 和 SabA 与 MUC 中岩藻糖基化唾液酸化聚糖等成分相互作用介导的。

四、*H.pylori* 与胃黏膜上皮细胞的相互作用

α-螺旋膜蛋白几乎存在于所有细菌的膜结构中，而 β-桶状膜蛋白仅存在于革兰氏阴性细菌的外膜中，而不存在于革兰氏阳性细菌中。在细菌中，外膜蛋白（OMPs）具有多种功能，包括从外部环境导入营养物质和翻译信号。就人类感染而言，外膜蛋白在细菌定植、致病因素表达和抗生素耐药性中起着关键作用。目前，已经鉴定出多种可以作为黏附素的 *H.pylori* 外膜蛋白（*Helicobacter* outer membrane protein，Hop）。*H.pylori* 与胃黏膜上皮细胞结合后，可以向细胞发出信号以破坏其功能，并进一步导致病变。

H.pylori 26695 菌株的基因组被完全测序，并确定了 Hop 家族的 21 个成员。这些基因编码的蛋白质在 N 端具有一个相似的结构域，在 C 端具有 7 个相似的结构域。C 端苯丙氨酸残基对于正确组装细菌的外膜蛋白至关重要。然而，一半的 Hop 家族蛋白含有 C 端酪氨酸，并且所有的 Hop 蛋白都具有高度相似的 C 端，其中含有芳香族残基。由于苯丙氨酸位于 C 端，而 Hop 蛋白在该区域中的差异较小，故中央高可变结构域包含了大部分的膜特异性序列。事实上，对于 C 端具有苯丙氨酸的几种 Hop 蛋白，菌株内旁系之间该区域的相似性高于分离株之间的直系同源蛋白。*H.pylori* 还含有 Hop 相关蛋白（hop-related protein，Hor）、*H.pylori* OMPs 家族蛋白（*Helicobacter* OMPs family protein，Hof）和 *H.pylori* 外膜家族蛋白（*Helicobacter* outer membrane family proteins，Hom）的直系同源物。大多数 Hop 蛋白可能会折叠成反向平行的双亲和性 β 片层，并形成 β 桶状结构。通常 β 片层结构域定位于膜区域，这些结构域通过周质区域中的短氨基酸环连接，而较长的氨基酸环则连接细胞外区域中的这些结构域。Hop 细胞外结构域最近已被研究人员纯化和结晶，然而由于膜结构域本身难以过表达和纯化，全长 Hop 尚未被全部纯化，有待进一步研究。

1. 血型抗原结合黏附素　*H.pylori* 经 78kDa 的 Hop-BabA 的介导，与 H-1 型和 Lewis^b 等岩藻糖基化结构的血型抗原结合。编码 BabA 蛋白的基因包括 *babA1* 和 *babA2*。由于在编码翻译起始密码子的基因中存在 10bp 的插入片段，只有 *babA2* 编码的蛋白质具有功能活性。

不同 *H.pylori* 菌株的 BabA 蛋白表现出高度的异质性及基因多态性，并且与 Lewis^b 的结合能力亦各不相同。*bab* 基因中也存在高水平的等位基因变异。地理位置也会影响 BabA 结合的特异性，某些区域的菌株通常表现出一种特殊的表型，只能与某些血型抗原结合，而来自其他地区菌株的 BabA 可与许多不同的血型抗原相互作用。这种结合的差异性可能是导致 BabA 蛋白进化选择性压力的结果。此外，部分菌株携带活性 *babA2* 基因，但不产生功能性蛋白质。

BabA 在体内呈动态表达。恒河猴 *H.pylori* 感染实验显示，感染 *H.pylori* 后 BabA 表达丧失，这是由于 *babA* 5′ 区域中 CT 二核苷酸重复序列的数量变化或由于 *babB* 取代 *babA* 所

致，这两种分子事件都会产生一种非功能性的 BabA 蛋白，该蛋白无法结合 Lewis^b。另一项研究显示，在 *H.pylori* 感染蒙古沙土鼠 6 个月后，BabA 表达丧失，这主要是由于终止密码子被引入核苷酸序列，进而产生截短的 BabA 蛋白。恒河猴感染 *H.pylori* 后，对氨基酸的修饰消除了 *H.pylori* BabA 与 Lewis^b 的结合。*babA2* 基因经历了基因转换，部分被无功能的 *babA1* 基因取代。虽然菌株仍然表达 BabA，但氨基酸的变化足以消除 BabA 与 Lewis^b 的结合。因此，BabA 是一种高度可变的蛋白质，很容易在遗传和蛋白质水平上发生变化。

2. 唾液酸结合黏附素 *H.pylori* 通过 SabA 与胃 MUC 和上皮细胞上存在的唾液酸化结构结合，胃黏膜细胞表面的唾液酸 Lewis$^{x/a}$ 鞘糖脂（sLe^x，sLe^a）为 SabA 的结合受体。SabA 还与中性粒细胞上的唾液酸化受体结合，导致中性粒细胞激活。此外，SabA 还可与黏膜血管中红细胞上的神经节苷脂结合，表现出血凝活性。不同菌株与唾液酸化碳水化合物结合的能力存在差异，这种差异允许病原体适应感染期间宿主糖基化模式的变化。与 BabA 类似，SabA 也具有高度的遗传多样性，其基因启动子区含有许多 poly-T 结构，并且在其编码区域中有一段 CT 二核苷酸重复序列，这些位点可能发生相位变化，并导致 SabA 等位基因的变异。

不同 *H.pylori* 菌株 *sabA* 编码区的 CT 二核苷酸重复序列的长度经常存在差异，从而产生了各种等位基因。曾有研究者认为，CT 二核苷酸序列的重复次数决定了 *sabA* 基因的功能，7 次重复产生功能基因，而 6 次或 8 次重复导致基因被关闭。但后续的研究发现，是基因中的其他序列而非 CT 的重复次数调控了 SabA 的功能。

在 *sabA* 基因启动子区 poly-T 的长度可以随菌株的不同而变化，并且其长度可以影响 *sabA* 基因启动子的活性。类似于 CT 重复序列，这种变化也是通过滑链错配引起的。该基因的表达与胃酸的分泌呈负相关，当酸性条件时 SabA 表达较低。然而，这种对 SabA 表达的抑制作用仅发生在具有框内 *sabA* 等位基因的菌株中。上述变化允许 *H.pylori* 改变其黏附素的表达以响应环境条件的变化。

H.pylori 用来调控 SabA 表达的另一种机制是基因复制。*sabA* 拷贝数的增加导致蛋白质的表达量增加，进而增强细菌的黏附能力。这种基因转换事件的发生可能是由于感受态细菌自然摄取 DNA 所致。因此，*sabA* 位点具有高度的异质性，使 *H.pylori* 能够根据微环境和它所接触的宿主防御反应来改变其黏附素谱系。

3. 黏附相关脂蛋白 A 和 B（AlpA 和 AlpB） 是 *H.pylori* 基因组中同一操纵子携带的两种密切相关的蛋白质。AlpA 和 AlpB 参与病原体对胃黏膜上皮细胞的黏附，可与细胞外基质中的 IV 型胶原蛋白和 LN 结合。AlpA 和 AlpB 的基因都具有高度同源性，特别是在 *H.pylori* 26 695 中，其同源性可达 46.7%，并且两种蛋白质对胃黏膜细胞的黏附都发挥了重要作用。奥登布赖特（Odenbreit）等基于 200 名患者的研究发现，几乎所有的 *H.pylori* 临床分离菌株均表达 AlpA 和 AlpB，而其他类型的 OMPs（BabA、BabB、BabC、HopM、SabA 和 OipA）只表达于特定的临床分离菌株中。后续的研究还发现，*alpA* 和 *alpB* 突变的 *H.pylori* 菌株在豚鼠、小鼠和蒙古沙土鼠的胃中定植不良，这提示 AlpA 和 AlpB 在 *H.pylori* 胃黏膜定植过程中是必不可少的分子，并起着主要作用。然而，AlpA 和 AlpB 在胃部发病机制中的相关作用却存在争议。有研究发现，这些蛋白质不会通过 T4SS 影响 CagA 的转运，但它们参与了某些信号通路（MAPK、c-Fos、c-Jun、CREB、AP-1 和 NF-κB 通路）的激活过程，进而诱导 IL-6 或 IL-8 的产生。与上述研究发现相反，*alpA* 和 *alpB* 突变的

H.pylori 菌株在蒙古沙土鼠中引起的炎症反应比野生型沙鼠更严重。上述看似矛盾的结果可能是由宿主动物种差异或 *H.pylori* 菌株差异导致的。

4. 外部炎症蛋白（OipA）　最初被确定为一种诱导促炎反应的蛋白质，其依据是 *oipA* 突变体导致胃上皮细胞系中 IL-8 的产生减少。相比之下，一些研究表明 OipA 在 *H.pylori* 黏附宿主细胞中起作用，但不影响胃细胞中 IL-8 的产生。OipA 的功能状态受滑链错配调节，这与 SabA 使用的机制相同。许多 OMPs 家族的基因都缺乏单一的位点（如 *hopM/N*、*babA/B/C* 和 *sabA/B*），而 *oipA* 基因座却是重复的，称为 *oipA-2*。OipA-2 在 *H.pylori* hspEAsia 和 hspAmerind 菌株中被发现，但在 hpEurope 或 hspWAfrica 菌株中未被检出。

使用胃黏膜上皮细胞的体外实验揭示了 OipA 作为黏附分子的作用。然而，动物模型的结果却表明 OipA 的黏附作用取决于 *H.pylori* 菌株。*oipA* 突变的 *H.pylori* TN2 菌株不会感染蒙古沙土鼠，而 *oipA* 突变的 *H.pylori* 7.13 菌株却可以感染蒙古沙土鼠。*oipA* 突变菌株感染的动物没有发生 GC，而 27% 的野生型菌株感染者却发生了 GC。因此，OipA 介导的 *H.pylori* 黏附的分子过程以及与临床结果之间的关系尚需进一步深入研究。

第二节　幽门螺杆菌对胃黏膜的损伤机制

H.pylori 的致病性与多种机制有关，其中宿主信号通路的改变、胃黏膜内诱导的炎症反应以及胃上皮细胞的表观遗传学调控均十分重要。*H.pylori* 的感染最常发生在儿童期，而胃肠道的疾病则在成年期被发现。*H.pylori* 感染可促进上皮-间充质转化（epithelial-mesenchymal transition，EMT），从而诱导胃黏膜内的致癌改变，这是 GC 发生的标志之一。*H.pylori* 还可引发胃炎、PU、消化不良或胃 MALT 淋巴瘤等其他胃肠道损伤和疾病。此外，*H.pylori* 还是对抗炎症性肠病和胃食管反流病的保护性因子。*H.pylori* 相关疾病的严重程度与宿主、胃微环境以及细菌毒力因子之间的相互作用密切相关。*H.pylori* 的毒力因子不仅参与炎症反应的诱导，而且还控制和调节这些反应，维持慢性炎症。*H.pylori* 的毒力因子使细菌在胃黏膜内定植和存活，改变了宿主的细胞反应和信号通路，导致进一步的免疫逃逸，并最终诱导各类病变。下面将对各类 *H.pylori* 毒力因子及其致病机制做以简介。

1. 细胞毒素相关基因 A　CagA 和 T4SS 是由 *H.pylori* 的 *cag* 致病岛（*cag* pathogenicity island，*cag*-PAI）上的基因编码的。*H.pylori* 菌株通常可分为两种亚型，即 CagA 阳性和阴性菌株。CagA 是一种亲水性蛋白质，具有较强的免疫原性，通过 T4SS 注入细胞，影响细胞的运动、增殖和凋亡能力，并可改变整个细胞骨架的排列。*H.pylori* 与胃黏膜上皮细胞的黏附可诱导 *cagA* 的表达，该过程可由铁感应型转录因子铁摄取调节蛋白（Fur）等进行调控。CagA 可诱导胃黏膜内的炎症反应并造成严重的组织损伤，但 CagA 本身并不是 *H.pylori* 诱发进一步胃肠道损伤的唯一决定性因素。

CagA 蛋白 C 端存在 EPIYA 基序，其重复次数因菌株而异，具有较多该基序的菌株更具生物活性，因而毒性更强，可能在 GC 的发展中发挥作用。EPIYA 序列亦存在多态性，可能具有十余种突变型。根据 CagA 蛋白 C 端 EPIYA 基序侧翼保守氨基酸序列的不同，可以将该区域片段分为 4 种类型，即 EPIYA-A、EPIYA-B、EPIYA-C 和 EPIYA-D。据此可将 *H.pylori* 菌株划分为西方菌株和东方菌株两大类型，西方菌株常见的组合为 EPIYA-A、EPIYA-B、EPIYA-C，东方菌株常见的组合为 EPIYA-A、EPIYA-B、EPIYA-D。CagA 经 T4SS

注入宿主细胞后，经过 EPIYA 基序磷酸化非依赖性的方式定位于细胞膜，之后 EPIYA 基序酪氨酸残基被磷酸化，145kDa 的磷酸化蛋白可诱导强烈的免疫反应。宿主细胞激酶与 EPIYA 基序的反应具有偏好性，c-Src 激酶表现出靶向 EPIYA-C 和 EPIYA-D 基序的偏好，而 c-Abl 激酶更通用，可磷酸化所有四种 EPIYA 基序。c-Src 激酶的活性在 H.pylori 感染早期可被 CagA 介导的各类负反馈机制所抑制，随后的 EPIYA 磷酸化主要由 c-Abl 激酶催化完成。EPIYA-C、EPIYA-D 磷酸化修饰较为明显，而 EPIYA-A、EPIYA-B 磷酸化修饰相对较弱。

　　一般来说，CagA 阳性的 H.pylori 菌株感染的患者病变严重程度更高，临床结局更差。cagA 基因的表达可能与影响 H.pylori 毒力的噬菌体基因（噬菌体直系同源基因）有关。CagA 阳性的 H.pylori 菌株刺激感染者血清中 IL-8 和 IL-12 分泌水平的升高。H.pylori 感染期间，IL 的分泌量与 EPIYA 基序的数量及其周围氨基酸序列的变化密切相关。与其他变异株相比，具有 EPIYA-D 基序的 H.pylori 菌株容易释放更多的 IL-8。基于动物模型的研究发现，EPIYA-C 基序变异的 CagA 阳性菌株可能会影响产生促胃液素的 G 细胞及产生生长抑素的 D 细胞的数量，进而影响胃酸的分泌。胆固醇可能会抑制与 CagA 相关的 IL-8 的过量释放以及宿主细胞"蜂鸟"表型的形成。上述作用可能是由 CagA 激活宿主细胞 MAPK、NF-κB、PI3K-Akt 等信号通路所介导的。

　　与 CagA 阴性菌株相比，CagA 阳性菌株的运动性更强，这提示 CagA 也与 H.pylori 的运动能力相关。此外，CagA 表达的上调也需要 H.pylori 鞭毛调节系统的参与，这提示 H.pylori CagA 的表达与细菌运动能力调节系统之间存在相互的调控作用。CagA 通过抑制 RUNX3 及 P53 等抑癌蛋白的活性促进癌变，p53 突变在 CagA 阳性菌株诱导的肿瘤中比阴性菌株更常见。CagA 的基因呈现几种变异，特定的 cagA 基因型与患者的种族之间存在相关性。CagA 可抗凋亡，增强细胞的运动能力，并通过诱导增殖促进宿主细胞生长。GC 发病率的增加可能与 CagA 阳性菌株刺激宿主细胞转录因子 CDX1 的过表达有关。此外，CagA 与胃黏膜上皮细胞 EMT 的诱导密切相关，该过程是通过几种 CagA 相关机制的介导，如下调程序性细胞死亡蛋白 4（programmed cell death 4，PDCD4）的表达、肿瘤干细胞的诱导、抑制糖原合酶激酶 3（glycogen synthase kinase-3，GSK-3）的活性、成纤维细胞的过度活化、microRNA-134 的抑制、改变 yes 相关蛋白（yes-associated protein，YAP）途径或 Afadin 蛋白下调等。不同的 cagA 基因型表现出不同程度的 IL-8 和细胞毒素的释放、炎症反应以及胃黏膜上皮细胞凋亡。CagA 还可下调宿主 HSPH1、HSPA1A 等热激蛋白（heat shock protein，Hsp）的表达水平。CagA 阳性菌株的感染促进胃炎（活动性或萎缩性）、DU 及 GC 的发生发展。CagA、OipA、VacA 和 BabA 的共表达可显著增强炎症反应，提高胃肠道疾病发病率增加的可能性，并加重病情。虽然 CagA 阳性菌株似乎比 CagA 阴性菌株更具致病性，但 CagA 阳性菌株也更容易根除。

　　2. 空泡细胞毒素 A（VacA）　是一种参与微孔形成的细胞毒素，vacA 基因存在于所有的 H.pylori 菌株中。VacA 是介导 H.pylori 在胃黏膜上皮中定植和存活的最关键的毒力因子之一，其作用机制和最终的致病性根据其暴露于宿主细胞的时间而略有不同。在急性暴露的病例中，VacA 能促进细胞的自噬途径。有学者认为，VacA 诱导自噬可能代表一种宿主机制，通过增强 VacA 细胞内的降解来限制毒素诱导的细胞损伤程度，从而保护宿主细胞免受 H.pylori 的感染。然而有研究发现，一旦内化，VacA 在培养的上皮细胞内可持续数小时，几乎没有明显的降解，也不会失去空泡能力。而在慢性暴露期间，VacA 抑制自噬并诱导细胞内的空泡形成，还可提升 H.pylori 在宿主细胞内的存活能力。受体样蛋白酪氨酸磷酸酶 α 和 β（receptor-like protein tyrosine phosphatases α\β，RPTPα\β）、低密度脂蛋白受体相关蛋白-1（low-density lipoprotein receptor-related protein-1，LRP-1）或鞘磷脂是 VacA 结合的主要受体类型。迄今为止，已经分离鉴定出多种 vacA 基因型，包括 s1、s2、m1、m2、s1m1、s1m2、s2m2 和 s2m1。vacA s1 基因型是 H.pylori 感染者中含量最高的亚型之一，其感染与 PU 之间存在关联。vacA s1m1 常见于 H.pylori 感染的慢性胃炎患者，而在 H.pylori 诱导的 GC 中通常 vacA s1 和 vacA m1 亚型最为普遍，vacA 的多态性可能与 H.pylori 感染的临床表型有关。

除了介导宿主细胞自噬及破坏内体和溶酶体功能外，VacA 还参与了许多其他损害胃黏膜上皮细胞的过程，如线粒体功能的改变以及细胞的凋亡和坏死。VacA 通过抑制 T 细胞、B 细胞的活化和增殖，以及抑制 IFN-β 信号诱导的巨噬细胞凋亡来影响免疫细胞的功能，VacA 还参与了诱导 IL-8 的过量释放。此外，VacA 刺激调节性 T 细胞分化为效应 T 细胞，这也有助于 H.pylori 感染的持续存在。VacA 进入胃黏膜上皮细胞后，能够激活多个细胞降解系统，诱导宿主细胞的免疫炎症反应和细胞器的进一步损伤。

越来越多的证据表明，在 H.pylori 感染期间 VacA 毒素与 CagA 之间存在功能关系。虽然 CagA 激活了培养的胃上皮细胞中的转录因子 NFAT，但 VacA 却抑制了 NFAT。CagA 减少了 VacA 诱导的空泡，VacA 则抑制了 Erk1/2 激酶途径，防止 CagA 诱导的细胞伸长（即所谓的蜂鸟表型）。VacA 通过干扰表皮生长因子受体的活化和内吞作用来下调 CagA 对上皮细胞的影响，还可能通过信号级联诱导自噬介导 CagA 的降解。CagA 抵消 VacA 的凋亡活性，损害 VacA 的内化和细胞内运输，以及刺激抗凋亡基因的表达。在极化的单层上皮细胞中，VacA 和 CagA 可以协同作用，为附着的 H.pylori 提供铁等特定的营养物质。CagA 和 VacA 之间的这种合作作用可以使 H.pylori 利用人胃上皮的顶端表面作为复制的生态位。此外，还有证据表明 VacA、CagA 和 BabA 之间存在协同作用，这些因素之间的相互作用会显著加重炎症反应，并且与肠上皮化生密切相关。研究表明，在 H.pylori 感染期间过量释放的弱碱（如氨）可能会通过增强 VacA 的活性来显著刺激细胞死亡。与 CagA 类似，VacA 也与噬菌体直系同源基因相关，可增强 H.pylori 的致病性。

不同的 vacA 基因型还与 GC 或 PU 等胃肠道疾病的不同发病事件以及患者的临床结局相关。VacA 阳性菌株与 GC 的癌前病变和 GC 患病率的增高相关。不同的 vacA 基因型也可能与 H.pylori 诱导的炎症的严重程度有关。此外，特定的 vacA 基因型可能会诱导 TGF-β1 mRNA 转录水平的增加。与 cagA 类似，vacA 的表达可能也受到 Fur 的调控。vacA 多态性可能与 GC 的组织学类型相关。与 vacAs2 菌株相比，vacAs1 菌株更容易根除。然而，VacA 参与 H.pylori 细胞内储库的形成，即使在根除治疗后也能使 H.pylori 在胃环境中存活。

3. 过氧化氢酶　是植物和动物细胞中最丰富的蛋白质之一，可以转化 H_2O_2 形成 H_2O 和 O_2。过氧化氢酶与炎症细胞凋亡以及肿瘤等多种病理过程相关。过氧化氢酶可以定位于细胞质、周质以及细胞表面。

过氧化氢酶约占 H.pylori 蛋白总含量的 4%～5%，是从胃黏膜获得的 H.pylori 菌株中表达率最高的蛋白质之一。H.pylori 的过氧化氢酶比其他物种的过氧化氢酶更耐氰化物或氨基三唑的抑制。过氧化氢酶可以保护 H.pylori 免受氧化剂和氧化应激的损伤。此外，过氧化氢酶还可能参与了保护 H.pylori 免受补体介导的免疫杀伤，这一过程与调节补体系统的玻连蛋白（vitronectin，VN）密切相关。过氧化氢酶作为一种玻连蛋白的结合蛋白，可能会增强 H.pylori 的免疫逃避能力。过氧化氢酶的活性对于维持吞噬细胞表面细菌的存活也至关重要。过氧化氢酶还可增强 H.pylori 在巨噬细胞吞噬体内的存活率。过氧化氢酶可防止长链脂肪酸及其代谢物对 H.pylori 的毒害作用，并保护 H.pylori 免于被吞噬。过氧化氢酶也参与免疫应答的调节。H.pylori 过氧化氢酶的活性受 Fur 和铁离子浓度的控制，研究结果表明 Fur 缺乏且生长在低铁浓度培养基上的 H.pylori 菌株的过氧化氢酶的活性显著降低。H.pylori 过氧化氢酶 DNA 疫苗接种小鼠，可抑制小鼠胃黏膜中 H.pylori 的定植和炎症反应。此外，这种疫苗接种还可诱导体液免疫应答。

4. 超氧化酶歧化酶（SOD） 是 H.pylori 含有的一种酶，可防止 H.pylori 产生 ROS，从而维持一定的体内平衡。与过氧化氢酶不同，SOD 仅位于 H.pylori 的表面。SOD 促进超氧化物向氧的歧化，防止产生过量的有毒超氧化物自由基。SOD 是一种金属酶，根据其性质和化学成分可分为 3 种亚型：铜锌 SOD（Cu/Zn-SOD）、锰 SOD（Mn-SOD）和细胞外基质SOD（extracellular matrix，EC-SOD）。H.pylori SOD 需要铁离子才能正常有效地发挥作用，铁离子作为 SOD 的辅助因子，其在细胞内的任何浓度改变都会降低 SOD 活性，增强细胞对氧化损伤的易感性。

患有中度至重度胃黏膜炎症的 H.pylori 感染个体 Mn-SOD 的表达明显增多，且 Mn-SOD 主要表达在胃窦的隐窝细胞内。与 CagA 阴性 H.pylori 菌株的感染相比较，CagA 阳性 H.pylori 菌株的感染可显著提高 GC 细胞株 AGS 的 SOD、过氧化氢酶和谷胱甘肽过氧化物酶的活性，AGS 细胞对 ROS 致死损伤敏感性的降低与上述酶活性的增加相关。H.pylori 的存在改变了 ROS 清除酶的活性，这可能是 H.pylori 感染者 GC 风险增加的部分原因。SOD 参与抑制 HClO 和 NO/过氧亚硝酸盐信号通路，增强转化细胞的抗凋亡存活能力。Mn-SOD Ala16Val 的多态性可能与反应性胃病的风险较高有关。H.pylori SOD通过下调 NF-κB 信号通路的活性，抑制了促炎细胞因子的产生，并抑制巨噬细胞炎症蛋白 2（macrophage inflammatory protein 2，MIP-2）（IL-8 同系物）的产生。有研究发现，只有 Mn-SOD 而非 Cu/Zn-SOD 才能有效防止 ROS 的产生。SOD 缺陷的 H.pylori 突变体对氧化损伤具有更大的敏感性，并且无法定植于胃黏膜，这表明 SOD 对 H.pylori 的定植过程发挥了重要的调控作用。在高强度氧化应激的宿主微环境中，SOD 的表达对 H.pylori 的生长和存活也同样至关重要。此外，H.pylori SOD 的活性与胃病的发生和进展关系密切，从 GC 患者分离出的 H.pylori，其 SOD 活性的平均值显著高于非癌症组。

5. 精氨酸酶 属于脲水解酶家族的金属酶，在尿素循环中催化 L-精氨酸水解成 L-鸟氨酸和尿素。在真核生物中，已经鉴定出 I 型和 II 型两种不同的精氨酸酶亚型。精氨酸酶 I 主要在肝脏中表达，参与尿素循环的最后一步；而精氨酸酶 II 是一种线粒体酶，负责维持 L-精氨酸的稳态。精氨酸酶是诱导型一氧化氮合酶（inducible nitric oxide synthase，iNOS）的诱导性拮抗剂，还能刺激细胞凋亡并防止细菌被杀伤。

H.pylori 精氨酸酶由 RocF 基因编码，可在胃的微环境中提供耐酸性，故而对 H.pylori 的定植至关重要。H.pylori 的精氨酸酶与精氨酸酶 II 相似，在 N 端附近存在额外的酸性残基。与其他精氨酸酶相反，H.pylori 的精氨酸酶用钴或镍而不是锰作为辅助因子，在酸性环境而非碱性环境下表现出更大的活性，其最佳活性出现在 pH 为 6.1 时。动物研究表明，精氨酸酶缺陷的 H.pylori 更容易被巨噬细胞以 NO 依赖性方式杀死，H.pylori 精氨酸酶还主要通过抑制 CD3ζ 的表达来抑制 T 细胞的增殖。此外，*H.pylori* 精氨酸酶抑制 NO 的产生，最终损害巨噬细胞的杀菌活性。*H.pylori* 精氨酸酶主要通过抑制 NO 的产生来抑制宿主的免疫反应。有研究发现，在 *H.pylori* 感染的急性期抑制其精氨酸酶的活性可增加巨噬细胞中 NO 和 iNOS 的产生。*H.pylori* 精氨酸酶的表达通过影响 M1 巨噬细胞活化、减少 Th1/Th17 T 细胞分化以及控制胃黏膜上皮细胞中 IL-8 的表达来抑制宿主的免疫应答反应。此外，*H.pylori* 感染组织中精氨酸酶 II 表达的上调还可诱导巨噬细胞凋亡。精氨酸酶对 *H.pylori* 在酸性微环境中的存活发挥了至关重要的作用。

6. 磷脂酶 *H.pylori* 的外膜磷脂酶 A（outer membrane phospholipase A，OMPLA）参与各种脂质的降解，特别是在应激条件下可增强细菌的通过性。此外，*H.pylori* 还能合成磷脂酶 A2（phospholipase A2，PLA$_2$）、磷脂酶 A1（phospholipase A1，PLA$_1$），以及降解磷脂酰胆碱和磷脂酰乙醇胺的磷脂酶 C（phospholipase C，PLC）和磷脂酶 D（phospholipase D，PLD）。由于 *H.pylori* 磷脂酶诱导了胃黏液层损伤，进而使胃黏膜上皮细胞逐渐受损并失去其生理功能。除黏膜损伤外，磷脂酶还可促进慢性炎症，从而进一步诱发 PU，这使得 *H.pylori* 在胃的微环境中进一步定植和存活。有研究发现，分泌大量磷脂酶的 *H.pylori* 菌株可显著增加慢性胃炎和 GC 的发病风险。磷脂酶的分泌也可通过刺激花生四烯酸和溶血磷脂的产生进一步诱导多种炎症反应。此外，*H.pylori* PLD 还可激活胃黏膜上皮细胞中的 ERK1/2 信号通路，并诱导进一步的细胞损伤。

7. 脂多糖（lipopolysaccharide，LPS） 是 *H.pylori* 外膜的组成部分，也是最重要的毒力因子之一。LPS 能够使慢性 *H.pylori* 感染持续存在，并诱导宿主的炎症反应，导致慢性炎症、PU、胃炎和进一步 GC 的发生。据报道，特定 *H.pylori* 菌株之间 LPS 的差异主要取决于 LPS 是否存在葡聚糖-庚烷接头，这一差异与 *H.pylori* 菌株的地理分布密切相关。LPS 嵌入细菌外膜，构成屏障，保护 *H.pylori* 免受潜在的毒性化合物的损害。有学者将 *H.pylori* LPS 分为弱 LPS 抗原表型与强 LPS 抗原表型两型，并发现强 LPS 抗原表型在并发慢性和重度炎症的 GC 患者中表达最为普遍。

LPS 由核心低聚糖、脂质 A 区和 O 抗原三大部分组成，O 抗原分子模拟实验可直接诱导宿主产生炎症反应。*H.pylori* 表达 LPS 需要铁离子参与，缺铁的 *H.pylori* 菌株表达的 LPS 含量显著降低。LPS 的中间代谢产物之一，庚糖-1,7-二磷酸（heptose-1,7-bisphosphate，HBP），在诱导人胃黏膜上皮细胞的促炎反应和 IL-8 释放的过程中发挥了重要作用。此外，通过 T4SS 介导的 LPS 易位可释放 HBP，进而促进 NF-κB 依赖性的炎症反应。此外，LPS 具有激活中性粒细胞的能力，增强氧化应激反应。

H.pylori LPS 可被胃黏膜细胞表面的 toll 样受体 2 或 4（toll-like receptor 2/4，TLR2/4）、髓系差异蛋白 2（myeloid differential protein-2，MD-2）等受体识别，还可以形成 LPS-TLR4-MD-2 多聚体，之后诱导下游 NF-κB 依赖性的 claudin-4、claudin-6、claudin-7、claudin-9 的表达，以及增强 Th1 免疫应答。LPS-TLR4-MD-2 多聚体还能介导脾酪氨酸激酶（spleen tyrosine kinase，Syk）磷酸化，激活 MAPK、Src 及 Akt 等信号通路，促进基质金属蛋白酶 9（matrix metalloproteinase 9，MMP9）的分泌，进而增强胃内微环境中的炎症反应。现有研究发现，LPS 是多种单核细胞功能的主要激活因子，参与诱导单核细胞的炎症反应以及单核细胞的跨内皮迁移。LPS 介导巨噬细胞释放 IL-8 和 IL-1β，而 *IL-1β* 基因的多态性与 *H.pylori* 诱导的 GC 的发病风险和严重程度相关。此外，LPS 还介导其他白细胞介

素和免疫介质的过量释放，如肿瘤坏死因子 α（tumor necrosis factor，TNF-α）、干扰素-γ（interferon-γ，IFN-γ）、IL-10、IL-12、IL-18 等。LPS 调节 Pelino 蛋白的表达，刺激促炎趋化因子的进一步释放，进而引发炎症。LPS 可显著减少胃内黏蛋白的分泌，通过 caspase-3 的过度激活和促凋亡因子的进一步释放导致胃黏液层的破坏，该过程同时受到 ERK 和 p38 信号通路的调节。与此同时，LPS 还会诱导胃蛋白酶原分泌增多，增加胃黏膜损伤的风险。LPS 还与 TFF1 相互作用，促进 H.pylori 在胃黏膜内的黏附和定植，加重胃黏膜的损伤。

8. 血型抗原结合黏附素 BabA 可协助 H.pylori 黏附于胃黏膜上皮细胞表面，并将 CagA 或 VacA 或其他毒力因子输送到宿主细胞中，最终通过炎症或免疫反应促进宿主组织直接或间接损伤。babA 基因的表达与 cagA 密切相关，也与特殊地域中特定菌株的分布相关。此外，BabA、CagA 和 VacA 共表达可能会促进胃部肿瘤性病变以及其他胃肠道疾病的发生和进展，三者可相互协同加重胃炎的严重程度和临床结局。除了协助 H.pylori 的黏附和定植外，BabA 还可刺激粒细胞浸润或 IL-8 释放等多种免疫应答，加重胃部炎症。H.pylori 表达的 BabA 与严重的黏膜炎症、PU 及 GC 等疾病的发病、进展、严重程度和临床结局显著相关。BabA 黏附于胃黏膜上皮表达的 Le^b 等血型抗原并促进 TSS4 活性，进而释放过量的促炎因子，诱导严重的炎症、肠上皮化生和恶性转化。此外，H.pylori 与胃黏膜上皮细胞中 MUC5AC 的结合也是 BabA 介导的。BabA 的表达一般与胃窦部胃炎的严重程度存在关联，但 BabA 表达水平低且与 Le^b 结合能力弱时，H.pylori 菌株可与胃黏液分离，增加了 DU 的发病风险。BabA 阳性和阴性菌株在定植特性方面没有差异，但表达 BabA 的 H.pylori 菌株能够诱导胃黏膜内的组织学改变并刺激炎症介质的浸润，BabA 低表达水平的菌株更有可能诱发严重的慢性胃肠道疾病。babA 和 cagA 基因的共表达以及压力环境下 H.pylori 的球状形式将显著影响胃炎的严重程度。此外，与 CagA 阴性 H.pylori 菌株相比，在 CagA 阳性 H.pylori 菌株中 BabA 的表达更为普遍。

9. 唾液酸结合黏附素（SabA） 通过与 Le^x 抗原结合，促进了 H.pylori 对胃黏膜上皮细胞的黏附。SabA 存在于约 40% 的 H.pylori 菌株中。在 H.pylori 诱导胃部炎症期间，SabA 的表达显著增加，包括 SabA、BabA 和 OipA 在内的外膜蛋白的增强表达均与胃肠道疾病的发病相关。SabA 的表达与 H.pylori 感染期间胃病的进展、中性粒细胞的过度浸润相关。此外，SabA 的表达还与 H.pylori 的定植程度相关。SabA 的表达与重度肠上皮化生、胃黏膜萎缩以及进一步的 GC 发生相关。除了刺激中性粒细胞浸润外，SabA 还可激活中性粒细胞并通过诱导氧化损伤引起炎症反应。SabA 的表达与 H.pylori 感染患者缺铁性贫血的发病相关，而缺铁也会进一步促进 SabA 的过度表达。sabA 基因遗传的多样性与感染者特定地理分布相关，而特定基因型可能会影响 H.pylori 感染患者的临床结局。

10. 外部炎症蛋白 A（OipA） 由 hopH 基因编码并属于 OMPs 家族，作为 H.pylori 的毒力因子，它与 H.pylori 的黏附、定植、胃肠道疾病的诱导和进展密切相关，并可能影响感染患者的临床结局。与 OipA 阴性菌株相比，OipA 阳性的 H.pylori 菌株更容易在胃黏膜中诱发更严重的炎症。OipA 与胃黏膜上皮细胞结合后，主要通过 B 细胞淋巴瘤-2（B-cell lymphoma-2，Bcl-2）家族的相关信号通路激活宿主细胞中的凋亡级联反应，并增加 Bax 和细胞内裂解活化的 caspase 3 水平。OipA 引起的损害通常与 GC 或 PU 发病风险的增加相关。此外，CagA 和 VacA 的合成也受 OipA 的调节。OipA 在胃癌前病变患者的胃活检标本中比单独胃炎患者更常见。OipA 能促进多种促炎细胞因子的分泌，如 IL-1、IL-6、IL-8、

IL-11、IL-17、MMP-1、TNF-α 等。OipA 还通过下调宿主细胞表面的 CD40、CD86 及主要组织相容性复合体-Ⅱ（major histocompatibility complex-Ⅱ，MHC-Ⅱ）的表达水平以及减少 IL-10 的释放来抑制树突状细胞的成熟，进而促进 H.pylori 对宿主的免疫逃逸。在共表达 cagA、vacA 及 oipA 基因的 H.pylori 菌株中，存在多种毒力因子之间的协同作用，如 OipA 参与 CagA 易位到宿主胃黏膜上皮细胞的过程，而 CagA 阳性的 H.pylori 菌株通常表达大量的 OipA。还有研究发现，OipA 显著增加 miR-30b 的水平，影响 miR-30b/胱氨酸-谷氨酸转运蛋白通路，并进一步降低谷氨酸水平，刺激 H.pylori 诱导损伤。

11. 十二指肠溃疡促进基因 A（DupA）　是 H.pylori 的毒力因子，dupA 基因定位于 H.pylori 的可塑区，可能是 vir 同源基因簇的成员，并参与 T4SS 的形成。DupA 与胃炎及 DU 的发病相关，但与 GC 的发病风险呈负相关。需要注意的是，某些 DupA 阳性的 H.pylori 菌株的感染并不总是增加 DU 的风险。DupA 的表达与 CagA 或 VacA 等其他毒力因子之间并没有关联，DupA 也不会触发 H.pylori 对胃黏膜上皮细胞的黏附以及毒素向宿主细胞的输送过程。感染 DupA 阳性 H.pylori 菌株的患病率约为 45%，且因地理区域和患者种族而异。与具有不完全 dupA 基因簇的菌株相比，具备完整的 dupA 基因簇的 H.pylori 能够导致更多的炎症细胞浸润，并产生更强的毒力。DupA 主要在胃窦部刺激尿素酶和 IL-8 的分泌，进而诱导胃炎，DupA 刺激促炎细胞因子释放也会增加发生 DU 的风险。此外，DupA 可促进胃窦黏膜内的炎症，并减少胃体萎缩。除刺激 IL-8 分泌外，DupA 还可促进单核细胞分泌 IL-12（IL-12p40 和 IL-12p70）。与其他 H.pylori 毒力因子相反，DupA 抑制 GC 细胞的增殖和生长，这主要与线粒体相关凋亡信号通路激活以及 DupA 阳性菌株对酸性胃微环境的高度耐受性相关。DupA 阳性菌株的感染还可能会降低 H.pylori 相关胃肠道病变的严重程度，导致相对更好的临床结局。此外，DupA 可刺激胃酸分泌，DupA 阳性菌株感染患者的血清促胃液素水平较高证明了这一点。

12. 黏附相关脂蛋白 A/B（AlpA/B）　是参与 H.pylori 黏附胃黏膜上皮细胞并进一步刺激细菌定植的蛋白质，AlpB 还参与细菌生物膜的形成，AlpA/B 表达缺陷的 H.pylori 突变菌株与胃黏膜上皮细胞的结合能力显著降低。AlpA/B 在不同 H.pylori 菌株中广泛存在，且与地理分布无关。AlpA/B 本身既不具有毒性活性，也不与人体的组织抗原发生交叉反应，但 AlpA/B 可以调节包括 IL-6 和 IL-8 在内的多种细胞因子和促炎因子的释放，并且可能参与 ERK、c-Fos 和 CREB 信号通路的激活，某些 AlpA/B 的基因型也可影响 JNK 和 NF-κB 信号通路的活化水平。

13. 幽门螺杆菌外膜蛋白 Q（HopQ）　是一种毒力因子，与胃酸性微环境中细菌的存活以及胃黏膜上皮细胞的黏附、定植和胃肠道疾病的进一步发展相关。HopQ 包括 1 型和 2 型两种主要类型，并可能影响 H.pylori 感染个体的进展以及 GC 的发生。一般来说，1 型 HopQ 存在于大多数 H.pylori 菌株中，这些菌株也具有 cag-PAI。HopQ 基因型的多样性与 H.pylori 诱导的胃肠道病变的严重程度有关，1 型 HopQ 在 CagA 和 vacA s1 阳性菌株中更常见，并可增加 PU 的发病风险。此外，1 型 HopQ 有助于促炎细胞浸润，促进胃黏膜萎缩。2 型 HopQ 的基因型在 CagA 阴性 vacA s2 阳性菌株中更为普遍。特定的地理区域和种族差异可以影响 HopQ 的表达，并导致不同的临床结局。2 型 HopQ 与 NUD 及重型胃炎的发病相关，却与 PU 无关。而同时存在 1 型和 2 型 HopQ 的等位基因可显著增加 NUD 的发病风险。HopQ 和 CagA 共表达可协同作用激活几种促炎信号通路，如激活 NF-κB 信号通路，或经 HopQ 激活 T4SS，进而激活 MAPK 信号通路。HopQ 结合胃黏膜上皮细胞表达的 CEACAMs（主要包括 CEACAM1、CEACAM3、CEACAM5 和 CEACAM6 等蛋白），可诱导 CagA 经 T4SS 易位及进一步的磷酸化，促进 NF-κB 信号通路活化，进而诱发 GU 甚至 GC。幽门螺杆菌硫醇氧化物还原酶 231（*H.pylori* thiol oxidoreductase 231，HP0231）可进一步促进 HopQ 诱导的 CagA 易位。HopQ-CEACAMs 的相互作用对 *H.pylori* 免受中性粒细胞杀伤也至关重要。此外，在肿瘤发生的早期阶段，HopQ 与 CEACAM1 结合抑制自然杀伤细胞和 T 细胞的功能。HopQ 缺陷菌株在宿主细胞中诱导促炎反应的能力下降，并且无法进行 CagA 易位。HopQ-CEACAM 的相互作用被认为是预防和治疗 *H.pylori* 相关胃肠道病变的潜在治疗靶点。

14. 幽门螺杆菌外膜蛋白 Z（HopZ）　是 OMPs 家族的另一个成员，与其他外膜蛋白相比，有关其致病性的研究尚不充分。HopZ 分为两种可变剪切体：HopZ1 和 HopZ2。HopZ 促进 *H.pylori* 黏附于胃黏膜上皮细胞上，并刺激 *H.pylori* 在胃黏膜中定植，然而 HopZ 结合的确切位点却仍然未知。HopZ 被认为是 *H.pylori* 感染早期的重要致病因素，HopZ 可干扰胃酸分泌，引发短暂性胃酸过低。

15. 胃上皮接触后诱导表达因子 A（IceA）　是近期发现的 *H.pylori* 的毒力因子。在 *H.pylori* 与胃黏膜上皮细胞结合期间，IceA 的表达水平显著增加。*iceA* 有两种主要的等位基因：*iceA1* 和 *iceA2*。由于 *H.pylori* 只有一个 *iceA* 位点，因此单一菌株只能表达 IceA1 或 IceA2，而两者的共同检出则提示混合感染了几种不同的 *H.pylori* 菌株。有研究发现，IceA 的表达与 CagA 或 VacA 等其他毒力因子的存在无关，但不同研究者的结论之间存在矛盾之处，因此需要在这一领域进行更多的研究。与其他主要毒力因子类似，IceA 的表达常导致较差的临床结果。此外，*iceA* 基因型的分布也因特定地理区域而不同。*H.pylori* 与胃黏膜上皮细胞结合期间，IceA 的表达增加，可能与 PU 的发生有关。IceA1 菌株更容易诱导氧化性 DNA 损伤，可将其视为 GC 进展的标志物或与恶性肿瘤发展相关的危险因素。相反，IceA2 的表达更常与 NUD 相关。IceA1 阳性菌株能够产生大量的 IL-8，这在 IceA1 阴性菌株中尚未被观察到。尽管 IceA1 在 *H.pylori* 菌株中的表达更为普遍，但 IceA2 的存在与严重的粒细胞和淋巴细胞的浸润以及萎缩性胃炎有关。IceA1 及 IceA2 都可能促进胃炎、GU、功能性消化不良、急性胃窦部炎症以及 GC 的发展。此外，IceA2 阳性菌株的感染还刺激 IL-1 的多态性，这与胃黏膜癌前病变的发生和进展关系密切。同时表达 IceA、CagA 和 VacA s1/m1 的 *H.pylori* 菌株可能会增加胃部炎症的严重程度。因此，IceA 被认为是 *H.pylori* 诱发胃肠道病变严重程度的潜在生物标志物。

16. 胆固醇 α- 葡萄糖基转移酶　*H.pylori* 的胆固醇 α- 葡萄糖基转移酶（cholesterol α-glucosyltransferase，αCGT）通过向宿主细胞膜的胆固醇中添加 α- 葡萄糖基参与胆固醇 α- 葡萄糖苷（cholesterol α-glucoside，αCGL）的形成。*H.pylori* 不自行合成胆固醇，而是从宿主细胞的质膜中提取胆固醇，αCGT 参与随后胆固醇的糖基化。αCGT 由 *H.pylori* 以无活性形式产生，在与宿主细胞膜结合后被激活。*αCGT* 基因的缺失与 *H.pylori* 对胆固醇摄取的显著失调有关。αCGT 促进的葡萄糖基化可防止 *H.pylori* 被免疫细胞吞噬。此外，胆固醇葡糖苷参与调节 $CD4^+$ T 细胞的免疫反应，以及 IL-4 和 IFN-γ 的相关信号通路。αCGT 表达的增加会抑制 JAK/STAT1 以及 IL-6 和 IL-22 的信号通路，使 *H.pylori* 从宿主炎症反应中逃逸，并进一步促进 GC 的进展。αCGT 对 CagA 的易位至关重要，并可刺激 IL-8 的过度分泌。从

H.pylori 感染患者的胃组织样本中测得的 αCGT 水平与胃组织的萎缩评分呈正相关。因此，有人提出在感染的早期阶段，更高水平的 αCGT 可能会诱导更强的免疫反应，最终导致更严重的炎症。此外，αCGT 似乎对 *H.pylori* 的正常生长也至关重要，缺乏 αCGT 的 *H.pylori* 菌株的生长受到抑制，甚至细菌的致死率亦增高。由于自噬过程的失调，αCGT 阳性菌株更有可能在巨噬细胞中存活。此外，αCGT 还通过中断自噬体-溶酶体的融合来促进宿主细胞中的细菌存活。缺乏胆固醇葡糖苷的 *H.pylori* 菌株显示出更大的细胞壁通透性及更低的致病潜力。同时，胆固醇葡糖苷的存在似乎对 *H.pylori* 抗生素耐药性也至关重要。因此，αCGT 可能构成 GC、PU 或 *H.pylori* 感染诱导的胃 MALT 淋巴瘤的潜在分子治疗靶点。

17. γ-谷氨酰转肽酶（γ-glutamyl-transpeptidase，GGT） 是 *H.pylori* 的毒力酶之一，可分别刺激谷氨酰胺和谷胱甘肽转化为谷氨酸和氨以及谷氨酸和半胱氨酸、甘氨酸。谷氨酰胺的水解促进了 VacA 空泡的形成过程。GGT 促进 ROS 释放（特别是 H_2O_2），刺激过度分泌 IL-8（以 NF-κB 依赖性方式）、IL-10、环氧合酶-2（cyclooxygenase-2，COX-2）、诱导型 iNOS 和表皮生长因子相关肽抑制细胞增殖，促进胃黏膜上皮细胞凋亡和坏死，还可诱导 G_1/S 期阻滞，cyclin A/E、Cdk 4/6 表达水平下调，p21、p27 表达水平上调。此外，GGT 还通过细胞色素 c 的释放及进一步的 caspase-3 与 caspase-9 的活化激活线粒体途径的细胞凋亡。GGT 可能通过激活磷脂酶 C-肌醇 1,4,5-三磷酸（phospholipase C-inositol 1,4,5-trisphosphate，PLC-IP$_3$）信号通路增加 Ca^{2+} 内流，最终增强细胞凋亡。

GGT 通过抑制 $CD4^+$ T 细胞的增殖来调节免疫耐受性，促进 CD8 细胞浸润到胃的微环境中，防止树突状细胞分化并刺激其转化为免疫耐受型，从而有利于 *H.pylori* 在胃的微环境中长期定植。GGT 的过表达可抑制对 T 细胞正常功能至关重要的信号通路，如 cMyc 或干扰素调节因子 4（interferon regulatory factor 4，IRF4），并通过抑制 CD25 的表达和 IL-2 的释放来破坏 T 细胞增殖。GGT 阴性的 *H.pylori* 菌株不能有效地定植于胃黏膜上皮。此外，GGT 对于 *H.pylori* 的正常生长至关重要，抑制 GGT 会导致 *H.pylori* 生长迟缓。GGT 与其他毒力因子（如 VacA 等）协同作用，能抑制 CD25 和 CD69 的表达并降低 IL-2、IL-4、IL-10 和 IFN-γ 的表达水平，特别是 IFN-γ 的表达水平高度依赖于 GGT 活性。GGT 介导的免疫反应受损和失调可能进一步促进了 GC 的进展。由于 GGT 参与介导了 DNA 的损伤和细胞的过度增殖，这些过程可能显著促进了胃黏膜上皮细胞恶性转化。GGT 阳性的 *H.pylori* 菌株也显示出降低细胞活力的能力，还可导致存活素的丧失。除 GC 发生外，GGT 还可能导致 PU 的发生和进展。

18. 中性粒细胞激活蛋白（NAP） 是一种 *H.pylori* 的毒力因子，具有促炎活性，在 *H.pylori* 感染期间参与介导炎症和组织损伤，可激活中性粒细胞和肥大细胞，并促进单核细胞迁移，促进 ROS 和髓过氧化物酶的产生。NAP 可与锌、镉结合，此外，NAP 与铁蛋白具有结构相似性，属于恶劣条件下的 Dps 家族，并具有铁氧化酶的活性，可结合 Fe^{2+} 并进一步氧化成 Fe^{3+}，同时产生羟基自由基，保护 *H.pylori* DNA 免受损伤。

NAP 刺激单核细胞和多形核粒细胞的浸润以及细胞表面 β2-整合素（β2-integrins）的表达，此外还刺激人血单核细胞分泌组织因子（tissue factor，TF）和纤溶酶原激活物抑制物-2（plasminogen activator inhibitor-2，PAI-2），破坏凝血和纤维蛋白溶解之间的平衡。NAP 还能诱导中性粒细胞释放几种趋化因子，如 IL-8、MIP-1α 或 C-C 基序趋化因子配体 3（C-C motif chemokine ligand 3，CCL3）和 MIP-1β（CCL4），单核细胞释放 TNF-α、IL-6 和 IL-8，

以及肥大细胞释放 β-己糖胺酶和 IL-6。NAP 通过增加 Bcl-2 家族抗凋亡蛋白的量来保护髓细胞免于凋亡，从而延长髓细胞的活化过程。NAP 最突出的功能之一是刺激中性粒细胞激活，诱导 IL-12 和 IL-23 的进一步释放，促进 Th-1 免疫反应，同时 IFN-γ 的过度释放抑制了 Th-2 反应。

上述因素的释放显著增加了促胃液素和胃蛋白酶原的分泌以及随后对胃黏膜的损害，这些改变可能通过纤维蛋白去除过程的中断和进一步的愈合过程来促进慢性胃炎的进展。此外，NAP 刺激肥大细胞分泌 β-己糖胺酸酶和 IL-6，促进促炎级联反应。NAP 参与维持慢性炎症也表现为其诱导的抗原特异性 T 细胞过度活化、树突状细胞成熟和随后迁移的强化。NAP 在炎症中的重要性也通过损害胃黏膜上皮的紧密连接和基底膜来呈现，它还被认为在感染期间刺激营养物质的释放，从而供给 *H.pylori* 的生长。

19. 高温要求因子 A（HtrA） 是一种 *H.pylori* 的丝氨酸蛋白酶，靶向胃黏膜上皮细胞的 E-钙黏蛋白，导致 E-钙黏蛋白细胞外结构域裂解，随后上皮屏障功能受损。HtrA 主要破坏上皮的黏附连接（E-钙黏蛋白）和紧密连接（occludin 和 claudin-8），以及聚集聚糖、蛋白聚糖和纤连蛋白等细胞外基质蛋白。HtrA 位于 *H.pylori* 的外膜囊泡（outer membrane vesicle，OMV）中，抑制 *H.pylori* 的 HtrA 可阻断 *H.pylori* 通过胃黏膜上皮。与 HtrA 阴性菌株相比，HtrA 可能会使 *H.pylori* 的迁移能力增加 2.2 倍。HtrA 还通过与整联蛋白 α5β1 受体的相互作用，在 CagA 易位到宿主细胞的过程中发挥作用。在低 pH 条件下，HtrA 表达显著增加。*htrA* 基因在许多 *H.pylori* 菌株中表达，并与地理分布无关，抑制 HtrA 可能导致 *H.pylori* 菌株死亡，提示 HtrA 是构成 *H.pylori* 的关键毒力因子。Zn^{2+} 和 Cu^{2+} 被认为是 HtrA 活性的有效抑制剂。此外，过量的 Ca^{2+} 似乎会阻止 HtrA 对 E-钙黏蛋白的切割。此外，缺乏 HtrA 的 *H.pylori* 菌株对体温升高、渗透性休克、嘌呤霉素治疗更为敏感。事实上，HtrA 构成了防止 *H.pylori* 受到多种压力条件影响的关键保护因素，它促使 *H.pylori* 在胃黏膜内有效定植。

20. 热激蛋白（Hsp） 构成了一个蛋白质家族，主要充当分子伴侣，负责维持细胞蛋白质的适当结构和功能特性。除上述伴侣作用外，Hsp 还调节细胞的凋亡、自噬、免疫、炎症、致癌作用以及防止氧化应激。*H.pylori* 表达三种主要的 Hsp：HspB（Hsp60）、HspA（Hsp10）和 Hsp70，它们的表达由两种主要抑制因子 HspR 和 HrcA 调节。Hsp60 影响 Nrf2/Keap1 通路，抑制核因子红系 2 相关因子 2（nuclear factor erythroid 2-related factor 2，Nrf2）的易位，进而导致 COX-2、IL-8、MMP3 和 MMP7 释放增加，炎症反应增强。Hsp10 对于保持 *H.pylori* 感染期间适当的尿素酶激活至关重要。*H.pylori* 的 Hsp10 能与 Ni^{2+} 和铋结合，由此它可能构成了抗溃疡药物的潜在分子靶点。Hsp60 与 TLR 相互作用，并引起 NF-κB、ERK 和 MAPK 信号通路的进一步过度激活，随后刺激单核细胞分泌 IL-8 和 TNF-α，最终导致胃黏膜炎症。由于 NF-κB 通路的过度激活，Hsp60 刺激巨噬细胞释放 IL-6。此外，Hsp60 参与 *H.pylori* 的黏附和胃黏膜上皮内的进一步定植。*H.pylori* 的运动性与 Hsp 抑制剂（HspR 和 HrcA）的表达高度相关。Hsp60 从 *H.pylori* 扩散到胃黏膜上皮细胞中，导致持续的细菌感染、炎症，并通过增强肿瘤细胞的迁移和血管生成而导致随后的致癌作用。Hsp60 通过胃黏膜上皮细胞中 $CXCR2/PLCb2/Ca^{2+}$ 信号通路促进血管生成。此外，Hsp 的交叉反应很常见，如人 Hsp60 和细菌性 Hsp60 之间的交叉反应，它们显著促进了胃肠道疾病的发作。除了 *H.pylori* 表达的 Hsp 外，胃黏膜中 *H.pylori* 的定植显著降低了宿主 Hsp70 或 Hsp90

的表达，同时增加了 Hsp32 和 Hsp27 的水平，这也增加了胃黏膜对进一步损伤的易感性。

同一个体同时定植不同的 *H.pylori* 菌株表明 *H.pylori* 在其定植期间能够诱导各种遗传改变和多种毒力因子的表达。特异性毒力因素与症状的严重程度和感染患者的临床结局有关。几种细菌抗原，如 BabA、SabA、OipA、AlpA、DupA、GGT、NAP、过氧化氢酶或 Hsp60，被认为是可能在感染期间引起体液免疫和细胞免疫反应的潜在靶点。*H.pylori* 可引发许多适应性机制，使有效的细菌黏附、定植和细胞改变成为可能，从而诱导胃微环境的进一步变化，导致胃黏膜的损伤。尽管 *H.pylori* 的毒力因子可能协同作用，但其中一些在细菌定植和慢性感染中至关重要，而另一些可能仅作为刺激进一步反应的额外触发因素。因此，需要对 *H.pylori* 的结构和毒力以及它们与胃肠道疾病的关联进行更多的研究。

（张　珉）

第三节　幽门螺杆菌调控胃酸分泌的机制

胃通过黏膜中多种外分泌腺细胞分泌的胃液对食物进行化学性消化。胃黏膜中有三种外分泌腺：①贲门腺，分布于胃与食管连接处，为黏液腺；②泌酸腺，分布于胃底及胃体，含有壁细胞、主细胞和颈黏液细胞；③幽门腺，分布于幽门部，分泌碱性黏液。胃黏膜内还含有多种内分泌细胞，可分泌胃肠激素来调节消化功能。常见的内分泌细胞包括：①分布于胃窦的 G 细胞，分泌促胃液素和促肾上腺皮质激素样物质；②分布于胃底、胃体和胃窦的 δ 细胞，可分泌生长抑素，抑制胃液的分泌；③分布于胃泌酸区的肠嗜铬样细胞（enterochromaffin-like cell，ECL cell），可合成并释放组胺。

一、胃液及其生理作用

纯净的胃液为酸性液体，pH 在 0.9～1.5，其成分包含盐酸、胃蛋白酶原、黏液、内因子、水及 HCO_3^- 等无机物。

1. 胃酸　为盐酸（hydrochloric acid，HCl），由壁细胞分泌。胃酸有游离酸和结合酸两种形式，胃酸的分泌量与壁细胞的数量与功能相关，还受迷走神经的兴奋性及促胃液素、组胺及生长抑素等多种因素调控。胃酸具有多种生理作用，包括：激活胃蛋白酶原，使食物中的蛋白质变性并进一步水解；杀灭进入胃内的细菌；在小肠促进促胰液素和缩胆囊素的分泌，形成酸性环境有利于小肠对铁和钙的吸收等。如果胃酸分泌过多，将诱发或加重胃和十二指肠溃疡病；若分泌过少，则可引起消化不良。胃液中的 H^+ 浓度比血浆 H^+ 浓度高 $3×10^6$ 倍，Cl^- 浓度约为血浆 Cl^- 浓度的 1.7 倍。壁细胞分泌 H^+ 是依靠壁细胞顶端分泌小管膜中的质子泵（即 H^+-K^+-ATP 酶）的逆浓度梯度的主动转运过程，并可被质子泵选择性抑制剂奥美拉唑所抑制。质子泵水解 ATP 产生能量驱动 H^+ 从胞内进入分泌小管，同时驱动 K^+ 从分泌小管腔进入胞内。进入细胞的 K^+ 又经钾通道进入分泌小管腔，细胞内的 Cl^- 通过氯通道进入分泌小管腔，并与 H^+ 形成 HCl。当需要时，HCl 由壁细胞分泌小管腔进入胃腔。H^+-K^+-ATP 酶由 α、β 两种亚基构成，组胺、促胃液素及乙酰胆碱（acetylcholine，ACh）等胃酸分泌刺激物可以诱导 α 亚基的基因转录，转录因子 GATA-GT1、2、3 及 Sp1 等可能参与 H^+-K^+-ATP 酶的转录调控。

2. 胃蛋白酶原　主要由主细胞合成并分泌。此外，各处胃腺的黏液细胞以及十二指肠近端的腺体也可分泌。胃蛋白酶原无活性并储存于细胞内，当受到进食、迷走神经兴奋及促胃液素等刺激后释放至细胞外，在胃内经 HCl 作用切割掉一小段肽段后，被激活为胃蛋白酶，已激活的胃蛋白酶自身对胃蛋白酶原也有激活作用。胃蛋白酶可水解食物中的蛋白质，且只有在酸性环境中才能发挥作用。

3. 内因子 为糖蛋白，也由壁细胞分泌，并可与进入胃内的维生素 B_{12} 结合形成复合物，可保护维生素 B_{12} 免遭肠内水解酶的破坏。若缺乏内因子，可导致维生素 B_{12} 吸收障碍，引发巨幼红细胞贫血。迷走神经兴奋、促胃液素及组胺等既能够促进胃酸分泌，亦可促进内因子分泌增多；而 AG、胃酸缺乏等疾病则会导致内因子分泌减少。

4. 黏液和碳酸氢盐 胃液中的黏液是由胃黏膜上皮细胞及各类腺体的黏液细胞分泌的糖蛋白等成分混合而成，具有较高的黏滞性和形成凝胶的特性，可在胃黏膜表面形成保护层，发挥润滑作用，减少食物对胃黏膜的机械损伤。胃黏膜内的非泌酸细胞还能分泌 HCO_3^-，与黏液成分联合保护胃黏膜免受胃酸及胃蛋白酶的损伤。此外，胃黏膜上皮细胞之间存在紧密连接形成胃黏膜屏障，亦可防止 H^+ 向黏膜内扩散，减少损伤。

二、胃黏膜的保护作用

胃黏膜及肌层中富含前列腺素和表皮生长因子（epidermal growth factor，EGF）等成分，既可促进黏液及 HCO_3^- 的分泌，同时抑制胃酸及胃蛋白酶原的分泌，防止黏膜的损伤；又可扩张胃黏膜微血管，增加局部的血流量，有助于胃黏膜损伤的修复。此外，促胃液素释放肽（gastrin-releasing peptide，GRP，又称铃蟾素）、生长抑素等胃肠激素也对胃黏膜具有保护作用。饮酒或大量服阿司匹林等药物，可抑制黏液及 HCO_3^- 的分泌，还可抑制前列腺素的合成，破坏局部的保护作用，从而诱发胃黏膜的损伤。

三、胃液分泌的调控

胃液的分泌受到神经、体液及食物等多种因素的调节，也受到胃酸自身的反馈性调节，不同调节因素间亦存在复杂的相互作用关系。

1. 促进胃液分泌的主要因素

（1）迷走神经：迷走神经传出纤维末梢通过释放 ACh 直接支配壁细胞引起胃酸分泌；还有部分迷走神经纤维支配 ECL 细胞和 G 细胞分别释放组胺和促胃液素，通过旁分泌或内分泌作用引起壁细胞分泌胃酸。其中支配 ECL 细胞的纤维末梢释放 ACh，而支配 G 细胞的纤维释放 GRP。另外，迷走神经中还有传出纤维释放 ACh，抑制胃和小肠黏膜中的 δ 细胞释放生长抑素，消减其对 G 细胞释放促胃液素的抑制作用。

（2）组胺：由 ECL 细胞分泌并具有极强的促胃酸分泌作用。促胃液素和 ACh 可分别与 ECL 细胞膜表面的促胃液素受体（CCK_B-R，又称缩胆囊素受体）及 M_3 受体结合，引起组胺的释放。组胺以旁分泌的方式作用于邻近壁细胞的 H_2 型受体，并通过 PKA 信号通路引起壁细胞分泌胃酸。此外，由 δ 细胞释放的生长抑素可与 ECL 细胞膜表面的相关受体结合并抑制组胺的释放，间接抑制胃液的分泌。

（3）促胃液素（gastrin）：是由胃窦及十二指肠和空肠上段黏膜中的 G 细胞分泌的一种胃肠激素，迷走神经兴奋时释放 GRP，可促进促胃液素的分泌。促胃液素以内分泌的方式进入循环血液后，被运送到靶细胞发挥作用。促胃液素可通过 CCK_B-Gq-PLC-IP_3-Ca^{2+} 和

DG-PKC 信号通路刺激壁细胞分泌胃酸。促胃液素也能通过作用于 ECL 细胞膜上的 CCK_B，促进 ECL 细胞分泌组胺，并进一步刺激壁细胞分泌盐酸。同时，生长抑素还抑制 G 细胞促胃液素基因的表达，并抑制其分泌促胃液素。促胰液素、胰高血糖素、抑胃肽及胃酸自身也可抑制促胃液素的分泌。此外，ACh 及促胃液素等引起壁细胞分泌胃酸的刺激物均能促进主细胞分泌胃蛋白酶原及黏液细胞分泌黏液。

（4）促胃液素释放肽（GRP）：为胃壁非胆碱能神经元分泌的神经递质，直接作用于 G 细胞刺激促胃液素释放，增加胃液的分泌。

2. 抑制胃液分泌的主要因素

（1）盐酸：胃内的食物可刺激 HCl 分泌。当 HCl 分泌过多，胃窦内 pH 降至 $1.2 \sim 1.5$ 时，HCl 可抑制 G 细胞，减少促胃液素的释放；同时，还能刺激 δ 细胞分泌生长抑素，间接抑制促胃液素和胃酸的分泌。

（2）脂肪：食物中的脂肪及其消化产物可刺激小肠黏膜分泌促胰液素、缩胆囊素、抑胃肽等多种抑制胃液分泌和胃运动的激素，它们统称为肠抑胃素。

（3）高张溶液：当食糜进入十二指肠后形成高张溶液，可刺激小肠内的渗透压感受器，通过肠-胃反射抑制胃液分泌，也可通过刺激小肠释放肠抑胃素等胃肠激素抑制胃液分泌。

（4）生长抑素：是由胃肠黏膜 δ 细胞分泌的一种胃肠激素，通过旁分泌的方式作用于壁细胞、ECL 细胞和 G 细胞表面的活化生长抑素 2 型受体，通过抑制细胞内 cAMP 的生成抑制胃液的分泌和胃的运动。生长抑素可抑制组胺、ACh、GRP 等对胃酸分泌的刺激作用。胃酸亦可直接作用于胃黏膜的 δ 细胞，促进生长抑素的分泌，进而负反馈抑制胃酸分泌。

（5）表皮生长因子：EGF 可能仅在胃上皮受损时才发挥抑制胃酸分泌的作用，故有利于胃黏膜的修复。EGF 可能通过抑制细胞内 cAMP 的生成发挥抑酸作用。

（6）抑胃肽（gastric inhibitory peptide，GIP）：可通过生长抑素抑制组胺和胰岛素性低血糖诱导的胃酸分泌，大剂量的抑胃肽亦可抑制胃蛋白酶原的分泌。

3. 影响胃液分泌的其他因素

（1）缩胆囊素（CCK）：由小肠黏膜分泌，目前已被分离鉴定的 CCK 受体有 CCK_A-R 及 CCK_B-R，两者对促胃液素和 CCK 的亲和力不同，故对胃酸分泌亦产生不同的作用。由于 CCK 还可与 δ 细胞表面的 CCK_A-R 结合，引起 δ 细胞释放生长抑素而抑制胃酸分泌，因此，CCK 主要发挥抑制胃酸的分泌的作用。

（2）血管活性肠肽（vasoactive intestinal peptide，VIP）：对胃酸分泌具有双向调控作用。VIP 可抑制食物、组胺和促胃液素等刺激胃酸分泌的作用，并使 δ 细胞分泌生长抑素；同时，VIP 又能激活壁细胞内的 cAMP，促进胃酸分泌。

PU 与 *H.pylori* 感染关系密切。*H.pylori* 通过合成尿素酶，将尿素分解为氨和 CO_2。氨可进一步中和胃酸，从而使 *H.pylori* 得以在胃内强酸环境中生存。尿素酶和氨还可损伤胃黏液层和黏液细胞，促进 H^+ 向黏膜内扩散，导致 PU。

四、*H.pylori* 感染与胃酸分泌

H.pylori 通过调节宿主免疫反应、诱导炎症反应等方式影响神经、体液等因素对胃酸分泌的调控作用，还可直接影响质子泵的表达与定位，进而调控胃酸的分泌。

1. *H.pylori* 感染相关免疫反应与胃酸分泌　*H.pylori* 不仅定植于胃黏膜表面，还可深入

胃小凹及胃腺中，最终破坏细胞间的紧密连接，并接近细胞基底外侧膜的受体，引发各类免疫反应。这些免疫反应十分复杂，并为细菌持续定植提供理想环境。*H.pylori* 感染相关免疫反应包括先天免疫反应（主要涉及黏膜上皮细胞、中性粒细胞、单核巨噬细胞及树突状细胞）及获得性免疫反应（主要涉及 T、B 淋巴细胞）。先天免疫反应与胃酸分泌关系密切，*H.pylori* 诱导胃黏膜上皮细胞分泌 IL-8，IL-8 趋化募集中性粒细胞、巨噬细胞进入腺体黏膜并进一步释放 IL-1β，进而抑制胃酸分泌。黏膜固有层的抗原呈递细胞摄入 *H.pylori* 或其细胞碎片后激活免疫反应，辅助性 T 细胞（helper T cell，Th）释放各种细胞因子，如 Th1 细胞释放干扰素 γ，Th17 细胞释放 IL-17，调节性 T 细胞则介导免疫耐受。Th 细胞因子刺激胃黏膜上皮细胞产生趋化因子募集中性粒细胞与巨噬细胞分泌的活性氧与活性氮，而羟自由基可增强 IL-8 诱导的促胃液素刺激胃酸分泌。胃部炎症的相关产物不利于 *H.pylori* 的持续感染与定植，表达 FOXP3 的调节性 T 细胞介导抗炎反应可以抑制或消除上述炎症反应。还有研究发现，在鼠胃 δ 细胞中，活性氧产物可促进葡萄糖刺激的生长抑素分泌，抑制胃酸分泌，为 *H.pylori* 的定植提供适宜的环境。

2. *H.pylori* 毒力因子与胃酸分泌

（1）CagL：是由 *cag*-PAI 编码的蛋白，为 T4SS 的重要成分，含有精氨酸、天冬氨酸基序 RGD，可与宿主细胞表面的整联蛋白 $\alpha_5\beta_1$（integrin $\alpha_5\beta_1$）结合。人胃活组织感染 CagL 缺失突变的 *H.pylori* 菌株后，组胺可明显诱导培养基酸化。CagL 可以确保激活宿主细胞 NF-κB 等相关信号通路，上调促炎细胞因子 IL-8、Cox2 的表达水平，还可激活解聚素金属蛋白酶 17（a disintegrin and metalloproteinase 17，ADAM17），解聚素金属蛋白酶（a disintegrin and metalloproteinase，ADAM）可以裂解细胞表面的整合底物，产生 TNF-α、表皮生长因子受体（epidermal growth factor receptor，EGFR）等产物，ADAM 的解聚素区域可以与整联蛋白结合。基于 GC 细胞株 AGS 的体外实验发现，CagL 可以解除 ADAM17 与整联蛋白 $\alpha_5\beta_1$ 的结合，并进一步激活 ADAM17 依赖的、由 NF-κB 介导的氢钾 ATP 酶 α 亚基（H-K-ATPase alpha-subunit，HKα）转录的抑制，进而抑制胃酸分泌。与上述作用相反，*H.pylori* 感染可以形成 CagL/integrin β5/integrin 连接的激酶复合物，并依次激活 EGFR、Raf、MEK、ERK1/2 MAPK 信号通路，诱导促胃液素的表达与分泌，此作用过程不需要 CagL RGD 基序的参与。

（2）VacA：作为重要的 *H.pylori* 毒力因子，可以抑制兔胃腺及分离的壁细胞的胃酸分泌。可能的机制包括：VacA 抑制 EGFR 及人表皮生长因子受体 2（human epidermal growth factor receptor 2，HER2）神经生长因子受体的活性，进而抑制 ERK1/2 MAPK 信号通路的活化。VacA 还通过增加 Ca^{2+} 内流，破坏细胞骨架，在转录后水平干扰新生 HK 及 HKβ 亚基从胞浆至细胞顶膜的转运，抑制质子泵补充至壁细胞顶膜，抑制胃酸分泌。

（3）其他：*H.pylori* 的其他毒力因子如 CagA、GM3 也参与激活 NF-κB 信号通路，但它们是否参与对 HKα 转录的抑制尚需进一步研究。

3. 宿主细胞因子对 HKα 转录的抑制作用

（1）IL-1β：*H.pylori* 在胃部定植可诱导胃黏膜上皮细胞分泌 IL-8，进而在黏膜固有层募集大量活化的中性粒细胞与巨噬细胞，这两种细胞分泌 IL-1β 及 TNF-α，进一步增强炎症反应。IL-1β 是潜在的胃酸分泌抑制剂，在 *H.pylori* 感染诱发的胃炎区域含量增加，IL-1β 的基因多态性也会增加 *H.pylori* 感染诱导胃酸分泌不足的风险。基于兔胃壁细胞的研究发现，IL-1β 对组胺刺激导致的 cAMP 合成增加没有调控作用，但可明显抑制卡巴胆碱诱导的三磷酸肌醇（inositol 1,4,5-triphosphate，IP_3）的合成，这一效应可被 IL-1 受体拮抗剂所阻断，由于壁细胞 IP_3 介导 M_3 受体依赖的 Ca^{2+} 内流过程，有学者推测 IL-1β 对胃酸分泌的抑制作用与 Ca^{2+} 内流及磷酸化依赖的信号通路激活相关。IL-1β 抑制 ACh 及促胃液素进入壁细胞，进而在 H.pylori 慢性感染过程中抑制胃酸分泌。在蒙古沙土鼠感染 H.pylori 数月后，胃内 IL-1β 的 mRNA 含量、血清促胃液素浓度及胃部炎症反应均增强，但胃酸分泌水平明显下降；但当注射 IL-1 受体拮抗剂后，血清促胃液素浓度及胃酸分泌量均恢复正常。H.pylori 急性感染后胃酸分泌出现仅持续数天的一过性减少，IL-1β 却并未对此过程产生明确的调控作用。而在 GC 细胞株 AGS 中转染 HKα 萤光素酶报告基因后，IL-1β 甚至可以增强该报告基因的转录活性。

（2）NF-κB：是细胞内重要的转录调节分子，哺乳动物 NF-κB 家族包含 p65（RelA）、RelB、c-Rel、p50/p105（NF-κB1）及 p52/p100（NF-κB2）五种成员，p65、RelB 或 c-Rel 形成异源二聚体结合于 DNA 并对基因转录发挥调控作用；p50/p50 或 p52/p52 同源二聚体缺乏转录调节活性，当与 DNA 结合后会抑制基因转录。在 AGS 细胞株转染 HKα 萤光素酶报告基因后发现，含有潜在 NF-κB 结合位点的 HKα 启动子区转录活性在 H.pylori 感染后被显著抑制。H.pylori 感染 AGS 细胞株可以激活 ERK1/2 信号通路，诱导 NF-κB P50 同源二聚体入核并定位于 HKα 启动子区，抑制其转录，进而抑制胃酸分泌。

4. 急性 H.pylori 感染与胃酸分泌减少　急性感染导致胃酸过低，而慢性感染可分别导致胃酸过低或过多，具体取决于主要解剖学感染部位。许多临床研究发现，急性 H.pylori 感染与一过性胃酸过低有关。首次感染后 1～4 周，胃内 pH 为 6.4～7.6，数周或数月后胃内 pH 逐渐恢复正常。感染早期的低胃酸状态有助于 H.pylori 生存及胃内定植。通过对临床患者组织样本及蒙古沙土鼠动物模型的研究发现，H.pylori 急性感染期壁细胞的数量保持正常，提示急性感染期的低胃酸状态并非是由壁细胞减少或萎缩导致的，而大量体外细胞研究发现壁细胞与 H.pylori 或细菌分泌产物的相互作用足以抑制胃酸分泌。基于人胃黏膜超微结构的研究发现，H.pylori 定植于壁细胞附近甚至可以出现在壁细胞分泌小管内。基于犬、兔等动物模型及体外细胞的研究发现，H.pylori 感染后胃酸分泌量亦明显减少。基于人体标本的研究发现，野生型 H.pylori 感染 24h 后，HKα mRNA 转录水平及蛋白表达明显减少；而感染 cag-PAI 完全缺失突变型菌株的患者，其 HKα mRNA 没有发生变化；感染 cag-PAI 部分基因缺失突变型菌株的患者，其 HKα mRNA 的减少不如感染野生型 H.pylori 菌株的患者明显。H.pylori 可以抑制组胺、卡巴胆碱及二丁酰环单磷酸腺苷对人类壁细胞的泌酸刺激。急性感染对胃酸分泌的抑制作用持续时间比较短暂，并可经 H.pylori 根除治疗而恢复。H.pylori 可以干扰壁细胞 HKα 的基因转录，在人 GC 细胞株 AGS 中转染 HKα 启动子萤光素酶报告基因后发现，组胺呈剂量依赖性刺激细胞内 cAMP、Ca^{2+} 含量及 HKα 基因启动子活性的增加。而 H.pylori 感染可抑制细胞基础条件下的 HKα 基因启动子的活性，也可抑制组胺等药物刺激后的 HKα 基因启动子的活性，这种对 HKα 表达的抑制作用是通过细胞内 PKA/PKC 相关信号通路实现的。小鼠的壁细胞感染 H.pylori 后，其 HKα 表达也明显减少。H.pylori 感染患者多表现出壁细胞 HKα 表达减少及胃酸分泌量下降，提示 H.pylori 不仅抑制 HKα 的基因转录，还可进行转录后的调控，抑制质子泵的合成及活化。H.pylori 感染可上调胃黏膜上皮细胞 miR-1289 的转录水平，miR-1289 靶向 HKα 的 mRNA，抑制其蛋白翻译。此外，*H.pylori* 毒力因子 CagA 及细菌可溶性糖基转移酶（soluble lytic transglycosylase，SLT）均参与上调 miR-1289 转录水平。

虽然 *H.pylori* 毒力因子及炎症相关细胞因子可直接抑制壁细胞的分泌能力，但这种抑制作用仅限于非进餐时间，即壁细胞处于相对静息的状态，细菌得以深入泌酸腺体内部，而不会被腺体分泌物冲洗掉。对兔胃泌酸黏膜的研究发现，*H.pylori* 急性感染可激活降钙素基因相关肽（calcitonin-gene-related peptide，CGRP）感觉神经元，并激活生长抑素抑制组胺的分泌，神经通路的快速激活也许可以解释 *H.pylori* 早期在胃黏膜表面定植后迅速而有效地抑制胃酸分泌。

5. *H.pylori* 慢性感染及胃酸分泌减少　*H.pylori* 慢性感染对胃功能以及胃酸分泌量的影响取决于感染的解剖学部位，当感染引发的慢性胃炎主要累及胃体部时表现为胃酸分泌减少，这主要是由于前述细菌感染的相关产物对壁细胞的功能产生了抑制作用，或者由于炎症反应特别是 IL-1β 等细胞因子对胃酸分泌的抑制作用。*H.pylori* 感染胃黏膜后，宿主细胞的 *IL-1β* 基因启动子区多态性可增加黏膜固有层中性粒细胞 *IL-1β* 的分泌量，进一步加重对胃酸分泌的抑制，上述对胃酸分泌的抑制作用主要是由于慢性炎症破坏壁细胞，导致 AG、壁细胞数量减少，进而引起胃酸分泌量减少。*H.pylori* 根除治疗可以完全或部分恢复胃的泌酸能力，当 AG 不严重时，疗效更为明显。促炎的 *IL-1β* 基因型与反流性食管炎及其并发症的发病风险下降相关，还可能与胃黏膜萎缩、胃酸分泌量减少有一定关系。

6. *H.pylori* 慢性感染及胃酸分泌增多　当 *H.pylori* 慢性感染引发的胃炎主要累及胃窦时，由于促胃液素的增多导致胃酸分泌增多。促胃液素的分泌受到胃酸分泌的负反馈调节，当胃酸浓度增加时，CGRP 感觉神经元被激活，通过轴突反射刺激生长抑素分泌，进而抑制促胃液素分泌。当服用质子泵抑制剂或胃部萎缩时，低胃酸浓度无法刺激生长抑素的分泌，可能会导致胃酸分泌增多。*H.pylori* 通过尿素酶分解尿素，在 δ 细胞周边形成高 pH 的环境，导致生长抑素分泌减少，进而引起促胃液素分泌增多，壁细胞分泌胃酸增多。此外，*H.pylori* 感染引发的炎症相关细胞因子释放，也可抑制生长抑素的分泌，并刺激促胃液素的分泌。

综上所述，*H.pylori* 能够以多种方式调节胃酸分泌。患者是否发生胃酸减少或胃酸过多主要取决于细菌感染时间的长短、感染累及的主要解剖部位、毒力因子表达谱，以及宿主的遗传和免疫反应等因素。由于在胃肠道定植的微生物群必须首先通过胃酸及蛋白酶等成分构成的防护屏障，故而 *H.pylori* 诱导的胃酸分泌变化对胃肠道微生物稳态及人类健康发挥了重要调控作用，但其机制尚需人们进一步深入研究。

（孙英杰）

第四节　幽门螺杆菌不同基因致病的机制

H.pylori 相关疾病的严重程度与许多毒力因素有关，其中最重要的是宿主、胃的微环境以及细菌毒力因素之间的相互作用。*H.pylori* 独特的螺旋结构、鞭毛和外膜蛋白能加速 *H.pylori* 在胃黏膜层内的运动，同时促使其附着于胃黏膜上皮细胞。当 *H.pylori* 到达胃黏膜上皮细胞后，通过各种外膜蛋白牢固地附着在宿主细胞上，并产生永久性的定植菌株，以防止其从肠蠕动运动中分离。然后，通过毒力蛋白、CagA 和 VacA 诱导胃黏膜损伤。随着 *H.pylori* 的定植，胃黏膜上皮细胞的损伤并诱导发生慢性炎症反应，导致胃炎、溃疡甚至是 GC。

一、幽门螺杆菌的不同基因致病性

H.pylori 致病因子按其致病机制及其特点可分为与 *H.pylori* 定植相关的致病因子、与胃黏膜损伤相关的致病因子、与炎症和免疫相关的致病因子及其他致病因子等。这些致病因子在 *H.pylori* 致病中所发挥的作用往往是相互重叠的。

（一）细胞毒素相关基因 A（CagA）

H.pylori 大致可分为 CagA 阳性和 CagA 阴性两种亚型。CagA 由含有 cag-PAI 的 *H.pylori* 菌株产生。cagA-PAI 大小约 40kb，除编码 CagA 外，该基因岛还可以编码 T4SS。T4SS 通过与宿主胃黏膜上皮细胞接触，可将 CagA 蛋白和肽聚糖转移至细胞内。但是，T4SS 将 CagA 转运到宿主细胞中的确切机制尚不清楚。最近，Zhao 等发现一些癌胚抗原相关细胞黏附分子（carcinoembryonic antigen-related cell adhesion molecules，CEACAMs）可通过捕捉 *H.pylori* 外膜黏附素 HopQ 参与 CagA 的转运，为此，研究者敲除了人 AGS 和 Kato Ⅲ 细胞的 CEACAM 整合素基因，结果显示细胞中 HopQ 或 CEACAM 缺失可以完全阻止 CagA 的移位。

在 CagA 的羧基端含有 EPIYA 序列，该序列主要由 5 个重复的氨基酸构成，EPIYA 的数目及类型决定了 CagA 的生物学活性。根据其基因序列的不同，CagA 可以分为 A、B、C、D 四型。EPIYA-A 和 EPIYA-B 几乎存在于所有的 CagA 中，而第 3 个 EPIYA 序列则与地域有关，同时也决定了 CagA 的基因型和毒力特征。在西方国家，*H.pylori* 菌株带有 EPIYA-A、EPIYA-B 和 EPIYA-C，其中 C 区可重复 3 个单位，而这是否会增加 PU 或肿瘤的发生率尚不明确；而在东亚地区，*H.pylori* 菌株所带有的是 EPIYA-A、EPIYA-B 和 EPIYA-D。研究发现，具有 EPIYA-D 的 CagA 与 Src 同源蛋白 2（Src-homology 2 phosphatase，SHP2）的亲和力比 EPIYA-C 要强。因此，目前认为东亚型 *H.pylori* 的毒性要强于西方型 *H.pylori*。

H.pylori 易位到上皮细胞后，在非受体酪氨酸激酶（cellular-abelsongene，c-Abl）和 C 端 Src 激酶（C-terminal Src kinase，Csk）等细胞激酶的作用下，EPIYA 序列发生酪氨酸磷酸化，磷酸化的酪氨酸与 SHP2 或衔接蛋白 Grb2 相互作用，并通过激活多种细胞信号转导来阻碍细胞间黏附、细胞增殖、IL-8 表达和细胞伸长。Li 等最新研究证明，*H.pylori* 重组 CagA 和 CagA 阳性菌株都可以促进 YAP 信号通路激活而诱发 GC。同时，他们发现 CagA$^+$VacA$^+$ 的 *H.pylori* 菌株能够诱导成纤维细胞分化为具有癌相关成纤维细胞（cancer associated fibroblasts，CAFs）特征的细胞，而 CAFs 具有诱导正常大鼠胃上皮细胞 EMT 的作用，这个过程可以使极化的上皮细胞分化为具有较强迁移活性和侵袭性的间充质表型细胞。

目前 CagA 致病的确切机制仍不明了，但是业界已经普遍认为 CagA 是 *H.pylori* 毒力因子中最强的一种。研究表明，CagA 可以诱导尾型同源盒 1（caudal type homeobox 1，CDX1）的表达，而 CDX1 是一种在人的胃肠道发育和维持中起着重要作用的转录因子，其活化可促进细胞的增殖和迁移，使胃上皮细胞发生肠上皮化生，导致癌变。还有研究显示，CagA 可以促进富含亮氨酸重复序列和免疫球蛋白样多肽 1（leucine-rich repeats and Ig-like domains 1，Lrig1）的表达。Lrig1 是一种跨膜蛋白，与正常胃黏膜相比，在发生萎缩性胃炎和肠上皮化生的胃黏膜中 Lrig1 阳性细胞的数目都显著增加。Yang 等最新研究显示，CagA 可以通过激活 NF-κB 促进炎症因子和 IL-8 的释放，诱发胃黏膜癌变。有研究表明，CagA 还可以通过氧化应激诱导胃上皮细胞 DNA 的损伤和凋亡。

（二）空泡细胞毒素 A（VacA）

VacA 由 *vacA* 基因编码，是一种能在宿主细胞中诱导空泡形成的分泌性蛋白，故而得名。VacA 原毒素的分子量约 140kDa，而成熟的 VacA 是分子量为 88kDa 的蛋白质，该毒素再经水解后可产生 p33 和 p55 两个片段。

目前已知，*vacA* 基因上存在多个突变区。m 区是 p55 结构域中间的变异序列，而 s 区位于氨基末端，i 区则位于 s 和 m 区域的中间。通过对临床分离的 *H.pylori* 的检测显示，m 区包含 *m1* 和 *m2* 亚型，s 区包含 *s1a*、*s1b*、*s1c* 和 *s2* 亚型，i 区域包含 *i1*、*i2* 和 *i3* 亚型。Bakhti SZ 等报道了 2 个新的多态性位点 c 区和 d 区，其中 c 区位于 *vacA* 基因 3′ 端，d 区则位于 i 区和 m 区之间，且两者均具有 2 种不同亚型。不同基因亚型的组合可形成多种不同的基因型，而基因型的不同，VacA 诱导空泡形成的能力亦不同。VacA 基因型为 *s1/m1* 的菌株毒性最高，与 GC 的关系也最密切；基因型为 *s2/m2* 的菌株没有毒性；而 *s1/m2* 基因型则介于两者之间，毒性中等。其原因在于 s2 区的 N 端序列含有额外的 12 个氨基酸，使空泡的形成受到影响，导致具有 *s2* 基因型的 VacA 诱导形成空泡的能力低于 *s1* 基因型。目前，c 区和 d 区基因的作用机制仍不确定。

马尔科夫斯卡（Markovska）等临床研究发现，在 *H.pylori* 感染的患者中，*vacA* 基因型为 *s1a*、*m1* 和 *i1* 的个体发生 PU 的风险更高。在西方人群中进行的荟萃分析则显示，感染了带有 *s1* 或 *m1* 基因型的 *H.pylori* 的个体患 GC 的风险显著增加。有研究者通过分析沙特地区人群中胃黏膜活检样本的 *vacA* 基因，得出结论为 *s1as1bm2*、*s1a1b* 和 *s2m2* 与慢性胃炎的相关性分别为 90.0%、8.01% 和 84.2%。在印度的阿萨姆邦，也有研究者检测了胃十二指肠疾病患者 *H.pylori* 分离株中 VacA 的信号肽序列，并对中间区域进行了扩增和测序，结果显示 *s1m1* 是出现最多的基因型，且与 *H.pylori* 的临床感染程度无关。

VacA 也是 *H.pylori* 致病过程中重要的毒力因子。Li 等所进行的荟萃分析显示，血清中 VacA 抗体与发生 PU 和 GC 的风险都存在相关性。不仅是在上消化道，在巴特（Butt）等的最新研究中发现，在美国人群对 *H.pylori* VacA 抗体的强阳性反应与大肠癌的风险也具有显著相关性，且以非裔美国人最为明显。

VacA 在参与 *H.pylori* 致病过程中发挥了多种作用，最主要的生物学特性是在宿主细胞内形成空泡以及促使凋亡。既往多项研究表明，VacA 可通过触发细胞内质网发生应激从而进一步诱导宿主胃黏膜上皮细胞凋亡。最新的研究显示，VacA 在进入线粒体后会引起线粒体内跨膜电位的耗散，促进细胞色素 c 释放，同时激活促凋亡因子 Bax，最终致使细胞凋亡。最近，卡普罗（Capurro）等报道了 VacA 可以通过增加瞬时受体电位黏蛋白-1（transient receptor potential mucolipin 1，TRPML1）的活性来抑制溶酶体和细菌胞体的自噬性杀伤，使细胞内形成适合细菌存活的环境。

（三）十二指肠溃疡促进基因 A（DupA）

DupA 是公认的作为特定疾病的标记分子，由 *dupA* 基因编码。在体外研究中，DupA 阳性株对高胃酸具有很强的抵抗力，突变株会变得不耐酸。DupA 是 *H.pylori* 的毒力因子，其致病性与 DU 的诱发和胃炎的发生风险有关；然而，DupA 的表达却与 GC 的发生风险负相关，DupA 甚至被认为是防止 GC 发生的保护因素。尽管如此，长型 DupA 菌株可能通过先前诱发的胃炎而导致 GC 的发生。DupA 的表达与其他毒力因子（如 CagA 或 VacA）的存在没有关联。DupA 不会引发细菌对胃黏膜上皮细胞的黏附以及将毒素输送到宿主细胞；然而，DupA 基因却被认为参与了 T4SS 的形成。DupA 刺激尿素酶分泌，主要是在胃窦部，从而导致胃炎；DupA 刺激促炎细胞因子的释放，也增加了 DU 的发生风险。此外，DupA 可促进胃窦黏膜内的炎症，减少胃体萎缩。与其他 *H.pylori* 毒力因子相反，DupA 抑制 GC 细胞的增殖和生长，主要是通过过度激活线粒体介导的凋亡途径以及 DupA 阳性菌株对胃的酸性微环境的高耐受性来防止癌症的进一步发生。

（四）胃上皮接触后诱导表达因子 A（IceA）

IceA 是 *H.pylori* 与胃上皮接触后诱导表达的一种潜在的毒力因子，由 *IceA* 基因编码。*IceA* 基因的功能尚不清楚，但与 Ⅱ 型限制性核酸内切酶有显著的同源性，包括 *IceA1* 及 *IceA2* 两个等位基因。携带有 IceA1 的 *H.pylor* 菌株与 PU 有显著的相关性，而 IceA2 菌株在非溃疡性消化不良患者中更为常见。在 *H.pylori* 与人类胃上皮细胞接触后导致 IceA1 表达的上调，而具有 IceA2 的 *H.pylori* 菌株与慢性胃炎的发生密切相关。*IceA* 等位基因的分布有着极大的地区差异，在研究 *H.pylori* 毒力基因与疾病的关系时应予以重视。研究表明，IceA 的表达与其他主要毒力因子如 CagA 或 VacA 相似，导致感染患者的临床预后较差。在 *H.pylori* 与胃上皮细胞结合的过程中，IceA 的表达增加，可能与 PU 的发生发展有关。IceA1 菌株更容易引起 DNA 的氧化损伤，这可以被认为是 GC 进展的标志或与这种恶性肿瘤发展相关的危险因素。尽管 IceA1 在 *H.pylori* 菌株中的表达更为普遍，但 IceA2 的存在与更多的粒细胞和淋巴细胞的渗透以及 AG 相关。这两个等位基因变异都可能促进胃炎、胃溃疡、功能性消化不良、急性胃窦炎以及 GC 的发生。IceA 被认为是判断 *H.pylori* 引起胃肠道病变严重程度的潜在生物标志物。

（五）脂多糖（LPS）

H.pylori 表面暴露的 LPS 分子在细菌与宿主的相互作用中起着重要作用，它们也是有效的免疫调节因子和免疫系统潜在的刺激因子。LPS 由三个部分组成：疏水性的脂质 A、亲水性的 O-抗原多糖区以及连接它们的轴心多糖区。*H.pylori* 具有 2-酮-3-脱氧代谢中脂质 A 生物合成所需的各种酶的同源产物，*H.pylori* 中的脂质 A 由酰化产物及二磷酸化二糖装配而成，然后由未经确认的磷酸酶和脂酶进行修饰。26 695 和 J99 两株 *H.pylori* 的 LPS 轴心均为七聚糖，而该七聚糖的合成需要几个糖基转移酶的参与。26 695 和 J99 两株 *H.pylori* 中共有 7 个可读框（ORF）编码这些推测的糖基转移酶，其中 3 个糖基转移酶基因是 J99 所特有的，1 个是 26 695 特有的，而它们的 ORF 并未显示出明显的底物特异性，是否 26 695 和 J99 中特异性糖基转移酶合成不同的 LPS 轴心结构仍需进一步核实。另外，部分 *H.pylori* 的 LPS 中存在与人胃黏膜上皮细胞表达的血型抗原——Lewis^X 和 Lewis^Y 相类似的抗原基序，模仿人胃黏膜壁细胞上的 Lewis^X 和 Lewis^Y 抗原。模仿的 Lewis^X 和 Lewis^Y 抗原为 *H.pylori* LPS 中 O-抗原多糖链成分，部分菌株中 LPS 的 O-抗原多糖链的抗原区结构与岩藻糖化的 Lewis^X 型血型抗原结构类似；而另一些菌株中 LPS 的 O-抗原多糖链的抗原区结构与 Lewis^Y 型血型抗原类似。LPS 诱导的抗壁细胞自身抗体作用位点为表达 Lewis^X 和 Lewis^Y 抗原的胃壁细胞上的质子泵，从而导致低胃酸状态及 AG 的发生。而包含有 *H.pylori* Lewis 抗原的 LPS 具有弱免疫原性，不能激发宿主有效的抗 *H.pylori* 的免疫反应，但 *H.pylori* 的 LPS 在诱发宿主胃炎及细胞凋亡中起关键作用。α-1,3-岩藻糖转移酶参与

LPS 中岩藻糖化的 *O*-多糖链的合成，*H.pylori* 的基因组中 2 种 α-1,3-岩藻糖转移酶基因在编码 7 个氨基酸重复序列数目上存在差异。另外有研究发现，*H.pylori* 的 LPS 表达类似人的血型抗原并非固定不变，而是呈现期相性的改变，包括三种类型变异体：第一种是表达 Lewis[X] 型抗原的 LPS 失去 2,3-岩藻糖，变为 I 抗原，这种改变是可逆的；第二种是 LPS 的 Lewis[X] 抗原失去聚合主链成为表达单体的 Lewis[Y] 抗原；第三种是 LPS 中的 Lewis[X] 抗原获得 α-1,2-岩藻糖，使 Lewis[X] 和 Lewis[Y] 抗原的表达均被增强。表明同一 *H.pylori* 菌株存在不同的人 Lewis 血型抗原。*H.pylori* 中 LPS 的 *O*-抗原多糖与人的 Lewis 血型抗原有类似结构，这种结构有利于 *H.pylori* 的生存，促进 *H.pylori* 的黏附。LPS 刺激胃上皮细胞分泌 IL-8，在感染宿主的胃黏膜内诱导局部的炎症反应。LPS 还参与胃黏膜上皮细胞分泌胃蛋白酶原，被胃蛋白酶水解产生胃蛋白酶，能造成上皮的损伤，与溃疡的形成有关。

（六）热激蛋白（Hsp）

Hsp 是存在于原核生物和真核生物中的一种高度保守的蛋白质，负责维持细胞内蛋白质的结构和功能。除了上述作用外，Hsp 还调节细胞的凋亡、自噬、免疫、炎症、癌变以及对氧化应激的保护。奥斯丁（Austin）等的研究指出，*H.pylori* 的 Hsp60 的超微结构是由 7 个亚单位组成，这 7 个亚单位装配成碟状，再进一步由 2～4 组这样的碟状颗粒面对面堆积起来。Hsp 的这种结构与尿素酶的形态和大小相类似，这大概可以解释这两种大分子具有相似的性质，以至于共纯化的原因。根据排阻层析估计 *H.pylori* 的 Hsp 的天然分子量大约为 420kDa，在电镜下可见纯化的 Hsp 表现出分子伴侣的旋转对称特性。有研究发现，在体外 *H.pylori* 的 Hsp60 是通过一种特别的方式与细胞表面相联系，即细菌自溶释放 Hsp60 而被完整的细菌表面所吸附。通过对人胃标本的研究还提示，在体内 *H.pylori* 的表面表现出吸附胞浆蛋白的能力。而瓦内（Vanet）等的研究则认为，水溶提取导致人为裂解使大量蛋白释放，他们的看法是 *H.pylori* 的抗原分泌是通过一种特殊的选择性机制，程序化细胞自溶不起主要作用。

H.pylori 表达两种 Hsp，称为 HspA 和 HspB。其中 HspA 是 Hsp 家族成员 Hsp10 的同源蛋白，同其他细菌相比，*H.pylori* 的 Hsp 具有独特性，即在其 C 端包含一个 Ni^{2+} 的结合位点，因而可能在功能性尿素酶分子的 Ni^{2+} 整合过程中起作用。HspB 分子量为 54～62kDa，是 Hsp 家族成员 Hsp60 的同源物，在进化过程中表现出高度的保守性，无论是在真核生物还是在原核生物中都已被发现。HspB 作为尿素酶的分子伴侣，对尿素酶亚单位分子的穿膜输出和出膜后尿素酶复合体的装配起作用，对处于宿主胃内高酸的局部环境和活性蛋白酶中完整的 *H.pylori* 表面的尿素酶有稳定作用。HspB 和 HspA 一起对蛋白质的折叠和多肽链的组装起易化作用，而并不成为最终功能结构的成分。

HspB、HspA 和 Hsp70 的表达主要受两个抑制物——HspR 和 HrcA 的调节。Hsp60 从 *H.pylori* 扩散到胃黏膜上皮细胞，通过促进肿瘤细胞的迁移和血管的生成导致持续的细菌感染、炎症和随后的癌症发生。此外 Hsp 的交叉反应，如人类 Hsp60 和细菌 HspB 之间的交叉反应很常见，它们极大地促进了胃肠道疾病的发生。除了 *H.pylori* 表达的 Hsp 外，细菌在胃黏膜的定植显著降低了宿主 Hsp 的表达，如 Hsp70 或 Hsp90，同时提高了 Hsp32 和 Hsp27 的水平，这额外增加了进一步损伤的易感性。

在 *H.pylori* 感染的胃十二指肠疾病和胃 MALT 淋巴瘤中，Hsp60 的 IgG 较正常对照显著提高，提示对 Hsp60 的体液免疫在 *H.pylori* 感染的胃十二指肠疾病中起着重要作用。但也有报道认为，对 *H.pylori* Hsp60 反应的抗体仅对 *H.pylori* 的细胞起作用，而不与胃黏膜组织反应，故认为 Hsp 不可能参与 *H.pylori* 感染个体的自身免疫反应。Kamoshida 等用 H9 和 H20 这两种抗 *H.pylori* Hsp60 的单克隆抗体研究 *H.pylori* 相关的 Hsp60 和胃黏膜上皮细胞的交叉反应，其中 H9 能与普通细菌的 Hsp60 抗原决定簇起反应。结果发现这两种抗体都能与胃黏膜上皮细胞起交叉反应，其中 H9 抗原反应决定簇尤为明显，这种交叉反应在有或无 *H.pylori* 感染的胃黏膜上却无显著差别。H20 能与小肠上皮起交叉反应，反应主要是在高尔基体区域，而很少发生在细胞质。这些结果提示仅用免疫组化来解释胃黏膜发生的 Hsp60 相关的自身免疫反应是存在不足的。

Hsp 可能通过保护尿素酶而间接起到对胃黏膜的损害作用。*H.pylori* 的细胞外膜具有独特的尿素酶、HspB 及 SOD，而这些蛋白在其他细菌中只存在于细胞质中。在肉汤培养基中生长完整的 *H.pylori* 的表面可以检测到上述蛋白，在人类胃黏膜活检到的 *H.pylori* 的细胞表面，也可检测到 HspB 和尿素酶，这可能与细胞自溶、释放上述蛋白黏附到完整的 *H.pylori* 的细胞膜有关。释放的 HspB 和尿素酶除了可诱导体液免疫反应外，吸附在静脉壁的 HspB 和尿素酶还有可能使 *H.pylori* 外膜所固有的这些蛋白逃避免疫监视。

在体内，*H.pylori* 与胃黏膜上皮细胞接触后导致炎症细胞因子 IL-8 的释放，考虑与 *H.pylori* 表面的 Hsp60 有关。纯化的 *H.pylori* Hsp60 能诱导原代人胃黏膜上皮细胞分泌 IL-8。IL-8 产生的级联反应最终导致上皮细胞黏附分子如细胞间黏附分子-1（intercellular cell adhesion molecule-1，ICAM-1）的活化，从而引起固有层中性粒细胞的聚集并引起炎症。但 IL-8 的分泌有时不能被 Hsp60 诱导，但能被整个 *H.pylori* 所诱导，这可能与 *H.pylori* 表面的其他成分如尿素酶、鞭毛有关。

（七）其他

1. 过氧化氢酶　是一种将 H_2O_2 转化为 H_2O 和分子 O_2 的酶，是动、植物细胞中含量最丰富的蛋白质之一。过氧化氢酶占 *H.pylori* 总蛋白含量的 4%～5%，是从胃黏膜获得的 *H.pylori* 菌株中表达最高的蛋白之一。与其他物种相比，*H.pylori* 的过氧化氢酶更能抵抗氰化物或氨基三唑的抑制。过氧化氢酶能提高 *H.pylori* 在巨噬细胞吞噬体内的存活率。一种动物模型显示，缺乏过氧化氢酶的 *H.pylori* 在小鼠胃黏膜的定植能力显著降低，这表明过氧化氢酶在 *H.pylori* 的定植中发挥了作用。*H.pylori* 过氧化氢酶可防止细菌产生有毒的长链脂肪酸及其代谢产物，并保护 *H.pylori* 免受吞噬作用。

2. 超氧化物歧化酶（SOD）　是 *H.pylori* 的一种酶，它能防止细菌产生 ROS，从而维持适当的体内平衡。与过氧化氢酶相反，SOD 仅定位于细胞表面。SOD 能促进超氧化物歧化为氧，防止产生过量的有毒超氧自由基。*H.pylori* 的 SOD 需要铁作为辅助因子，才能正常有效地发挥作用。细胞内铁浓度的任何变化都会降低 SOD 的活性，增强细胞对氧化损伤的敏感性。除了定植外，SOD 的表达对细菌的生长和生存（主要是在高强度氧化应激的宿主微环境中）至关重要。此外，SOD 的活性与胃病的发生和发展有关。

3. 精氨酸酶　是尿素水解酶家族中的一种 Mn^{2+} 金属酶，在尿素循环中催化 *L*-精氨酸水解为 *L*-鸟氨酸和尿素。在真核生物中发现了两种不同的精氨酸酶亚型Ⅰ型和Ⅱ型。精氨酸酶Ⅰ主要在肝脏表达，参与尿素循环的最后一步；而精氨酸酶Ⅱ是一种负责 *L*-精氨酸动态平衡的线粒体酶。精氨酸酶是诱导型一氧化氮合酶的拮抗剂，此外还可以刺激细胞凋亡和防止细菌死亡。*H.pylori* 的精氨酸酶由 *RocF* 基因编码，是细菌定植的关键，因为它在胃微环境中提供耐酸性。*H.pylori* 的精氨酸酶与精氨酸酶Ⅱ相似，在 N 端附近存在额外的酸性残基。精氨酸酶对 *H.pylori* 在酸性微环境中的生存是必不可少的，但对细菌的定植却不是至关重要的。

4. 磷脂酶　*H.pylori* 的 OMPLA 参与多种脂质的降解，特别是在应激条件下使细菌具有有效的通过性。此外，*H.pylori* 还能合成 PLA2、PLA1 以及降解磷脂酰胆碱和磷脂酰乙醇胺的 PLC 和 PLD。由于 *H.pylori* 的磷脂酶能引起黏液层的破坏，导致胃黏膜上皮细胞进行性受损，从而丧失其生理功能。除黏膜损伤外，磷脂酶还促进慢性炎症，可能进一步导致 PUD 的形成，这使得细菌能够在胃微环境中进一步定植和生存。已经证明，分泌更多磷脂酶的 *H.pylori* 菌株显著增加了慢性胃炎和随后发生癌症的风险。

5. 胆固醇 α-葡萄糖基转移酶（αCGT）　是 *H.pylori* 的一种功能较差的酶，它通过将 α-葡萄糖加到宿主细胞膜上，形成了 αCGL。*H.pylori* 不是自己合成胆固醇，而是从宿主细胞的质膜中提取胆固醇，αCGT 参与了胆固醇随后的糖基化。αCGT 有可能成为治疗 *H.pylori* 感染引起的胃肠道疾病、PU 或胃 MALT 淋巴瘤潜在的分子治疗靶点。

6. γ-谷氨酰转肽酶（GGT）　是 *H.pylori* 的一种毒力酶，能促进谷氨酰胺和谷胱甘肽分别转化为谷氨酸和氨以及谷氨酸和胱氨酸、甘氨酸。谷氨酰胺的水解促进了 VacA 的空泡化过程。GGT 通过过度分泌 IL-8、IL-10、环氧合酶-2、诱导型 iNOS 和表皮生长因子相关多肽，同时促进 ROS 的释放，从而抑制细胞增殖，促进胃黏膜上皮细胞的凋亡和坏死，导致细胞周期过程的失调。失调主要是由于依赖 GGT 的细胞周期停滞在 G_1 期，细胞周期蛋白 A 和 E、CDK4 和 6 下调，p21 与 p27 上调。在感染 GGT 阳性菌株的人的胆管细胞中也观察到了凋亡过程和炎症增强的情况，这表明 *H.pylori* GGT 可能也有助于胆管癌细胞的发展。除了 GC 的发生，GGT 也可能参与了 PU 的发生和发展。

7. 高温需求因子 A（HtrA）　是一种 *H.pylori* 丝氨酸蛋白酶，以胃黏膜上皮细胞上的 E-钙黏蛋白为靶标，导致 E-钙黏蛋白胞外区的裂解，从而损害上皮的屏障功能。HtrA 主要破坏上皮黏附连接和紧密连接，以及一些细胞外基质蛋白，包括聚集素、蛋白聚糖和纤维连接蛋白。有趣的是，抑制 HtrA 可能对 *H.pylori* 菌株是致命的，这表明它构成了 *H.pylori* 的关键毒力因子。Zn^{2+} 和 Cu^{2+} 被认为是 HtrA 活性的有效抑制剂。此外，过量的 Ca^{2+} 似乎阻止了 HtrA 相关的 E-钙黏蛋白的切割以及连接的稳定。缺乏 HtrA 的 *H.pylori* 菌株对特殊条件更敏感，包括高温、渗透性休克或用嘌呤霉素治疗。事实上，HtrA 是一种重要的保护因素，可以保护 *H.pylori* 在各种应激条件下存活，使细菌能够在胃黏膜内有效定植。HtrA 被怀疑是可能导致 EMT 和肿瘤进一步发生的潜在因素之一。然而，到目前为止还没有足够的数据来提供这一现象的最终证实。

二、幽门螺杆菌的免疫性

H.pylori 能使胃十二指肠产生炎症，使人体产生免疫反应。*H.pylori* 感染后可观察到胃黏膜细胞变性、坏死，炎症细胞浸润，血清中可检测到特异性抗体。炎症和免疫反应造成胃黏膜屏障的损害，导致一系列疾病的形成。

H.pylori 的多种特异性成分促进其在胃酸中的存活和随后的炎症细胞的募集。内膜蛋白（即 Csd7）通过与另外两种蛋白质（Csd2 蛋白和肽聚糖内肽酶 Csd1）相互作用，在维持 *H.pylori* 形状稳定性和调节 *H.pylori* 细胞壁方面起关键作用。LPS 是另一种重要结构，位

于 *H.pylori* 表面，可促进侵袭及与宿主的相互作用，并帮助细菌逃避胃黏膜的保护机制。LPS 的主要酶 HupA 通过目前未知的过程有利于抵抗阳离子抗菌肽（cationic antimicrobial peptides，CAMPs），进而诱导磷脂的合成。因此，*H.pylori* 的存活及其逃避先天免疫应答的能力得到保证。尿素酶位于细胞质内，通过将尿素水解成氨和碳酸来促进细菌在酸性环境中的存活。同时，氨的产生通过可溶性闭塞素的积累，破坏紧密的上皮连接。胃黏膜上皮的破坏是细胞毒性和上皮线粒体氧合受损的结果，也是由高水平氨引起的。上皮屏障的改变将引发先天检测机制，这意味着对病原体特异性分子结构的识别。模式识别分子（如 TLR）可以识别这些成分并触发先天免疫反应。因此，TLR 可识别病原体相关分子模式（pathogen-associated molecular pattern，PAMP）、*H.pylori* 的特定表面或膜成分及其核酸。它们的主要作用是激活细胞内的信号通路，研究最广泛的是髓样分化因子 88（myeloid differentiation factor 88，MyD88）和 β 干扰素 TIR 结构域衔接蛋白（TIR-domain-containing adaptor inducing interferon-β，TRIF）Trif 介导的信号通路，它们通常会达到相同的终点 NF-κB（一种诱导炎症细胞因子释放的转录因子）。尽管 TLR2 和 TLR4 识别不同的 LPS 结构，但现已被证明可作为 *H.pylori* LPS 的特异性配体。TLR2-LPS 相互作用将导致高水平的 IL-8，因为 TLR2 直接负责激活其启动子。虽然 *H.pylori* LPS 是 IL-1β 的有效诱导剂，但 LPS 选择性上调 IL-18 和 IL-12 的同时，抑制 IL-1β 因子。与此同时 IL-1β 与幼稚 T 细胞上的受体结合，促进 Th1 和 Th17 分化。因此，通过选择性上调 IL-18 但抑制 IL-1β，*H.pylori* LPS 不仅抑制免疫炎症反应，而且促进 GC 细胞从免疫监视中逃脱，从而促进 GC 的发生发展。相反，IL-1β 表达的增加会降低胃质子泵（H^+-K^+-ATP 酶）的活性，从而导致胃萎缩。此外，Th17 刺激 IL-17A 的释放，诱导壁细胞凋亡，进而引起 AG。因此，TLRs 不太可能负责触发免疫和炎症途径，这需要微调以防止过度反应。

此外，*H.pylori* 的 NAP、CagA 和 VacA 三个主要毒力因子可进一步调节免疫应答。*H.pylori*-NAP 因其对中性粒细胞的趋化特性以及诱导 ROS 的释放而得名，释放的 ROS 能够损伤上皮细胞。*H.pylori*-NAP 是一种 TLR2 激动剂，通过促进 Th1 细胞分化、刺激中性粒细胞和单核细胞释放 IL-12 和 IL-23 以及上调 MHC Ⅱ 来促进先天性和适应性免疫应答。由于 CagA 能破坏上皮细胞连接，抑制 H^+-K^+-ATP 酶，并且能激活细胞内途径（细胞增殖和细胞转化），因此 CagA 被认为是癌症发生的主要介导因素。约 60% 的 *H.pylori* 菌株中存在 CagA，它被认为是 NF-κB 的强诱导剂。VacA 改变上皮屏障的完整性并影响 β-catenin 通路，能够转录癌基因，如 *cdx1* 和 *cyclin D*。VacA 可通过刺激促炎细胞因子（如 IL-1β、IL-6、IL-10 和 TNF-α）的释放引起细胞凋亡和炎症。与 *H.pylori*-NAP 不同，VacA 抑制 MHC Ⅱ 类依赖性途径，并通过在巨噬细胞内形成囊泡区室来促进 *H.pylori* 在巨噬细胞内的存活。

中性粒细胞浸润到固有层是炎症发展的第一步。尿素酶和 *H.pylori*-NAP 是中性粒细胞的主要趋化因子，而 LPS 和 *H.pylori*-NAP 两者均有助于中性粒细胞的激活。此外，*H.pylori* 的 HopQ 可促进中性粒细胞存活。感染的持续性决定了胃黏膜内淋巴细胞的唤醒，这是慢性炎症的标志。因此，成人胃活检标本比儿童胃活检标本更常发现淋巴细胞，同时存在的中性粒细胞提示活动性慢性胃炎。考虑到大多数人在儿童时期即获得了感染，成人和儿童之间组织学的这些差异进一步支持了 *H.pylori* 的长期持续导致了胃黏膜的慢性变化。根据更新的悉尼分类系统，炎症浸润是胃炎和 *H.pylori* 感染严重程度的可靠指标。在小鼠上复制的感染模型显示，胃黏膜的巨噬细胞和中性粒细胞浸润发生在 *H.pylori* 接种后 2 天内，而后它们的数量逐渐消退，但在感染后2~3周再次增加。T淋巴细胞浸润胃黏膜是适应性免疫应答的重要组成部分，其发生在 H.pylori 接种后约20天。T细胞毒性细胞（CD8$^+$淋巴细胞）的丰度明显低于辅助性T细胞（CD4$^+$、CD3$^+$淋巴细胞），但这两种细胞同时存在于胃旁淋巴结以及巨噬细胞和树突状细胞中。因此，在淋巴结内产生很强的IFN-γ是可以预期的，与此同时，其他研究也报道了这一点。

在 H.pylori 感染的炎症反应中，由炎症细胞产生的ROS和RNS具有强大的杀菌作用。H.pylori 的过氧化氢酶和SOD可保护其不受ROS的杀伤，而尿素酶分解尿素产生的CO_2则可防止 H.pylori 受到RNS的杀伤。虽然各种吞噬细胞可吞噬少量的 H.pylori，但由于多数未被吞噬的 H.pylori 存在保护性酶可保护其免受炎性物质的杀伤，因此炎症反应不能清除 H.pylori 的感染。

除了 H.pylori 有保护性酶能使其免受ROS和RNS的杀伤外，逃避免疫反应或免疫无效亦是不能根除 H.pylori 的原因，其可能的机制如下：①免疫效应因子是在胃的非感应部位（如集合淋巴结）被激活的，不能到达胃黏膜上 H.pylori 的定植圈内，即使能到达亦可能因胃酸的作用而失效。② H.pylori 的表面抗原隐蔽，这使它可能逃避免疫效应因子的作用。③某些物质（如LPS）的免疫活性较低，减少了局部的炎症反应。④消化道的各种消化酶使 H.pylori 的抗原发生了某些改变，使机体的免疫反应不能识别天然的 H.pylori 抗原。⑤ H.pylori 可能会产生免疫无反应状态，其特征为低亲和性抗体反应或对强大的抗原缺乏反应。胃内的多数抗体为非分泌型IgA，不能与补体很好地结合，因而不能有效地清除抗原。⑥自然免疫反应不会诱导适合的Th细胞反应，因而也不能导致有效的免疫反应。在 H.pylori 感染后主要表现为Th1应答，仅能促进炎症和细胞免疫反应，对 H.pylori 无清除作用。⑦ H.pylori 的某些抗原具有分子模拟作用，可逃避宿主的免疫反应。⑧ H.pylori 利用宿主的某些保护性蛋白，使其免受补体的溶解。

（陈莫耶）

第五节　幽门螺杆菌调控生长因子的机制

生长因子（growth factors）是存在于生物体内，通过与细胞膜特异性受体结合影响细胞多种生命活动的一类多肽类物质，主要包括转化生长因子（transforming growth factor，TGF）、血管内皮生长因子（vascular endothelial growth factor，VEGF）、表皮生长因子（epidermal growth factor，EGF）、肝素结合性表皮生长因子（heparin-binding EGF，HB-EGF）、成纤维细胞生长因子（fibroblast growth factor，FGF）、胰岛素样生长因子（insulin-like growth factor，IGF）、血小板衍生生长因子（platelet-derived growth factor，PDGF）等。它们具有调控细胞分裂增殖、迁移和基因表达等作用，在人体的感染、炎症、免疫、创伤愈合、细胞分化、血管形成、肿瘤发生等方面都扮演了重要角色。大量研究表明，H.pylori 可通过其多种毒力因子对不同的生长因子进行调控，再通过下游机制影响胃部组织细胞的功能，从而引起多种胃部疾病。

一、幽门螺杆菌对转化生长因子的调控

TGF-β是一种典型的多功能生长因子，其对特定靶细胞的作用取决于许多因素，包括

细胞类型、分化状态、生长条件及其他生长因子的存在等。TGF-β 能促进细胞增殖、调节细胞分化、促进细胞外基质合成，还具有协调诸多细胞因子调节免疫的作用，是细胞生命活动的协调者。

在 H.pylori 感染的胃黏膜内各种受影响的生长因子中，TGF-β 及其下游信号通路被认为是 H.pylori 相关疾病发病的关键因素。多项研究证明，在体外实验或患者的组织中 H.pylori 的感染可以影响 TGF-β 的表达。Sun 等采用免疫组织化学方法检测了 TGF-β1 在 H.pylori 阳性的 10 例轻度非萎缩性胃炎、30 例轻度非化生性萎缩性胃炎，以及 32 例重度非化生性萎缩性胃炎中的表达情况，结果发现重度非化生性萎缩性胃炎组中 TGF-β1 阳性细胞数（53±22 个/HPF）显著高于轻度非化生性萎缩性胃炎组（22±9 个/HPF）及轻度非萎缩性胃炎组（0～3 个/HPF，$P<0.01$）；CD68 阳性细胞数（23±7 个/HPF）显著高于轻度非化生性萎缩性胃炎组（13±6 个/HPF）及轻度非萎缩性胃炎组（0～3 个/HPF，$P<0.01$）。TGF-β1 与 CD68 表达的相关分析表明，在轻度及重度非化生性萎缩性胃炎组中两者均有中等程度的相关性（$R=0.634$，$P<0.01$；$R=0.699$，$P<0.01$）。这些结果提示，TGF-β1 的表达增加了与 H.pylori 相关的非化生性萎缩性胃炎严重程度的相关性，并可能在非化生性萎缩性胃炎病变的发展过程中起重要作用。Li 等将 166 例慢性胃炎患者的胃窦部标本纳入研究，通过组织学检查和 ¹³C-UBT 法确定患者 H.pylori 的感染状态，利用增殖细胞核抗原（proliferating cell nuclear antigen，PCNA）的免疫组织化学法染色。结果发现，与 H.pylori 阴性患者相比，H.pylori 阳性患者的胃窦组织中 TGF-β1、TGF-β1 的 Ⅰ 型受体（TGF-β1R Ⅰ）和 Smad7 的免疫组化染色明显增加，且这些因子主要来源于固有层中的单核细胞。这表明 H.pylori 感染可使 TGF-β1 及其受体表达增加，且包含 TGF-β1 和 Smad7 的反馈环路可能在 H.pylori 感染的进展中发挥重要作用。鉴于 Th17 细胞在对 H.pylori 的防御中发挥了重要作用，沙姆斯丁（Shamsdin）等收集了 36 例有消化不良症状患者的标本（24 例 H.pylori 阳性，12 例 H.pylori 阴性），利用 ELISA 进行检测，结果发现与 H.pylori 阴性人群相比，有 H.pylori 感染的患者（包括胃炎和 PU 患者）血清中 IL-17A、IL-23 和 TGF-β 水平升高。另有一些研究表明，在发生 H.pylori 急性感染时 TGF-β1 水平会受到明显抑制。Jo 等的体外研究证明，作为宿主的一种防御机制，胃黏膜 TGF-β1 的表达在 H.pylori 感染后 24h 被明显降低，以避免 H.pylori 附着在胃黏膜上皮细胞上。相反，TGF-β1 表达的减少会导致 AG 的发展。此外，他们还发现与 H.pylori 阴性组相比，在 H.pylori 诱导的 AG 患者中 TGF-β R Ⅰ 和 TGF-β R Ⅱ 的水平显著降低。另外，加西亚·桑切斯（García Sánchez）等在研究中还发现 TGF-β1 缺陷小鼠表现出广泛的细胞增殖。因此，H.pylori 的感染可能通过某些机制减弱了 TGF-β1 对细胞增殖的抑制作用，并通过降低 TGF-β R Ⅰ 和 TGF-β R Ⅱ 的表达导致胃黏膜增生。

H.pylori 影响 TGF-β 水平及其信号通路的具体机制目前尚不清楚。有研究证明，TGF-β1 可以抑制上皮细胞生长，但刺激间质细胞增殖。最近有研究发现，甲基化诱导的 TGF-β1 沉默与几种实体肿瘤的发展有关，并且已有报道通过编码 TGF-β1 受体基因甲基化来沉默 TGF-β1 信号。Wang 等采用甲基化特异性聚合酶链反应（methylation-specific PCR，MSP）检测了 47 例 GC 患者和 39 例非 GC 患者胃组织中 TGFB1 启动子甲基化的频率和程度。通过血清学检查、组织学分析或 ¹³C-UBT 的阳性结果确认了 H.pylori 的感染。结果发现，H.pylori 阳性的胃黏膜组织中 TGFB1 启动子甲基化率为 48.3%，而 H.pylori 阴性者为 23.1%（$P<0.05$）。尽管 H.pylori 的感染未诱导 GES-1 细胞（人胃黏膜上皮细胞）的

TGFB1 启动子甲基化，但他们利用 IL-1β 剂量依赖性地诱导了 TGF-β1 甲基化，且这种诱导是通过 IL-1 受体拮抗剂实现的。在 *H.pylori* 感染个体中观察到的基因高甲基化究竟是由 *H.pylori* 直接引起的，还是由 *H.pylori* 诱导的炎症引起的，仍然是一个有争议的话题。而以上结果提示 IL-1β 可能是 *H.pylori* 诱导 TGF-β1 甲基化的重要介质。拉希米安（Rahimian）等从 48 例 *H.pylori* 感染患者和 38 例 *H.pylori* 阴性胃炎患者的胃活检组织中提取了总 RNA。利用 PCR 检测了 *vacA*、*cagA*、*iceA*、*babA2* 和 *oipA* 毒力因子水平，并利用实时荧光定量 PCR（qRT-PCR）检测了 *H.pylori* 感染和未感染的胃黏膜组织中 TGF-β1 mRNA 的表达。结果显示，与非 *H.pylori* 感染患者相比，*H.pylori* 感染患者活检组织中 TGF-β1 mRNA 的表达显著升高，并且 *H.pylori* 毒力因子 *vacA s1m1* 与 TGF-β1 mRNA 的表达相关。这提示 *H.pylori* 可能通过其毒力因子 *vacA s1m1* 诱导胃黏膜中 TGF-β1 mRNA 的表达，从而影响胃部的炎症进展，甚至诱发其他胃部疾病。Nguyen 等利用体外实验探讨了 *H.pylori* CagA 蛋白抑制 TGF-β 信号传导的分子机制。结果显示，*H.pylori* 感染或 *cagA* 对 TGF-β 受体和 Smads 的表达没有任何影响，但显著提高了 TGF-β1 和 Smad7 的表达水平。虽然 *H.pylori* CagA 与 Smad2、Smad3 和 Smad4 相互作用，但 *cagA* 能通过抑制 Smad3 显著抑制 TGF-β/Smad 的转录反应，并能抑制 TGF-β 诱导的促炎趋化因子 IL-8、趋化因子 1（C-X-C motif chemokine ligand 1，CXCL1）和 CXCL3 水平以及靶基因的转录。这些结果提示，*cagA* 阳性的 *H.pylori* 感染可能通过与 Smads，特别是与 Smad3 的 MH2 结构域结合实现对 TGF-β 水平及其下游通路的调控。Wen 等在研究中检测了十二指肠黏膜囊性纤维化穿膜传导调节蛋白（cystic fibrosis transmembrane conductance regulator，CFTR）和溶质载体家族 26 成员 6（solute linked carrier 26 gene family A6，SLC26A6）的表达和功能活性（两者是介导十二指肠碳酸氢盐分泌的两个关键的转运蛋白）。发现 *H.pylori* 感染诱导了 C57 BL/6 小鼠 TGF-β 的水平和十二指肠黏膜 TGF-β 的表达升高，同时十二指肠黏膜 CFTR 和 SLC26A6 的表达降低。人十二指肠上皮细胞（SCBN）的实验结果表明，*H.pylori* 增加了 SCBN 细胞中 TGF-β 的生成，降低了 CFTR 和 SLC26A6 的表达。TGF-β 抑制剂 SB431542 逆转了 *H.pylori* 诱导的 CFTR 和 SLC26A6 表达的下降。进一步研究发现，TGF-β 可直接降低 SCBN 细胞中 CFTR 和 SLC26A6 的表达。TGF-β 诱导了丝裂原活化蛋白激酶（mitogen activated protein kinase，MAPK）的磷酸化，而 p38 MAPK 抑制剂 SB203580 逆转了 TGF-β 诱导的 CFTR 和 SLC26A6 表达的下降。这些结果提示，*H.pylori* 感染可能通过 TGF-β 介导的 p38 MAPK 信号通路下调十二指肠上皮细胞 CFTR 和 SLC26A6 的表达，从而引发 DU。斯莱蒙德（Slomiany）等在使用 *H.pylori* LPS 刺激胃黏膜细胞后，检测到 p38 磷酸化水平上升，鸟嘌呤核苷酸交换因子 Dock180 的激活和 Ras 相关 C3 肉毒素底物 1（Ras-related C3 botulinum toxin substrate 1，Rac1）-GTP 水平的上升，同时伴随着膜相关金属蛋白酶（TACE，也称为 ADAM17）的激活，并发现可溶性 TGF-α 的释放。此外，他们还揭示了 *H.pylori* LPS 诱导的 TGF-α 释放与 Rac1 参与下的 p38 磷酸化并激活 TACE 相关，而在 *H.pylori* LPS 诱导的 Rac1-GTP 膜转位上调中，活化的 p38 通过 Thr735 位点的磷酸化募集到膜上以进行 TACE 活化。以上结果揭示了一条 *H.pylori* 通过其 LPS 诱导 TGF-α 释放的新机制。

二、幽门螺杆菌对血管生长因子的调控

血管生成是参与炎症发生和溃疡性上皮病变发病以及恶性肿瘤生长和转移的一种病理

生理机制。VEGF 是血管生成和血管发生中心的调节因子，在消化道溃疡的愈合及其他病理进程中起重要作用。在最近一项 *H.pylori* 感染个体的病例对照研究中，与体外转录活性降低和血管生成相关的 VEGF 单核苷酸的多态性增加了胃十二指肠溃疡的风险，OR 值为8.62。另外一项研究表明，大鼠口服和腹腔注射 VEGF 模拟物以诱导型 iNOS 依赖的方式促进了乙酸诱导的胃损伤的愈合，而不依赖于血管生成。此外多项证据表明，*H.pylori* 可上调胃黏膜上皮细胞 VEGF 的表达，而且还与 GC 的不良预后及肿瘤的侵袭、淋巴结转移等不良临床特征密切相关，但其中的机制尚不明确。

斯特罗夫斯基（Strowski）等使用 AGS 细胞和小鼠分别进行了实验，发现 *H.pylori* 感染后宿主的 VEGF-A 蛋白和 mRNA 水平均受到明显上调，并研究了 *H.pylori* 调控 VEGF-A 的分子机制。他们对 *H.pylori* 感染的 *vegf-A* 5′ 端 DNA 的功能进行了分析，并确定了-88/-50 序列是人 *vegf-A* 基因的 *H.pylori* 应答元件。随后证明了锌指转录因子 Sp1 和 Sp3 可作为 *vegf-A* 对 *H.pylori* 应答的分子介质发挥效应，并发现了 *H.pylori* 可以刺激 Sp1/Sp3 募集 *vegf-A*-88/-50 元件，以及这两个转录因子的反式激活能力。而在-88/-50 序列内 GC 富集的 Sp1/Sp3 结合位点被认为参与了 *H.pylori* 诱导的 *vegf-A* 基因的调控。接下来他们通过使用显性负性激酶突变体进行了激酶磷酸化分析和功能转染方法探讨了其中的机制。结果发现，*H.pylori* 通过激活宿主 MEK-ERK1/2 激酶模块来刺激 *vegf-A* 的转录。虽然在同一条件下 MKK4/JNK 依赖的通路也被 *H.pylori* 强烈激活，但它并不参与其中。以上的结果揭示了 *H.pylori* 是胃黏膜上皮细胞中 *vegf-A* 基因表达的有效刺激因素，并证明了其中的调控机制，进一步支持了 *H.pylori* 能够直接干预宿主血管生成的观点。Kang 等研究了 *H.pylori* 的毒力因子和宿主细胞信号对 *H.pylori* 感染的胃黏膜上皮细胞产生 VEGF 的作用。他们检测了 *H.pylori* 野生型或Ⅳ型分泌系统缺陷的同基因突变体（T4SS）感染的胃黏膜上皮细胞中 VEGF 的水平、NF-κB 和 MAPKs 的活化以及缺氧诱导因子-1α（hypoxia-inducible factor-1α，HIF-1α）的稳定性。结果发现，*H.pylori* 可通过 T4SS 依赖和非依赖途径同时诱导胃黏膜上皮细胞产生 VEGF，但以非 T4SS 依赖途径为主。抑制剂实验表明，NF-κB 和 MAPKs 的激活对 *H.pylori* 诱导的胃黏膜上皮细胞 VEGF 的产生并没有影响。此外他们还发现，*H.pylori* 可以使胃黏膜上皮细胞中的 HIF-1α 更加稳定，且不依赖于 T4SS、NF-κB 和 MAPKs。最后的结果显示，ROS 的抑制剂 N-乙酰半胱氨酸（N-acetyl cysteine，NAC）可抑制 *H.pylori* 诱导的胃黏膜上皮细胞中 HIF-1α 的稳定性和 VEGF 的产生。这些结果提示，ROS-HIF-1α 轴对 *H.pylori* 诱导的胃黏膜上皮细胞 VEGF 的生成起重要作用，而 *H.pylori* 的T4SS 在这其中可能起到次要作用。

Liu 等研究发现，在 *H.pylori* 感染的 MKN45 细胞中 VEGF 的水平显著升高。随后，他们利用通路中关键因子的特异性抑制剂和 RNA 干涉（RNA interference，RNAi）技术证明了 *H.pylori* 感染可通过 p38 MAPK/ATF2 途径上调 COX-2 的表达，被上调的 COX-2 可使前列腺素 E_2（prostaglandin E_2，PGE_2）的水平升高，最后实现对 VEGF 表达的调控。在进一步的研究中，他们还证明了两个重要的 PGE_2 受体 EP2 和 EP4 介导了这一过程，并且 *H.pylori* 的感染并不改变 EP2 和 EP4 的蛋白水平。提示由 *H.pylori* 引起的与 EP2 和 EP4 相关的 VEGF 的上调与两者的蛋白水平无关，而是由 COX-2 诱导的 PGE_2 产物水平的增加介导的。以上结果表明，*H.pylori* 可能通过 p38 MAPK-COX-2-PGE_2-EP2/EP4 通路对VEGF 进行调节。Liu 等检测了 106 例 GC 组织中 *H.pylori* 的感染情况，并检测了 COX-2、 b-catenin、VEGF 的表达和微血管密度（microvessel density，MVD）。在体外实验中，他们利用 *H.pylori* 感染人胃癌细胞 SGC7901 和 MKN45，对 COX-2、b-catenin 和 VEGF 的表达进行了检测。结果显示，GC 组织中 *H.pylori* 的定植率为 36.8%。*H.pylori* 阳性的 GC 组织中 COX-2、β-catenin、VEGF 的表达及 MVD 均显著高于 *H.pylori* 阴性的 GC 组织。体外实验进一步证实，*H.pylori* 感染可上调 VEGF 的表达，并且 COX-2 通过激活 Wnt/β-catenin 通路介导了这个过程。

西雷加尔（Siregar）等进行了一项横断面研究，他们连续纳入 2016 年 5～12 月在印度尼西亚棉兰两所医院内镜科就诊的 80 例胃炎患者（年龄≥18 岁）。所有患者在内镜检查前 4 周内均未接受过抗生素、铋化合物、组胺 2 受体拮抗剂、PPI 或免疫调节药物的治疗。排除有恶性肿瘤、免疫抑制、代谢紊乱、消化道出血，以及有胃手术史的患者。胃镜检查时取胃活检标本，行快速 UBT、组织病理学及对 *H.pylori* vacA 和 cagA 基因的 PCR 检测。结果显示，在 80 例患者中 *H.pylori* 感染 45 例（56.3%），其中 cagA 阳性患者 33 例（73.3%）。*H.pylori* 阳性患者血清 VEGF 的水平明显高于 *H.pylori* 阴性患者，并且 cagA 阳性组血清 VEGF 的水平明显高于 cagA 阴性组，而 VEGF 的水平在 vacA 阳性和阴性组间对比未见差异。这提示 *H.pylori* 诱导的 VEGF 水平的升高可能与其毒力状态相关。Zhang 等构建了 miR-375 过表达和敲低与 *H.pylori* 体外感染的细胞模型，将 *H.pylori* 感染和过表达 miR-375 的细胞与树突状细胞共培养，随后分析了树突状细胞的成熟度以及 IL-6、IL-10、VEGF 在转录和翻译水平的表达，并检测了 JAK2-STAT3 信号通路的变化。另外还通过皮下移植瘤模型分析了 $CD4^+$ T 细胞和 $CD8^+$ T 细胞的数量变化以及肿瘤大小的变化。结果显示，*H.pylori* 可以下调 miR-375，从而调控胃中的细胞因子 IL-6、IL-10 和 VEGF 的表达。并且 miR-375 在体外可以通过 JAK2-STAT3 信号通路调控细胞因子 IL-6、IL-10 和 VEGF 的表达。此外，他们还发现 *H.pylori* 可通过 miR-375 调控树突状细胞的成熟。这些结果提示，*H.pylori* 可抑制胃组织中 miR-375 的表达，进而激活 JAK2-STAT3 通路，促进 VEGF 的分泌。卡普托（Caputo）等对 MKN-28 细胞给予未处理的肉汤培养滤液（broth culture filtrate，BCF）（对照）或从产 vacA 的野生型 *H.pylori* 60190 菌株或其等位基因突变株 60190:v1 获得 BCF 进行孵育，之后利用表皮生长因子受体（EGFR）酪氨酸激酶的选择性抑制剂 ZD 1839、MAP/ERK 激酶的选择性抑制剂 PD098059 和 COX-2 的抑制剂 SC-236 进行实验。结果显示，产 vacA 的 *H.pylori* 可以上调 VEGF mRNA 和蛋白的表达，并导致 VEGF 释放增加 2.5 倍，而非产 vacA 的 *H.pylori* 则无此作用。选择性抑制 EGFR 酪氨酸激酶可抵消 *H.pylori* 诱导的 VEGF 的上调，并且 *H.pylori* 可激活 ERK/MAPK 级联，抑制 MAPK 活化抵消了 *H.pylori* 诱导的 VEGF 的上调。进一步研究发现，产 vacA 的 *H.pylori* 可上调 COX-2 的表达，这种作用也能被 EGFR 酪氨酸激酶抑制剂抵消，并且 COX-2 参与了这个过程。以上结果证明，产 vacA 的 *H.pylori* 对 VEGF 的上调可能依赖于 EGFR、MAPK 或 COX-2 所介导通路的激活。

三、幽门螺杆菌对肝素结合性表皮生长因子的调控

HB-EGF 是 EGF 家族中与肝素结合的成员之一，是成纤维细胞和平滑肌细胞有效的有丝分裂原和趋化因子。HB-EGF 最初被合成为膜锚定形式（pro-HB-EGF），经 ADAM（解聚素和金属蛋白酶）家族处理后释放可溶性成熟肽，这个过程被称为"外域脱落"。生理状

态下，pro-HB-EGF 和 HB-EGF 具有不同的活性。pro-HB-EGF 作为一种细胞间黏附蛋白，主要表现为抑制旁分泌的活性，参与细胞周期阻滞、生长抑制以及抗凋亡。HB-EGF 作为 EGFR（ErbB1）和其他 ErbB 受体（如 ErbB4）的天然配体，通过与受体结合发挥其活性，主要参与创面愈合、平滑肌细胞增生、致瘤转化、肾集合管形态形成、肺动脉高压等生理和病理过程。大量体内体外研究证实，H.pylori 感染可以引起 HB-EGF 基因表达、蛋白表达和胞外结构域脱落的增加，然而具体机制尚不清楚。

图奇洛（Tuccillo）等研究了 25 例因消化不良而进行内镜检查的患者，其中 H.pylori 感染者 10 例，H.pylori 阴性者 15 例。在阴性受试者中，10 例有不同程度的胃损伤和慢性胃炎，5 例胃镜和组织学均完全正常。取胃窦部、胃体部和胃角组织行病理检查，采用苏木精-伊红染色进行组织学评估，改良 Giemsa 染色进行 H.pylori 鉴定，并检测了样本中 HB-EGF 和双调蛋白（amphiregulin，AR）mRNA 的表达。结果发现，感染 H.pylori 患者的胃组织中 HB-EGF 和 AR 的水平显著高于未感染患者。RT-PCR 结果显示，与非感染患者相比，H.pylori 感染的受试者胃组织中 HB-EGF 的水平增加了约 2.5 倍，AR mRNA 的表达增加约 2 倍。同时，免疫组化结果也显示 HB-EGF 和 AR 在 H.pylori 感染的胃黏膜中，其表达明显高于非感染的胃黏膜。布谢洛（Busiello）等在体外培养 MKN 28 和 AGS 细胞，发现 H.pylori 可以上调细胞中 COX-2、HB-EGF 和 AR 的表达。随后，他们利用排斥力大小和阴离子交换层析分离法，通过对 H.pylori 在培养基中释放的可溶性蛋白进行生化分离，发现了两种表观分子量为 38kDa 和 22kDa 的肽，这两种肽保持了在胃黏膜细胞中上调 COX-2、HB-EGF mRNA 和蛋白表达的能力。在进一步的研究中，他们使用自动 Edman 降解分析法发现这两种肽分别是由 H.pylori 谷氨酰转肽酶（gamma-glutamyl transpeptidase，GGT）的前体通过 N 端信号序列的裂解和蛋白在氨基酸残基 379 处的自催化活性加工而产生的，因此将以上两种肽链鉴定为 H.pylori-GGT 的 N 端肽和 C 端肽。接下来的实验他们使用了 GGT 的选择性抑制剂 Acivicin，并发现当 GGT 被抑制后，H.pylori 诱导的 COX-2、HB-EGF 和 AR 表达的上调也受到了抑制。此外，他们还发现 H.pylori 的基因突变型 GTT 缺陷株对 COX-2、HB-EGF 和 AR 的 mRNA 表达均没有影响，然而阻断 PI3K 和 p38 激酶可抑制 H.pylori GGT 对 COX-2、HB-EGF 和 AR 的 mRNA 的诱导，而 MAPKK 却无此作用。以上的结果证明，H.pylori 可通过其产生的 GGT 活化胃黏膜上皮细胞的 PI3K-p38 通路，并以此机制上调 HB-EGF、COX-2 等因子进而引起下游靶基因的变化，对机体造成影响。

ADAM 是一类糖基化的跨膜金属蛋白酶，它催化表面完整的膜底物的外域分解，产生 TNF-α、EGF 和 HB-EGF。有研究显示，用野生型 H.pylori 或与野生型 cagL 互补的 cagL 缺陷等基因突变体感染 AGS 细胞可抑制 H^+-K^+-ATP 酶的 α 亚基（HKα）启动子的活性，并促进 AGS 细胞 ADAM17 的活性，且这个过程可被 cagA 缺陷的 H.pylori 突变体的感染或 HKα 的 NF-κB 结合位点的点突变所破坏。另外，使用 ADAM17 siRNA 沉默 ADAM17 后，消除了 H.pylori 诱导的 HKα 启动子的抑制，并减少了 HB-EGF 的分泌。萨哈（Saha）等通过免疫共沉淀和免疫印迹法实验证明了 H.pylori 诱导 ADAM17/b1 复合物的解离，并且将 AGS 细胞与重组 cagL 或 ADAM17 共孵育可诱导对 HKα 启动子活性的抑制，含 RGD 的合成肽也有此作用。此外，特格特迈尔（Tegtmeyer）等的体外研究表明单纯纯化的 CagL 蛋白可以显著刺激 EGFR 和其他宿主的酪氨酸激酶。这些结果提示，H.pylori 感染胃上皮细胞可能通过诱导 cagL 依赖的 ADAM17/b1 整合素的解离、ADAM17 激活增加 HB-EGF 的胞外结构域脱落和蛋白分泌、EGFR 激活以及 NF-κB 与 HKα 启动子的结合来抑制 HKα 的转录活性，进而影响胃黏膜上皮的正常环境和功能。

pro-HB-EGF 作为一种跨膜前体蛋白，在细胞表面发生胞外结构域脱落后产生成熟的可溶性 HB-EGF，这一过程对于生长因子的生物活性至关重要，而且 MMPs 家族被认为在此过程中扮演了重要角色。Yin 等将致病性 H.pylori 60190 株和非致病性 H.pylori Tx30a 株与 3 种胃黏膜上皮细胞株（AGS、MGLVA1 和 ST16）共培养，建立体外感染模型。利用 qRT-PCR 检测相关基因表达，使用 ELISA 检测 HB-EGF 的脱落，用免疫荧光或免疫组化检测 HB-EGF 蛋白的表达，并以过表达酰胺化促胃液素的转基因胃癌小鼠 INS-GAS 为模型，在体内研究 HB-EGF、MMP-7、促胃液素与 EMT 的关系。与非致病株相比，致病株在 3 种胃黏膜细胞中均显著上调 EMT 相关基因 Snail、Slug 和 vimentin 的表达。同时他们还发现致病性 H.pylori 也上调了 HB-EGF 的脱落。进一步的研究结果显示，促胃液素、MMP-7 siRNA 或 MMP-7 中和抗体显著降低了 H.pylori 感染的胃细胞株中 HB-EGF 的释放，并降低了 EMT 相关基因的表达，同时促胃液素 siRNA 也可逆转 H.pylori 对 EMT 的影响。此外，在 INS-GAS 小鼠模型中，中和促胃液素后降低了 MMP-7、HB-EGF 和关键 EMT 蛋白的表达。以上结果提示，致病性 H.pylori 可能依赖于促胃液素上调 MMP-7，再通过 MMP-7 增加胃黏膜上皮细胞 HB-EGF 的脱落，使其蛋白表达水平升高，从而影响下游分子并影响胃部疾病的发生或发展。

研究证明，H.pylori 可以诱导促胃液素的表达。古纳瓦德纳（Gunawardhana）等发现 H.pylori 在诱导促胃液素的同时，还诱导了 EGF 家族成员中 EGF、HB-EGF 和 AR 的表达。他们在随后的研究中发现，G27ΔcagA 和 K74ΔcagA 两个含 cagA 突变体的 H.pylori 菌株都能诱导促胃液素启动子的活性达到与野生型菌株相似的水平，然而 G27ΔcagL 和 K74ΔcagL 未能诱导促胃液素启动子的活性。而且还有研究证明，H.pylori 缺失 cagL 会损害 T4SS 装置的组装。这些结果提示，T4SS 装置可能参与了这个过程，而并非 cagA。此外，他们还发现 H.pylori 可以刺激 HB-EGF 胞外结构域的脱落，并且这一过程是诱导促胃液素表达不可或缺的。进一步的研究结果证明，成熟的 HB-EGF 可通过反式激活 EGF 受体来激活促胃液素的启动子，并且 HB-EGF 的特异性 siRNA 可以显著阻断 H.pylori 诱导的促胃液素的表达。另外，他们利用特异性 siRNA 证明了 H.pylori 诱导促胃液素表达的机制与 MAPK 通路中 C-Raf、MEK1 和 ERK2 分子相关。综合以上的研究结果有研究者认为，在胃窦上皮细胞中 H.pylori 通过 T4SS 诱导 HB-EGF 的表达，并通过 T4SS 和部分 cagA 诱导 HB-EGF 的胞外结构域脱落。胃中增加的成熟 HB-EGF 与 G 细胞中的 EGF 受体结合并激活 ERK 通路中的 Raf、MEK1 和 ERK2，最终导致促胃液素表达的增加。被分泌的促胃液素再以旁分泌和内分泌的方式转运到其作用部位，上调胃窦、胃体和胃底的 HB-EGF 表达。这也为探明 H.pylori 对 HB-EGF 的调控提供了一条新的思路。

四、幽门螺杆菌对其他生长因子的调控

目前国内外关于 H.pylori 对其他生长因子调控的研究不仅数量少，而且多局限于现象论，缺乏深入系统的研究。尤尔科夫斯基（Jurkowska）等利用免疫组化方法，对 111 例接受上消化道内镜检查的有消化不良症状患者的胃组织标本进行了研究。与 H.pylori 阴性受试者相比，H.pylori 感染患者的胃黏膜中 EGF 和 EGFR 的表达明显增加，同时与 EGFR

同源的 C-ERB-B2 的表达也明显上升。在成功根除 *H.pylori* 后，EGF 及这两种受体的表达在患者胃体部均显著降低，但在胃窦部却仍然增加。这提示 *H.pylori* 可以调控胃组织中 EGF 及其相关受体的表达，并可能通过这种方式影响胃部疾病的发生和发展。Chen 等进行了一项前瞻性、观察性研究，他们通过胃镜活检收集了低级别上皮内瘤变（low-grade intraepithelial neoplasia, LGIN）患者的胃组织标本，使用 ^{14}C-UBT 评估了 *H.pylori* 的感染状况，并采用 ELISA 法检测这些患者血清和胃液中 EGF 和 PGE_2 的浓度。结果显示，在 5638 例慢性胃炎患者和 548 例对照中，慢性胃炎患者的 *H.pylori* 感染与疾病类型（内镜下分型）和疾病的严重程度相关，并且 *H.pylori* 阳性的 LGIN 患者血清 EGF 的浓度显著高于 *H.pylori* 阴性 LGIN 患者，血清 PGE_2 的浓度显著低于 *H.pylori* 阴性 LGIN 患者。经统计学研究发现，LGIN 患者血清 EGF、PGE_2 水平与疾病类型无显著相关性，但与疾病的严重程度显著相关。这提示 *H.pylori* 的感染可能影响了患者 EGF 和 PGE_2 的水平并与 LGIN 相关。

阿森西奥（Ascencio）等在体外培养了 *H.pylori*，并发现 *H.pylori* 可以以极强的亲和力结合 FGF，而且硫酸肝素与肝素的亲和力高于 FGFs 结合肝素的亲和力。随后他们通过免疫印迹法分析了 *H.pylori* 中与 FGF 结合成分的性质，发现一个分子量约 66kDa 的蛋白对 FGF 和硫酸肝素均表现出强烈的反应性；另一个分子量为 120kDa 的蛋白对 bFGF、胎球蛋白和乳铁蛋白具有反应性。结果表明，*H.pylori* 可能以两种独立的方式结合 FGF，第一种是 FGF 非特异性结合 66kDa 的黏性细胞表面的硫酸肝素结合蛋白 HSBP；第二种机制涉及 FGF 与 *H.pylori* 的一个 120kDa 蛋白结合，该蛋白也有一个富含唾液酸的糖蛋白结合域，即胎球蛋白和乳铁蛋白。提示 *H.pylori* 可能通过以上两个蛋白与 FGF 结合，并对机体产生影响。FGF7 被认为是角化细胞生长因子，具有广泛的促有丝分裂和细胞存活活性，并参与胚胎发育、形态发生、组织修复、肿瘤生长和侵袭等多种生物学过程。阿卜杜勒·阿蒂（Abd El Atti）等利用免疫组织化学方法检测了与 *H.pylori* 相关的 25 例胃炎、15 例 GC 组织和 5 例正常胃黏膜组织中肿瘤干细胞标志物 CD133 和 FGF7 的表达。结果显示，CD133 在 *H.pylori* 阳性胃炎和 GC 组织中的表达均显著高于正常组织（$P<0.001$），且 CD133 在重症胃炎患者中的阳性表达明显高于轻症胃炎患者。而 FGF7 在正常胃黏膜中的表达最低，其次为胃炎。另外与轻度和中度胃炎组相比，重度胃炎组 FGF7 在胃小凹和腺体中的表达评分最高（$P<0.001$），且 CD133 与 FGF7 的表达在胃炎和 GC 组织中均呈正相关。以上结果提示，*H.pylori* 可能刺激 CAFs 在胃组织中释放更多的 FGF7，并通过相关机制影响胃炎甚至 GC 的发生发展，并且 CD133 参与其中。赫达亚提（Hedayati）等探讨了 *H.pylori* 感染患者胃窦上皮细胞 *cag* 致病岛和毒力因子基因与 *FGF7* 基因表达在 GC 发生发展中的相关性。他们应用 qRT-PCR 方法检测了 *H.pylori* 感染的 GC 患者（病例组，53 例）和胃炎患者（对照组，50 例）胃窦上皮细胞 *FGF7* cDNA 的变化，并采用设计的特异性引物和 PCR 方法检测 *H.pylori* *cag* 致病岛及其他毒力因子基因的 cDNA。结果显示，GC 和 *H.pylori* 阳性患者的胃窦上皮细胞 *FGF7* 基因的表达明显高于胃炎和 *H.pylori* 阴性患者（$P<0.05$）。同时，*cag* 致病岛和 *hopQ* 基因型与胃窦上皮细胞 *FGF7* 基因的表达（cDNA 变化倍数）呈正相关（$P<0.05$）。这项研究提示，*FGF7* 基因在 *H.pylori* 致癌基因型感染患者胃窦上皮细胞中的表达与年龄等宿主因素有明显的相关性，且 *H.pylori* 可能通过 *cag* 致病岛影响 *FGF7* 基因的表达。

埃代米尔（Erdemir）等从 5 所小学中随机抽取了 161 名 6～14 岁的学生，检测了他们

血清中 *H.pylori* IgG、IGF-1、瘦素和胃饥饿素的水平。结果显示，*H.pylori* IgG 的阳性率为 34.2%。*H.pylori* 血清阳性被发现是较矮身高的独立危险因素，并且 IGF-1、血清瘦素和胃饥饿素水平与 *H.pylori* IgG 血清阳性无关（0.35ng/ml vs 0.55ng/ml，*P*=0.3；3267.4±753.0pg/ml vs 2808.3±911.4pg/ml，*P*=0.06；470±176ng/ml vs 521±179ng/ml，*P*=0.32）。Piotrowski 等检测了 PDGF、EGF、bFGF 和 TGF-b 对 *H.pylori* 蛋白酶降解的敏感性，并评估了细胞保护剂磺糖肽对这一过程的影响。他们将 ^{125}I 标记的 PDGF、EGF、bFGF、TGF-b 与 *H.pylori* 蛋白酶在 0～100mg/ml 磺糖肽的作用下孵育。结果表明，*H.pylori* 蛋白酶对 EGF 的降解率仅为 5%，对 bFGF 的降解率为 7%，而对 PDGF 和 TGF-β 的降解率分别为 61.7% 和 62.3%。随后他们在反应测定系统中引入磺糖肽，发现其能引起 *H.pylori* 蛋白酶对 PDGF 和 TGF-β 蛋白水解剂量依赖性的抑制。当磺糖肽浓度达到 100μg/ml 时，抑制作用最强，可使 PDGF 和 TGF-β 分别减少 84.4% 和 88.3%。这一结果提示，*H.pylori* 急性感染可通过其蛋白酶对 PDGF 和 TGF-β 进行降解。

第六节 幽门螺杆菌调控细胞死亡的机制

H.pylori 是一种革兰氏阴性菌，可以定植于胃的特定部位，再通过不同机制引发多种胃部疾病，*H.pylori* 感染对细胞死亡的调控就是其中之一。细胞死亡包括非程序性死亡（坏死）和程序性死亡，后者主要表现为细胞凋亡、自噬、细胞焦亡及铁死亡等，是细胞在接受某种信号或受到某些因素刺激后，为了维持内环境稳定而发生的一种主动性消亡过程。本节将重点阐述 *H.pylori* 调控细胞程序性死亡的机制。

一、幽门螺杆菌调控细胞凋亡的机制

细胞凋亡（apoptosis）是细胞为了维持内环境稳定，在一定条件下发生的有序死亡。与坏死不同，细胞凋亡是一个主动过程，它涉及一系列基因的激活、表达以及调控等，是细胞为更好地适应生存环境而主动争取的一种死亡过程。在正常细胞中，病原菌的感染可以干扰细胞内部的信号通路，也可以促进宿主细胞的凋亡。细胞凋亡包括三条主要通路，即线粒体通路、死亡受体通路和内质网通路。①线粒体通路主要受控于 B 细胞淋巴瘤 2（B-cell lymphoma-2，Bcl-2）蛋白家族，尤其是 Bax、Bcl-2、Bclxl 等在细胞凋亡的调控中起关键作用。②死亡受体通路主要由细胞膜上的凋亡相关因子（factor related apoptosis，Fas）、TNF-R1、肿瘤坏死因子相关凋亡诱导配体的受体 1（TNF-related apoptosis-inducing ligand-receptor 1，TRAIL-R1）等死亡受体介导，它们与配体结合后可以激活胱天蛋白酶（caspase），再通过一系列级联反应诱导细胞凋亡。③内质网通路主要由内质网失调引起，内质网 Ca^{2+} 平衡的破坏或者内质网蛋白的过量堆积会促进 caspase-12 的表达，同时使胞质的 caspase-7 转移到内质网表面，进而激活 caspase-12，而激活的 caspase-12 可进一步剪切激活 caspase-3，最终引发细胞凋亡。

大量研究证实，*H.pylori* 感染可通过刺激其毒力因子 VacA、OipA 和 LPS 等炎症介质的释放而诱导细胞的凋亡，从而对胃黏膜造成破坏。莫斯（Moss）等的研究表明，在未感染 *H.pylori* 的非溃疡性消化不良患者中凋亡细胞罕见，而在 *H.pylori* 感染的 DU 患者中凋亡细胞较多。此外，在根除 *H.pylori* 后增加的凋亡细胞数量也恢复正常。多项研究表明，

H.pylori VacA 可诱导胃黏膜上皮细胞凋亡，但 CagA 却可减轻胃黏膜上皮细胞的凋亡。Liu 等发现，*H.pylori* 感染后 Bcl-2 的表达受到下调，同时 Bax 和 caspase-3 的表达上调，提示急性 *H.pylori* 感染是通过激活 caspase-3 的经典线粒体凋亡途径而促进细胞凋亡的。而 *H.pylori* 的慢性感染则可能通过下调 Bax 的表达以及上调 Bcl-2 和 Bclxl 的表达来诱导凋亡耐受。有文献报道，VacA 可通过启动 Cl⁻ 内流来攻击细胞的线粒体，再通过线粒体通路诱导胃黏膜上皮细胞凋亡，同时调节 Bax/Bcl-2 的比例，诱发炎症前因子释放，最终降低细胞内 ATP 的水平而造成胃黏膜的损伤。还有一些研究显示，*H.pylori* 诱导死亡受体介导的细胞凋亡，其可能并不依赖于 *H.pylori* 的毒力因子 VacA 和 CagA，而是直接促进胃黏膜上皮细胞凋亡。这表明除了细菌自身因素外，免疫因素在决定 *H.pylori* 感染时的细胞损伤程度方面也很重要。事实上，*H.pylori* 刺激宿主的炎症/免疫应答可导致大量细胞因子的释放。在 *H.pylori* 的感染过程中，Th1 细胞会选择性增加，由其产生的细胞因子如 TNF-α 和 IFN-γ 可增加其他促炎因子的释放，进而显著促进细胞凋亡。此外，*H.pylori* 还可通过增加 Fas 的表达，导致胃黏膜上皮细胞的凋亡，并通过 Fas/Fas 配体（FasL）与浸润的 T 细胞相互作用进而促进胃黏膜上皮细胞凋亡。这些发现提示，*H.pylori* 感染期间免疫介导的胃黏膜上皮细胞凋亡也发挥了作用。

有研究证明，在 *H.pylori* 导致的胃炎中，TRAIL/TRAIL-R 的相互作用参与了浸润性 T 细胞与胃黏膜上皮组织的相互作用。而感染 *H.pylori* 的人胃黏膜上皮细胞对 TRAIL 介导的细胞凋亡具有易感性，提示在 *H.pylori* 感染过程中胃黏膜上皮细胞可能通过浸润性 T 细胞而发生免疫介导的细胞凋亡。有文献报道，*H.pylori* 诱导的胃黏膜上皮细胞对 TRAIL 介导的凋亡的敏感性依赖于 caspase-8 及其下游通路的激活，从而将死亡信号传递到线粒体，导致细胞凋亡。此外，*H.pylori* 还可以通过调节 FLICE 抑制蛋白（FLIP）和死亡诱导信号复合物（DISC）的组装来提高对 TRAIL 介导凋亡的敏感性，从而激活相关 caspase 促进细胞凋亡。此外，一些研究还提示 *H.pylori* 诱导的 TRAIL 途径的细胞凋亡仅依赖于细菌与细胞的直接接触，而与 *H.pylori* 毒力因子的表达无关。有研究者报道，*H.pylori* 可能与胃黏膜上皮细胞相互作用后，通过细胞毒素直接触发细胞凋亡。多项研究证明，*H.pylori* 可通过Ⅳ型分泌系统将 CagA 转位至胃黏膜上皮细胞，从而造成细胞内的蛋白磷酸化和宿主细胞内信号转导通路的失调。另外，*H.pylori* 细胞壁的 LPS 已被证明可以干扰胃黏膜上皮细胞和细胞外基质蛋白之间的相互作用，影响胃黏膜 IL-4 的表达并导致内皮素-1（endothelin-1，ET-1）和 TNF-α 的产生增加，并诱发细胞凋亡。还有报道证明，LPS 可与 LN 结合引起急性胃炎，诱导胃黏膜上皮细胞凋亡。在这个过程中，caspase-8 和线粒体发挥了重要作用。最近一项大鼠动物研究表明，胃内应用 *H.pylori* LPS 可引起胃黏膜上皮细胞的凋亡明显增加，大量凋亡细胞不仅出现在浅表上皮，而且还可以出现在腺体的深层，且凋亡细胞数与诱导的急性炎症分级呈正相关。另有研究证明，OipA 蛋白作为 *H.pylori* 的主要毒力因子之一，可诱导胃黏膜上皮细胞产生促炎信号和 IL-8 的分泌，还可引起中性粒细胞的渗透、黏着斑激酶的激活、细胞骨架的重组和树突状细胞的抑制等，并引起细胞 Bax 表达的升高和 Bcl-2 表达的降低，最终通过线粒体途径诱导细胞凋亡。

贝尔德（Baird）等于 2013 发现 *H.pylori* 感染可以诱发内质网应激。内质网应激所激活的未折叠蛋白反应（unfolded protein response，UPR）中的关键调节因子，如 BIP、CHOP、XBP1 等在 *H.pylori* 阳性受试者中均呈高表达。内质网应激诱导的细胞凋亡主要是由 CHOP

转录介导的。有报道证实，在加入 H.pylori 毒力因子 VacA 孵育胃黏膜上皮细胞后，CHOP 的水平受到明显上调。此外，PERK 基因（EIF2AK3）的沉默减弱了 VacA 介导的 eIF-2a 磷酸化、Bim 和 Bax 的表达，以及 VacA 诱导的细胞凋亡。这表明 H.pylori 的 VacA 可能通过内质网途径引发细胞凋亡。此外，在 H.pylori 感染的胃黏膜中，研究者们还观察到了树突状细胞的改变。Kim 等使用纯化的 H.pylori VacA 处理树突状细胞后，诱导了胞质 Bax 转位和线粒体释放细胞色素 c，从而导致细胞凋亡。事实上，抑制内质网应激可以显著抑制 VacA 诱导的树突状细胞的凋亡，这表明内质网应激对调节 VacA 刺激引起的树突状细胞凋亡也至关重要。

此外，H.pylori 引起的细胞凋亡还受其他因素的影响。最近的一项研究报道称，H.pylori 的尿素酶可明显促进其诱导的细胞凋亡。一般情况下，H.pylori 产生的尿素酶可将尿素水解为 NH_3 和 CO_2。胃壁固有层内或浸润于上皮的中性粒细胞可被 H.pylori 释放的多种介质激活，并可产生大量的 ROS 代谢产物，如超氧化物（O_2^-）、过氧化氢（H_2O_2）和次氯酸（HClO）。而 NH_3 和 HClO 的反应产物——氯胺（NH_2Cl）可能参与了 H.pylori 引起的胃黏膜损伤。一项体外研究表明，NH_2Cl 抑制大鼠胃黏膜细胞系 RGM-1 的生长，细胞暴露于 NH_2Cl 后产生了一部分亚二倍体细胞，这些细胞具有凋亡的寡核 DNA 的降解特征。同样，NH_2Cl 还可诱导胃细胞系 MKN45 的 DNA 片段化。此外，他们观察到 NH_2Cl 通过激活 caspase-3 显著增加了细胞质单核小体和寡核小体，并与线粒体通透性转换发生率的增加相关。活性氮是在诱导型 iNOS 的刺激下由一氧化氮合成而来的。H.pylori 感染导致宿主巨噬细胞表达诱导型 iNOS 和持续产生一氧化氮，同时中性粒细胞浸润胃黏膜，作为宿主对感染应答的一部分而发挥作用。这种内源性反应性氮中间产物的形成随后可导致 DNA 的损伤，引起细胞周期停滞或细胞凋亡。一项体外研究证明，活性氮也可能直接导致胃黏膜上皮细胞的凋亡。

二、幽门螺杆菌调控细胞自噬的机制

自噬（autophagy）是一种重要的生理过程，也被称为 II 型程序性细胞死亡。当细胞处于饥饿、缺氧等应激状态时，机体吞噬病变的细胞器或受损的细胞质蛋白，形成自噬体。自噬体与溶酶体结合形成自噬溶酶体，主要用于提供能量和降解细胞中的某些成分，这一过程可以使机体重新获得氨基酸和其他大分子进行循环，以维持细胞稳态。自噬的机制简单来说就是特异性受体对选择性底物的识别，其途径主要分为以下三种类型，伴侣介导的自噬（chaperone-mediated autophagy，CMA）、微自噬和巨自噬。CMA 是一种选择性溶酶体途径，伴侣复合物将 CMA 的底物递送到溶酶体膜上，同时也可以直接通过胞质热激同源蛋白 70（heat shock cognate protein 70，Hsc70）识别靶序列，将胞质蛋白转移到溶酶体中，然后将货物蛋白转运到溶酶体相关膜蛋白 2（lysosomal associated membrane protein 2，LAMP2）上，其中 Hsc70 是 CMA 的必要前提。微自噬主要是指溶酶体或者液泡内膜直接内陷底物包裹并进行降解的过程。而巨自噬是指溶酶体融合具有双层膜结构的自噬体，参与受损细胞器的分解以及蛋白质和病原体的聚集过程，一般情况下所说的自噬是指巨自噬。重要的是，巨自噬是 H.pylori 感染中报道最多的自噬类型。

大量研究证明，H.pylori 的急性感染可促进自噬。事实上，细菌的 OMVs 可以将肽聚糖递送到宿主细胞的细胞质中，并在体内诱导免疫应答。有研究证实，H.pylori 的 OMVs

可诱导自噬，而自噬对于促炎趋化因子的产生至关重要。OMVs 依赖于核苷酸结合寡聚化结构域包含蛋白 1（nucleotide-binding oligomerization domain-containing protein 1，NOD1）结合丝氨酸/苏氨酸激酶 2（MAST2）的信号通路，该通路对诱导自噬和产生 IL-8 有重要作用。此外，H.pylori 的 OMVs 还可诱导不依赖 VacA 的自噬体形成。此外，VacA 是参与 PU 和 GC 发病的关键毒力因子。VacA 毒素可诱导包括细胞空泡化、膜通道形成、内体/溶酶体功能破坏、细胞凋亡和免疫调节等一系列过程。VacA 依赖于抑制哺乳类雷帕霉素靶蛋白复合体 1（mammalian target of rapamycin complex 1，mTORC1），而 mTORC1 能协调营养和能量应激信号，以促进代谢稳态。有研究证明，在给予 VacA 刺激的胃黏膜上皮细胞中，可激活 mTORC1 信号通路，通过抑制 Unc-51 样激酶 1（unc-51-like kinase 1，ULK1）复合物促进细胞自噬。还有研究发现，低密度脂蛋白受体相关蛋白 1（low-density lipoprotein receptor-related protein-1，LRP1）可以作为 VacA 的受体，与其形成 LRP1 的偶联物以调节自噬体和自噬溶酶体的形成。此外有研究报道，VacA 可以通过引发内质网应激而促进自噬，并且抑制自噬可以明显减少 VacA 诱导的细胞死亡，同时 VacA 可以触发内质网应激并增加 Tribble 假激酶 3（tribbles pseudokinase 3，TRIB3）的表达，提示 TRIB3 在内质网应激诱导的自噬中发挥重要作用。除此之外，研究人员还发现敲低内质网应激效应蛋白可以显著减少自噬溶酶体的形成和细胞死亡。以上说明，VacA 可以通过内质网应激导致胃黏膜上皮细胞自噬性死亡。Terebiznik 等在体外实验中发现，VacA 可以诱导胃黏膜上皮细胞的自噬，并可以检测到细胞质中细胞成分的降解和再循环。与 VacA 诱导的空泡形成相类似，VacA 诱导的自噬依赖于 VacA 形成膜通道的能力，但 VacA 诱导形成的自噬小体与其诱导形成的更丰富、更大的细胞内空泡并不相同。并且，抑制自噬可导致细胞内 VacA 稳定性的增加，细胞空泡化也随之增加。

这种 VacA 对自噬的诱导，可能是宿主细胞降解 VacA，并防止其他毒素诱导细胞损伤的一种反应。另有研究证明，H.pylori 感染胃黏膜上皮细胞后不仅能以 VacA 依赖的方式诱导自噬，还能以通过调节细胞内 VacA 的水平来诱导自噬体的形成。此外，研究者使用纯化的 VacA 毒素（pVacA）处理细胞后，发现 GFP-LC3 的丰度和 LC3 Ⅱ 的产生明显增加。还有文献报道，自噬相关 16 样蛋白 1（autophagy-related 16-like protein 1，ATG16L1）的基因已被确定为 H.pylori 感染的候选宿主基因。综上所述，这些结果提示短期暴露于 VacA，可触发自噬以保护胃黏膜细胞免受细菌和毒素的侵害；而长期暴露于 VacA，可破坏自噬，进而促进 H.pylori 感染引起的慢性炎症损伤，并可能最终促进癌变。

尽管 H.pylori 的慢性感染可以抑制自噬，但其机制与急性感染不同。Tang 等在研究中发现，miRNA（miR）-30b 在慢性 H.pylori 感染中会受到明显上调，而上调的 miR-30b 可作用于 Beclin-1（BECN1）和 ATG12 两个靶点，从而抑制自噬体的形成，这种受损的自噬进程能够进一步促进 H.pylori 的持续感染。此外，ATG2B、ATG5、ATG12、BECN1 和 Bcl-2 的相互作用蛋白 BNIP3L 是 miR-30d 的靶点，H.pylori 的慢性感染可以通过上调 miR-30d 的作用于以上靶点，引起对自噬的抑制，同时延长 H.pylori 在胃黏膜上皮细胞内的生存。另外，H.pylori 感染可诱导微管相关蛋白 1 轻链 3a 变异体 1 的甲基化沉默，这也可能会影响自噬。一项从人类自噬数据库和已发表的微阵列数据得出的研究结果表明，几个核心自噬基因（ATG16L1、ATG5、ATG4D 和 ATG9A）在伴有轻度消化不良症状的慢性 H.pylori 感染患者中均被显著下调。此外，cagA 阳性的 H.pylori 菌株可以在胃黏膜组织中持续存在。一项研究发现，在 *cagA* 阳性 *H.pylori* 的感染者中，炎症细胞因子的水平明显上升，c-Met/Akt 信号通路被激活，进而下调自噬蛋白的水平。然而，慢性炎症在 *H.pylori* 对自噬抑制过程中的作用机制仍不清楚。

H.pylori 含有大量的分泌蛋白，包括在 *H.pylori* 感染患者的血清中被高度识别的肽基脯氨酸顺反异构酶（peptidyl-prolyl cis-trans isomerase，PPIase）幽门螺杆菌肽基辅氨酸异构酶 0175（helicobacter pylori secretory peptidyl prolyl isomerase，HP0175）。HP0175 一直被认为是胃黏膜上皮细胞凋亡的诱导剂，近年来的一些研究发现 HP0175 还可以介导胃黏膜上皮细胞的自噬。哈尔德（Halder）等发现，HP0175 也可以通过调节蛋白激酶 R 样内质网激酶（protein kinase R-like endoplasmic reticulum kinase，PERK）的活性激活 ATF4 和 CHOP 的转录，进而影响细胞中 Beclin-1、ATG5 和 UKL1 的表达，并以 PERK 依赖于 UPR 的方式诱导 LC3 Ⅰ 向 LC3 Ⅱ 转化，最终影响细胞的自噬。同样，在急性感染期间 HP0175 可以上调 ATGs 的表达，而不依赖于有功能的 VacA，但其调控自噬的深入机制仍需进一步研究。另外，Bravo 等最近描述了 *H.pylori* 所表达的 GGT 的毒性作用，它可以通过降低溶酶体中组织蛋白酶 B 的活性，对自噬的晚期阶段造成抑制。

综上，急性 *H.pylori* 感染时，可在胃黏膜上皮细胞中诱导典型的自噬以维持内环境的稳态；而慢性感染时，则引起自噬相关蛋白的功能障碍，这种对自噬的抑制可导致机体持续感染 *H.pylori*。这提示，通过上调胃黏膜上皮细胞的自噬相关蛋白，可能会成为清除 *H.pylori* 的一种策略，而这一策略可与自噬诱导剂作为新型治疗 *H.pylori* 的药物共同应用。

三、幽门螺杆菌调控细胞焦亡的机制

焦亡（pyroptosis）又称细胞炎性坏死，表现为细胞不断胀大直至细胞膜破裂，导致细胞内容物的释放进而激活强烈的炎症反应。在存在 PAMP 或细胞衍生的损伤相关的分子模式（damage associated molecular pattern，DAMP）的情况下，细菌、病毒、真菌和原生动物的细胞内感染都会引起细胞焦亡。细胞焦亡被认为是病原体感染后可能触发的主要细胞死亡方式，它通常在先天免疫系统的细胞（如单核细胞、巨噬细胞和树突状细胞）中被诱导。

目前细胞焦亡的机制分为经典途径和非经典途径。在经典细胞焦亡途径中，NOD 样受体蛋白 3（NOD-like receptor protein 3，NLRP3）、含 NLR 家族 CARD 域蛋白 4（NLR family CARD domain-containing protein 4，NLRC4）、黑色素瘤缺乏因子 2（absent in melanoma 2，AIM2）、地中海热蛋白等炎症小体被激活后，裂解 pro-caspase-1 形成具有活性的 caspase-1。caspase-1 可以剪切包括焦孔素 D（gasdermin D，GSDMD）在内的多种 gasdermin 蛋白家族成员，暴露其特定的活性端，结合细胞膜脂质并导致细胞膜穿孔及细胞焦亡；同时 caspase-1 还可以促使 pro-IL-1β 形成有活性的 IL-1β，释放到细胞外以扩大炎症反应。在受到 LPS 刺激后，caspase-4、caspase-5 和 caspase-11 可以与 LPS 直接结合并启动焦亡进程，导致细胞膜穿孔、细胞溶解死亡并引起炎症反应。在这个过程中，LPS 可以直接与 capase-4/5/11 结合。一方面，活化的 caspase-4/5/11 可以裂解 GSDMD 蛋白，GSDMD 蛋白的 N 端既可以介导细胞膜溶解与细胞焦亡，又可以激活 NLRP3 炎症小体来活化 caspase-1，最终产生 IL-1β 并外释；另一方面，活化的 caspase-4/5/11 可以激活通道 pannexin-1，释放 ATP 以开放胞膜通道 P_2X_7，使细胞膜形成小孔诱导细胞焦亡，而激活的 pannexin-1 还可以通过外释 K^+ 激活 NLRP3 炎症小体，最终产生 IL-1β 并外释。

目前，关于 *H.pylori* 对细胞焦亡直接调控的研究并不多见。一些研究证明，在胃黏膜上皮微环境中，*H.pylori* 通过调节炎症小体的激活和细胞焦亡来维持其生存。*H.pylori* 调节的 NLRP3 炎症小体是 IL-1β 分泌的主要介质，但也有研究报道过非 NLRP3 依赖的免疫应答调节机制。*H.pylori* 的鞭毛蛋白 FlaA 在不激活 NLRC4 炎症小体的情况下引起 NLRC4 的 Ser533 磷酸化，并通过未知的机制逃避了 NLR 家族凋亡抑制蛋白（NLR apoptosis-inhibitory protein 5，NAIP5）的检测。通常，胃黏膜上皮细胞表面相关糖蛋白黏蛋白 1（mucin 1，MUC1）在细胞表面呈高表达，以此保护上皮免受炎症和感染的损伤。有研究者在感染了 *H.pylori* 的小鼠体内，发现了 MUC1 依赖的 NLRP3 炎症小体的激活现象，并可以引发细胞焦亡及胃黏膜炎症，而这是通过 NF-κB 依赖的信号通路实现的。另据报道，在 *H.pylori* 感染的人中性粒细胞中，NLRP3 的激活并不依赖于 T4SS、TLR2 和 TLR4。而且有研究者在 *H.pylori* 感染的 THP-1 巨噬细胞中也发现了 caspase-1 依赖的 ROS、K^+ 外排和 Ca^{2+} 信号诱导的 NLRP3 炎症小体的形成。*H.pylori* 尿素酶作为一种新型免疫调节剂，被发现可通过树突状细胞中的 TLR2 信号激活 NLRP3 来预防哮喘。而研究者还发现，*H.pylori* 感染也可以通过 NLRP3 诱导 IL-18 的分泌来预防炎症性肠疾病。研究发现，Cag 致病岛（Cag-PAI）也可以促进 NLRP3 炎症小体的形成。在人源化的小鼠中，*H.pylori* 诱导 NLRP3 的激活也被认为在先天性和获得性免疫应答中发挥作用，从而导致 Treg 的产生以及 Th1 的抑制。目前很少有报告证明 *H.pylori* 感染可以在转录水平调控炎症小体。Li 等发现，在体内及体外的 *H.pylori* 感染都可通过抑制 miR-22 上调 NLRP3 炎症小体的表达。另有研究者在体外实验中发现，NLRP3 mRNA 的靶向 miRNA hsa-miR-223-3p 也可以上调 NLRP3，但不依赖于 CagA、VacA、CGT、FlaA 和 *cag*-PAI 毒力因子。此外，IL-1β 和 IL-18 等促炎细胞因子的生成对于有效的免疫应答和细胞内外病原体的控制至关重要。NLR 成员如 NLRC4、NLRP1、NLRP3 和包含 HIN20 结构域的蛋白 AIM2 已被证明可诱导多聚体炎性小体复合体的形成，从而激活 caspase-1 前体。此外，最近还发现 NLR 如 NLRP6、NLRP7 和 NLRP12 与炎性小体的形成有关。Hitzler 等用 *H.pylori* 感染小鼠骨髓来源的树突状细胞（BMDCs）和小鼠模型进行了一项研究，发现 *H.pylori* 引起了 caspase-1 介导的 pro-IL-1β 和 pro-IL-18 的活化，这表明宿主抗 *H.pylori* 免疫的许多方面都受到炎症小体的影响，包括 caspase-1、IL-1β 和 IL-18 的激活。该研究还发现，感染 *H.pylori* SS1 株的小鼠肠系膜淋巴结中活化的 caspase-1 的细胞数量明显增加，而 *H.pylori* 特异性 T 细胞就发生在这里。另外，caspase-1$^{-/-}$ 小鼠在感染 *H.pylori* 后，其 BMDCs 并不能激活 pro-IL-1β 和 pro-IL-18。有趣的是，caspase-1$^{-/-}$ 小鼠能够比野生型小鼠更好地控制感染。这些均提示 *H.pylori* 可能通过活化 caspase-1 来激活相关炎症小体，进而促进 pro-IL-1β 和 pro-IL-18 的活化。另一项研究报道，*H.pylori* 诱导的 BMDCs 中 NLRP3 炎症小体的激活涉及 K^+ 外流、吞噬作用和活性 ROS 产生等。他们还表明，用热灭活的 *H.pylori* 和缺乏功能性 T4SS 或 VacA 的菌株处理细胞后，在 BMDCs 中未检测到炎症小体介导的 caspase-1 的活化。*H.pylori* 感染在 *Nlrp3*$^{-/-}$ 小鼠胃黏膜的定植率较高，但炎症反应较轻，其机制可能与 *Nlrp3*$^{-/-}$ 小鼠胃黏膜中 IL-17 和 IFN-γ 的减少，以及 CD45$^+$ 和 CD4$^+$ 细胞浸润的减少有关。

大量研究证明，*H.pylori* 可以通过 TLR2 和 NOD2 信号通路激活炎症小体，从而引发细胞焦亡。NOD 样受体（NLR）包括 NOD1 和 NOD2，是参与固有免疫的一大组蛋白。在这些细胞内的模式识别受体（pattern recognition receptor，PRR）中，一些在感知细菌成分和诱导促炎变化方面的作用自大约 10 年前被发现以来已被详细研究。NLR 的其他成员，如 NLRC4、NLRP1 和 NLRP3，也能通过形成炎症小体来激活 caspase-1 前体，再通过活化 IL-1β 和 IL-18 诱导促炎细胞死亡或细胞焦亡。最近有研究发现，NLRP6、NLRP7 和 NLRP12 也与炎症小体的形成有关。早期的一项研究表明，*H.pylori* 感染可使患者胃黏膜中 IL-18 mRNA 的表达增加，而 caspase-1 的活化和 IL-18 的成熟形式却无显著差异。另一项研究发现，*H.pylori* 感染的胃黏膜上皮细胞和单核细胞中 IL-18 mRNA 和蛋白的表达依赖于 *cag*-PAI 的状态和 OipA 的表达。此外，关于 *H.pylori* 感染过程中炎症小体是否参与的一项研究阐明了 *cag*-PAI 和 TLR2 → NOD2 → NLRP3 轴在小鼠树突细胞活化 IL-1β 中的作用。然而另一项研究表明，与 *Nlrp3*$^{-/-}$ 小鼠和野生型小鼠相比，缺乏 IL-1β、IL-1 受体和 caspase-1 的小鼠在感染 *H.pylori* 时显示出更多的细菌负荷。科赫（Koch）等用特异性 Δ*ureA* 和 Δ*ureB* 突变体感染树突细胞，确定了 UreB 在炎症小体激活中的作用。有研究表明，IL-1β 的表达是通过 *H.pylori* LPS 介导 TLR4 的活化来诱导的，而特定的 LPS 突变体没有出现这种效果，这表明在 *H.pylori* 感染中 TLRs 在炎症小体的激活中需要协同作用。*Tlr2* 和 *Nlrp3* 缺陷小鼠体内产生 IFN-γ 的 CD4$^+$ 细胞明显增加，*H.pylori* 定植减少。而缺乏 NLRP3 炎症小体下游靶基因 *Casp1*、*Il18*、*Il18r* 的小鼠也显示出较低的 *H.pylori* 定植率。这表明 TLR2 介导的 NLRP3 炎症小体的激活有利于 *H.pylori* 的定植和持续存在。另外，与感染野生型细菌的小鼠相比，感染 Δ*ureB* 突变体的野生型小鼠也能产生更多的 IFN-γ。同样，*Tlr2* 或 *Nlrp3* 缺陷的小鼠在感染 *H.pylori* 时可产生更多的 IFN-γ。这提示 *H.pylori* 可能通过 UreB 激活依赖 TLR2 的 NLRP3 炎症小体，对机体产生影响。

此外，VacA 和 CagA 对炎症小体激活的 IL-1β 分泌不是必需的，Kim 等发现缺失 CagL（T4SS 结构的重要组成部分）的 *H.pylori* 显著影响炎症小体 NLRP3 的激活和 IL-1β 分泌的促进。这提示完整的 T4SS 在这一过程中发挥重要作用。有研究发现，IL-1β 和 NLRP3 的表达依赖于 TLR2 和 NOD2。有研究者在 *Tlr2* 或 *Nod2* 缺陷小鼠的树突细胞中发现，感染 *H.pylori* 可使炎症小体的活化显著降低；而在双缺陷小鼠中，这种效应得到增强。Kim 等发现，*Casp1* 缺陷的树突细胞在感染 *H.pylori* 后表达出与野生型小鼠相似水平的 pro-IL-1β，但并不能分泌有活性的 IL-1β。并且与野生型小鼠相比，*H.pylori* 的定植在 *Il1*、*Il1r* 和 *Casp1* 缺陷小鼠中增加，而 *Nlrp3* 缺陷小鼠却显示出正常的定植，这与上述研究形成了对比。综上所述，在 *H.pylori* 感染过程中，TLR2 和 NOD2 共同参与了 NLRP3 炎症小体的激活，这一过程需要 UreB、LPS 和 CagL 等细菌因子。

四、幽门螺杆菌调控细胞铁死亡的机制

铁死亡（ferroptosis）最早由哥伦比亚大学斯托克韦尔（Stockwell）在 2012 年提出，是一种区别于细胞凋亡、细胞坏死、细胞自噬的新型细胞程序性死亡方式。本质上，铁死亡是铁依赖的毒性脂质过氧化物的堆积和多不饱和脂肪酸的消耗所引起的细胞死亡形式。细胞内 Fe^{2+} 通过芬顿反应（Fenton reaction）产生大量 ROS，并介导产生有毒的脂质过氧化物，当超过细胞负载能力时引发氧化应激反应，最终导致细胞死亡。铁的堆积、ROS 的产生和有毒的脂质过氧化物是铁死亡的主要特征，这一过程受到多种代谢途径的调控，包括氧化还原稳态，线粒体活性和脂质、氨基酸、糖、铁代谢，以及各种与疾病相关的信号途径。

目前认为，主要有三条通路参与了铁死亡的调控：①经典途径是胱氨酸/谷氨酸反向转

运体-谷胱甘肽-磷脂过氧化物酶谷胱甘肽过氧化物酶4（SLC7A11-GSH-GPX4）依赖途径，该途径于2014年首次被提出。GPX4是唯一已知的在正常生理条件下参与毒性脂质氢过氧化物（L-OOH）转化为无毒脂质醇（L-OH）的GPX。当谷胱甘肽（GSH）耗竭时，GPX4的活性下降，脂质氧化物不能通过GPX4催化的谷胱甘肽还原酶的反应进行代谢，ROS就会过度堆积。因此作为GPX4的首选底物，细胞内GSH的水平被认为是调控铁死亡的关键成分。②铁死亡抑制蛋白1（ferroptosis suppressor protein 1，FSP1）依赖途径于2019年被两个不同研究团队报道为调控铁死亡的新途径，并发表在 Nature 杂志。FSP1是该途径中主要的铁死亡抵抗因子，可以催化泛醌转化为泛醇，防止细胞膜脂质过氧化。③2021年一项发表在 Nature 的研究成果确定了二氢乳清酸脱氢酶（dihydroorotate dehydrogenase，DHODH）依赖的途径。DHODH可通过将泛醌还原为泛醇来介导铁死亡，具体发生在线粒体中。

由于铁死亡发现较晚，目前尚无足够和确凿的证据证实 H.pylori 直接参与了细胞铁死亡的调控。希林（Shirin）等从纽约圣卢克罗斯福医院接受诊断性食管胃镜检查的57例患者中获得了胃活检样本。纳入标准为：有内镜检查的临床指征，年龄大于或等于18岁，并有能力给予知情同意。同时他们在体外培养了人GC的AGS细胞，并在体内和体外测定了 H.pylori 对胃组织和AGS细胞中GSH浓度的影响。结果显示，在19例 H.pylori 感染患者的胃活检标本中，GSH的浓度显著低于38例正常对照，并且与炎症细胞的数量呈负相关。在体外，H.pylori 最初使AGS细胞内的GSH水平升高，但随后细胞内GSH的储存在24h后被完全耗尽，并且在 H.pylori 中未检测到GSH。这项研究提示，H.pylori 在胃黏膜感染后可以导致胃组织GSH水平的降低甚至耗竭，而这很可能会引起抗氧化体系的功能失调，导致细胞的铁死亡。Matsuoka 等使用 H.pylori 26695株感染AGS细胞，并通过代谢组学方法分析感染后的AGS细胞中代谢通路的改变。通过液相色谱质谱检测，他们并未发现核苷酸生物合成、糖酵解途径、磷酸戊糖循环、尿素循环和三羧酸循环的特征性代谢产物的变化，但氨基酸的代谢产物分别在 H.pylori 感染后的6h和24h分别出现了降低和增加的趋势。更重要的是，在GSH循环方面，其代谢产物在 H.pylori 感染后的6h和24h均呈下降趋势。随后，他们用AG、DU和GC患者组织中分离出的6个 H.pylori 不同菌株感染AGS细胞，检测细胞中GSH和谷胱甘肽二硫化物（glutathione disulfide，GSSG）的水平。结果显示，与DU和AG来源的菌株相比，GC来源的菌株感染AGS细胞后GSH的水平和氧化应激的程度下降幅度更大。不同临床菌株间GSH相关因子mRNA表达之间的差异无统计学意义，但GC来源菌株感染AGS细胞后谷胱甘肽合成酶（glutathione synthetase）的蛋白表达低于DU和AG来源的菌株。这些结果提示，GC衍生的 H.pylori 在宿主中诱导的氧化应激更强，可能更容易引起宿主细胞的铁死亡。

半胱氨酸（cysteine）是合成GSH的限速原料，主要由胱氨酸（cystine）还原而来，而cystine进入细胞依赖于胱氨酸/谷氨酸反向转运蛋白SLC7A11，因此SLC7A11被视为铁死亡的关键抑制性调节因子之一。Li等使用 H.pylori 7.13或43 504株感染胃AGS细胞，通过qRT-PCR检测发现了包括 SLC7A11 在内的7个被明显上调的mRNA。并且动物实验的结果也同样显示，H.pylori 感染显著上调了编码基因 SLC7A11 和 RELB 的转录水平。这些均证明，H.pylori 感染后在体内和体外都能明显促进 SLC7A11 的表达，进而可能诱发细胞的铁死亡。在最近的研究中，Ni等发现了上皮特异性调节因子miR-375可以直接靶向SLC7A11，从而降低细胞GSH水平，触发铁死亡的过程。Zhang等构建了miR-375的

过表达和敲低与 *H.pylori* 体外感染的细胞模型，发现 *H.pylori* 可以下调 miR-375 的水平。Miao 等发现 miR-375 在 *H.pylori* 感染的胃黏膜上皮细胞株中表达下调，并且与在共培养细胞模型中观察到的促炎细胞因子的表达模式完全相反。此外，他们还发现了 Janus 激酶 2（JAK2）是 miR-375 的真正靶点，可以进一步激活 STAT3 和其他下游靶分子。以上结果提示，*H.pylori* 对胃黏膜上皮细胞 miR-375 的下调很可能作用于 SLC7A11，从而影响 GSH 的水平，导致细胞铁死亡，这一过程可能和 JAK2-STAT3 信号通路相关。

另外，*H.pylori* 的 DHODH 相对保守，目前已有关于吡唑类和噻二唑烷二酮类可以选择性抑制 *H.pylori* DHODH 的报道。这些化合物与 CoQ 具有竞争性，对 *H.pylori* DHODH 的选择性高于人类。另有一些研究者从先导化合物开始，合成了一些基于吡唑核心的强效 *H.pylori* DHODH 抑制剂，该抑制剂对 *H.pylori* 表现出不错的抗菌活性。同时并未观察到对多种其他革兰氏阳性和阴性微生物（金黄色葡萄球菌、粪肠球菌、酿脓链球菌、大肠杆菌、流感嗜血杆菌、卡他莫拉菌和铜绿假单胞菌）的抗菌活性。这些结果提示，*H.pylori* 自身的 DHODH 很可能是引发胃组织细胞铁死亡的重要机制之一。

（黄　涛）

第七节　幽门螺杆菌感染的动物模型

H.pylori 感染最常在儿童时期观察到，细菌主要在胃黏膜上定居，如果它们得不到治疗，感染将终生持续存在。流行病学的数据表明，感染是通过口-口、粪-口或医源性途径进行传播的，同时水可能是感染传播的潜在来源。*H.pylori* 感染与胃炎、GU 和 DU 等胃肠疾病的发展有关，同时感染也增加了患 GC 的风险。*H.pylori* 相关性 GC 在致癌感染的癌症病例中所占比例最大。还有研究发现，超过 77% 的新 GC 病例和 89% 以上的新 NCGC 病例与 *H.pylori* 的感染有关。

科雷亚（Correa）的 GC 发展级联是一个多步骤肠道型过程，按照慢性胃炎、萎缩性胃炎、肠上皮化生、异型增生的顺序发展，最后是 GC，萎缩性胃炎患者患 GC 的风险最高（3.5 倍）。然而，根除 *H.pylori* 感染和手术切除癌前病变有助于预防癌症的发展。尽管由于近年来使用动物模型使 *H.pylori* 感染发病机制的研究取得了快速进展，但目前还不知道 *H.pylori* 感染的哪个阶段（无论是处于早期阶段、后期还是整个感染期间）涉及致癌。此外，尽管做出了巨大努力，但由于 *H.pylori* 实验室动物发生慢性胃定植的并发症，因而很难设计和建立合适的动物模型。

一、动　物　模　型

H.pylori 非常适合在人类胃部定植，可以定植在从幽门到贲门的整个胃黏膜中。*H.pylori* 需要在人胃中长期定植，才能最终导致 GC。为了研究 *H.pylori* 感染的发病机制以及该病原体产生的免疫反应，需要合适的动物模型。但在自然条件下，*H.pylori* 不容易感染动物的胃黏膜。通过研究发现，某些动物包括犬、猫、猪、猴、小鼠、蒙古沙土鼠和豚鼠，可能是 *H.pylori* 的潜在栖息地。为了寻找更合适的动物模型，在蒙古沙土鼠、小鼠、豚鼠和猕猴中广泛进行了实验感染研究，结果证明 *H.pylori* 可以定植在大多数动物模型的胃中。

1.蒙古沙土鼠　是小型啮齿动物，具有与人类相似的感染症状，如食欲和体重减轻，

并涵盖了 *H.pylori* 诱导的胃定植、炎症、溃疡和致癌的许多特征，和人类感染后的临床症状较为接近。其他几项研究表明，蒙古沙土鼠在感染 *H.pylori* 后，*H.pylori* 可以诱导 GU、DU 和肠上皮化生的发生。因此，蒙古沙土鼠是一种合适的 *H.pylori* 感染的动物模型，也是建立 *H.pylori* 感染最常用的动物模型。*H.pylori* 对蒙古沙土鼠胃黏膜的定植，使蒙古沙土鼠胃黏膜产生与人类疾病类似的中性粒细胞和单核白细胞组成的混合炎症浸润。随着时间的推移，蒙古沙土鼠的严重炎症会导致壁细胞和主细胞的消失，通常伴有黏液颈细胞的增生，有时被称为黏液增生，而胃底腺可能表现出解痉多肽表达化生（spasmolytic polypeptide expressing metaplasia，SPEM）的特征，也称为伪幽门化生。感染 *H.pylori* 悉尼杆菌株（HpSS1）的小鼠模型显示慢性胃炎和胃萎缩。而感染 *H.pylori* 的野生型小鼠模型，如 C57BL/6、BALB/c 和 C3H，通常会患轻度胃炎或进展缓慢的胃疾病，并且提供有关 *H.pylori* 致病性的信息更少。用 *H.pylori* 和猫螺杆菌（*H.felis*）感染的小鼠模型会导致淋巴细胞性胃炎，而不会发展为严重的胃病，如 PU 或 GC。同时，小鼠胃的结构与人类胃的结构不同，缺乏发展成严重胃病所需的成分，并且小鼠的胃可能含有其他可影响 *H.pylori* 感染结果的细菌，这些缺点限制了野生型小鼠模型用于实验性 *H.pylori* 感染。因此，只有几种敲除或转基因小鼠模型，如胰岛素-促胃液素（INS-GAS）敲除鼠、IFN-γ 敲除鼠、TNF-α 敲除鼠、IL-1β 转基因鼠、IL-10 敲除鼠、Fas 抗原转基因鼠、p27 缺乏和 CagA-转基因小鼠，当服用高盐饮食或 *H.pylori* 感染的化学致癌物时，很容易患上 GC。啮齿动物模型已被广泛用作体内模型，用于 *H.pylori* 毒性特征的研究。

2. 猕猴　*H.pylori* 已被发现感染非人类灵长类动物，猕猴已被用作 *H.pylori* 感染的实验模型。然而，目前还不清楚猕猴的 *H.pylori* 是先天获得，还是在捕获后从人类传播给猕猴的。恒河猴也是动物模型的合适替代品，与传统的小型动物模型相比，这些模型具有一些优势，如与人类的解剖和生理相似性，且群居的恒河猴可自然感染 *H.pylori*。此外，所有受感染的猕猴都会发展出慢性胃炎，有些可能会发展为胃萎缩，这是 GC 的组织学前兆。然而，对非人类灵长类动物的研究耗时、乏味、劳动密集且极其昂贵，因此很难评估 *H.pylori* 的毒性程度。虽然 *H.pylori* 可自然感染人类胃黏膜，但观察表明一些圈养的猕猴也能自然感染这种细菌。

3. 豚鼠　*H.pylori* 感染的豚鼠模型于 20 世纪 90 年代末首次被报道。豚鼠是一种小型实验室动物，其胃的结构与人类相似，容易因胃上皮细胞分泌 IL-8 而产生炎症反应。与小鼠模型类似，由于动物体积小，豚鼠模型表现出易于饲养。此外，豚鼠胃具有与人类胃共同的几个特征，如存在圆柱形上皮、维持无菌条件、产生 IL-8 的能力，以及缺乏非腺胃，像人类一样，豚鼠需要维生素 C。

这些动物被认为是最佳模型，因为它们与人类激素和免疫反应、先天免疫和补体系统以及胸腺、骨髓和肺生理学有一些相似之处。此外，它们还表现出延迟类型的超敏反应、主要组织相容性复合物的相似性，并具有许多人分化簇 1（CD1）和 IFN-γ 表达相似性的同源物。这些动物不会自然感染不同的螺杆菌，因此它们作为评估几种毒性因素在致病性中作用的感染动物模型具有一定的优势。

二、评估幽门螺杆菌介导的胃致病性动物模型

蒙古沙土鼠胃黏膜中的 *H.pylori* 感染在多次接种后表现出明显的胃炎，给予细菌浓度

越高，导致感染概率越高。在一项研究中，蒙古沙土鼠在感染 H.pylori 26 695 菌株 12 个月后胃黏膜出现了中度萎缩，但未观察到异型增生，直到 18 个月后观察到轻度异型增生。蒙古沙土鼠表现出与人类相似的病变过程，即胃从正常胃黏膜→浅表非萎缩性胃炎→癌前病变（包括 AG、SPEM、肠上皮化生和异型增生）的一系列明确的肠型 GC 的病理阶段，最后发展为胃腺癌。有研究报告了感染 H.pylori TN2GF4、TN2 和 7.13 菌株的蒙古沙土鼠模型中 GC 的发展。而在另一些研究中，H.pylori TN2GF4 菌株感染后 9 个月和 18 个月，20% 和 44% 的蒙古沙土鼠分别患有 GU；而感染后 18 个月的蒙古沙土鼠中未发现 GC。H.pylori 的感染激活了蒙古沙土鼠胃黏膜中的转录因子 NF-κB、干扰素敏感反应元素（interferon-sensitive response element，ISRE）、激活蛋白 1（activator protein 1，AP-1）和 cAMP 反应元素结合蛋白（cAMP response element-binding protein，CREB）。H.pylori 介导的致病性研究是利用豚鼠模型找到了建立胃致病性的合适模型，感染后 7 天和 28 天的定植等级分别为 1 级和 2 级。所有在胃活检培养中表现出细菌生长的动物在感染后 7 天和 28 天内都表现出胃炎，炎症细胞反应涉及颗粒细胞和淋巴细胞渗入整个黏膜。感染后 7 天胃组织中的颗粒细胞和淋巴细胞浸润为 1 级，而在给予细菌 28 天后，粒细胞浸润仍处于 1 级，但淋巴细胞浸润增加到 2 级。与未感染的动物相比，感染 H.pylori 菌株的豚鼠在用抗 Ki67 抗体染色时，上皮细胞的数量显著增加。这项研究结果为 H.pylori 诱导上皮细胞增殖提供了证据。

（一）动物模型披露外膜蛋白参与的作用

蒙古沙土鼠模型为研究细菌在体内的定植和致病性提供了极其重要的证据。有研究表明，H.pylori 可以通过影响遗传重组的丢失或获取，使遗传物质发生改变。在动物模型中，细菌感染胃黏膜后在其基因组中观察到的遗传变化表明，适应过程可能与整个感染过程中的遗传学变化有关。在蒙古沙土鼠模型中进行的长期定植研究表明，BabA 的表达在感染之初有所增加，它是一种外膜蛋白，能够让 H.pylori 紧紧地附着在胃黏膜上。然而，随着时间的推移，BabA 表达逐渐减少，6 个月后完全消失。此外，感染 oipA 或 babA 突变体菌株的蒙古沙土鼠，其细胞因子水平的表达显著降低，alpAB 突变株则无法感染蒙古沙土鼠。另一项研究证明，在蒙古沙土鼠模型中 H.pylori 适应性的提高可以增加其潜在毒性。在这项研究中，蒙古沙土鼠感染了人类 H.pylori 菌株 B128，3 周后沙土鼠被处死，从处死的沙土鼠胃中分离出来的单个菌落（菌株 7.13）导致的炎症水平与 B128 菌株相似。然而，仅在受 7.13 菌株感染的蒙古沙土鼠中发生了胃黏膜的异型增生和腺癌，这表明菌株对胃内环境的适应可以增加该菌株的潜在毒性。在小鼠模型中，与野生型菌株相比，接种后的菌株中发现了包括 babA、tlpB 和 gltS 的突变，这些基因突变与定植适应有关。其他已确定的突变与化学感受器、pH 调节剂和其他参与适应的外膜蛋白有关。有研究报告了 H.pylori 实验感染小鼠模型中菌株的适应性。转基因菌株可防止细菌对胃黏膜造成损害，这种为适应而获得的基因改造显著降低了胃黏膜的炎症水平。在恒河猴的长期定植实验中，也发现了 H.pylori 菌株可以改变其抗原表型。所以选择细菌表型有助于细菌适应宿主。汉森（Hansen）等使用猕猴作为动物模型发现，由于选择性压力，BabA 表达的消失和 BabB 的过度表达都可能发生。BabA 表达的消失涉及持续性 H.pylori 感染的外膜蛋白的多样性。

蒙古沙土鼠模型可用于评估 H.pylori OipA 在胃损伤中的参与情况。在赤沼（Akanuma）等进行的一项研究中，H.pylori TN2 菌株的 oipA 突变株未能在蒙古沙土鼠胃黏膜上定植，而 H.pylori 7.13 菌株的 oipA 突变株却成功地定植于蒙古沙土鼠的胃黏膜。为了应对这些相互矛盾的结果，对 H.pylori TN2GF4 和 7.13 菌株及其 oipA 突变株进行了初步研究，结果表明 TN2GF4 菌株的 oipA 突变株没有在蒙古沙土鼠胃黏膜上定植，而 7.13 菌株的 oipA 突变体造成的中性粒细胞浸润水平明显低于其亲本菌株，并成功定植。此外，亲本 H.pylori 7.13 菌株的炎症评分和蒙古沙土鼠特异性角质形成的细胞趋化因子 mRNA 水平明显高于 7.13 菌株的 oipA 突变体。Du 等新近使用小鼠感染模型进行的另一项研究也表明，OipA 上调了 miRNA-30b 和半胱氨酸-谷氨酸转运体活性的表达，可能会导致 C57BL/6 雄性小鼠胃黏膜的损伤。故使用小鼠感染模型，阐明了外膜蛋白在胃黏膜定植中的关键作用。在这项研究中，OipA、H.pylori 的外膜蛋白 HopZ、HopO 和 HopP 的"打开"到"关闭"的开关影响了小鼠 H.pylori 的密度和定植能力。与具有"打开"状态的菌株相比，两个或多个基因中具有"关闭"开关状态的菌株显著降低了定植率。有趣的是，oipA 敲除突变体菌株导致了炎症减少，IL-6 和 KC mRNA 水平下降。

（二）动物模型披露 Cag 致病岛（cag-PAI）的致病作用

不同的实验动物模型提供了关于适应介导的 cag-PAI 基因的遗传变化及其对胃致病性参与的关键证据。感染 H.pylori cag 阳性菌株的蒙古沙土鼠模型比被 cag 阴性菌株感染的蒙古沙土鼠模型表现出更严重的症状，这表明完整的 cag-PAI 在 H.pylori cag 介导的致病过程中起重要作用。Cag-PAI 编码细菌的 T4SS（广泛研究的 H.pylori 毒性因素之一），允许效应蛋白 CagA 被输送到胃上皮，CagA 阳性的 H.pylori 菌株可以有效地定植于蒙古沙土鼠，并保持 Cag T4SS 完好的功能性，使我们能够研究毒性因子在诱导炎症反应和致癌过程中的作用。其他几项使用沙土鼠模型的研究也强调了 cag-PAI 在诱导胃炎及其临床结果方面的重要性。2005 年有报道发现，cagG 突变菌株不能感染蒙古沙土鼠的胃黏膜。目前，一些实验室使用体内适应的 HpSS1 菌株，该菌株具有非功能性的 cag-PAI。而在小鼠体内适应之前，原始的 HpSS1 菌株则具有功能性的 cag-PAI。大多数 H.pylori 菌株在小鼠模型中无法引发严重的胃炎，然而值得比较的是小鼠模型和人类产生的宿主反应，这可能对了解 H.pylori 的致病性至关重要。最近的研究发现，具有功能性 T4SS 的 HpSS1 亲本菌株可以诱发严重的胃炎并增加宿主反应。结果表明，具有功能性 T4SS 的菌株可以采用相同的毒性机制来诱导促炎细胞因子，并能成功地将 CagA 转移到宿主细胞中。这项小鼠模型研究表明，CD4 T 细胞和 IFN-γ 依赖性免疫压力选择错配修复（mismatch repair，MMR）变体使 T4SS 失去功能，它们虽然表达，但可能无法结合 β1-整合素。

一项在小鼠模型中感染 534 种 H.pylori 菌株的研究中，271 株菌株（51%）出现 cagY 基因重组，以及 13 个与功能性 T4SS 相关的 cag-PAI 必需基因的变化，这其中最常见的是 cag5、cag10 和 cagA 基因的变化。cagY 发生重组是小鼠模型慢性感染期间 T4SS 功能下调最常见的机制。T4SS 功能丧失也与其他 cag-PAI 必需基因的变化有关。这种 T4SS 在野生型小鼠模型慢性感染中功能丧失的现象限制了其在研究 cagA 相关致病性中的应用。TLR5 可以识别被称为 D1 的保守结构域，这个结构域存在于几种致病细菌的鞭毛蛋白中，但不存在于 H.pylori 中。一项利用 Tlr5 敲除和野生型小鼠的研究表明，H.pylori T4SS 成分之一的 CagL 含有类似 D1 的结构域，可以通过 CagL 介导与 TLR5⁺ 的上皮细胞结合。这些结果表明，TLR5 对于有效控制 H.pylori 感染是必要的，CagL 激活 TLR5 可能会调节免疫反应。在另一个关于转基因小鼠模型的研究中，H.pylori 感染可使 CagA 过度表达，导致胃黏膜上皮细胞增殖和胃腺癌，这表明该蛋白质是一种癌蛋白。在实验感染的急性阶段，cagY 中功能性 T4SS 的缺失可能是由于突变引发，这有助于 *H.pylori* 适应新宿主。从猕猴自然感染中分离出来的 *H.pylori* 菌株表明，功能性 T4SS 能够将 CagA 输送到宿主上皮细胞；从自然感染的猕猴中 *H.pylori* 保留 T4SS 表明，幼年获得的 *H.pylori* 感染不会引发强烈的炎症反应，但可引发突变和功能性 *H.pylori* 基因组序列的改变。此外，最近的一项研究从被感染的猕猴中分离出 *H.pylori* TH2099 菌株，证实了自然感染不会导致突变，因为 T4SS 保持了其功能与状态。斯科格（Skoog）等发现，自然感染群居猴的 *H.pylori* 菌株保留了能够转运 CagA 的功能性 T4SS，这些菌株还诱导了 IL-8 的表达，并与人类 cag-PAI 高度相关，这表明 *H.pylori* 在猴子和人类中有类似的毒力机制来表现出致病性，这支持它们作为研究 *H.pylori* 相关致病性模型的潜在相关性。

一项蒙古沙土鼠模型的研究进一步评估了野生型 *H.pylori* 和同源性 *cagA* 突变菌株诱发胃部炎症的位置。当感染 *cagA* 突变菌株时，由此引发的炎症主要局限于胃窦部区域，对分泌酸的胃体区域没有显著影响，这些结果表明功能性 cag-PAI 是诱导以胃体占主导地位胃炎所必需的，而胃炎被认为是肠道型 GC 进展的前兆。此外，小鼠胃上皮细胞系已被用于体外研究，以评估细胞内 CagA 磷酸化在致病性中的作用，因为它可能比人类 AGS 细胞系提供更有价值的信息。GSM06 小鼠胃上皮细胞系是从转基因小鼠身上开发出来的，用于体外研究 *H.pylori* 感染引起的生理和药理反应。一项利用 GSM06 和人类 AGS 细胞系的研究比较了 *H.pylori* 感染的早期事件，结果表明与人类 AGS 细胞类似，CagA 在 GSM06 细胞中转移并被磷酸化。

根据传染性致癌基因打靶模型，传染性病原体在感染的初始阶段触发致癌后，感染性病原体不需要持续存在，癌症就会发展。最近一项研究使用 Tet 阻遏蛋白（Tet repressor protein，TetR）与 Tet 操纵子（Tet operator，TetO）系统来抑制蒙古沙土鼠模型中 *H.pylori* *cagUT* 操纵子，结果表明在 *H.pylori* 感染的初始阶段抑制 Cag T4SS 活性可能会引发一系列的细胞改变，随后导致胃部炎症，当 Cag T4SS 不再活跃时，一小部分动物的胃部发生癌变。然而，另一项研究使用 Mist1-KRAS 小鼠来研究 *H.pylori* 在疾病进展后期的重要性，结果表明与未感染 *H.pylori* 的小鼠病变相比，持续感染 *H.pylori* 小鼠的胃部病变更加严重。总体而言，致癌性的改变（如异型增生和细胞增殖的进展）取决于 *H.pylori* 感染在疾病进展后期的持续存在。此外，最近一项使用小鼠模型的研究发现，在感染早期 *H.pylori* 感染诱导小鼠胃黏膜中央凹上皮细胞 uPAR 的表达。

H.felis 是人类胃病原体 *H.pylori* 的近亲，研究发现 *H.felis* 在 C57BL/6 小鼠中所诱发的高等级增生等不良病变类似于 *H.pylori* 诱导的人类 GC。髓细胞分化的 MyD88 调节 *H.pylori* 诱导 GC 的进展。一项使用 *MyD88* 缺陷（*MyD88*−/−）小鼠的研究发现，与野生型小鼠相比，*H.felis* 感染的小鼠出现了严重的病变，并迅速发展为原位胃癌。有人建议，*MyD88*−/− 小鼠可以成为更好的 *H.pylori* 致病性啮齿动物模型，其中胃腺癌可以在 *H.pylori* 感染后 6 个月内进展。

在一项关于胃微生物组在 GC 发展中作用的研究中，将 *MyD88*−/− 小鼠的微生物成分与野生型、*Trif Lps2*、双敲除（double knockout，DKO）小鼠的微生物成分进行了比较，*H.pylori* 基因型的差异可能会影响胃微生物群，使其更容易患 *H.pylori* 感染引起的 GC，这些结果显示了微生物成分在胃中引发严重胃部病变的作用。在最近一项 GC 蒙古沙土鼠模型的研究中，表达高水平硫氧还蛋白-1（thioredoxin-1，Trx1）的 *H.pylori* 菌株在蒙古沙土鼠中造成了更严重的管状腺癌，与表达 Trx1 低水平的 *H.pylori* 所引起的管状腺癌相比要严重得多。

通过使用 GC 的"敲入式"小鼠模型（*gp130757F/F* 小鼠），开发了与炎症相关的高增殖性胃窦肿瘤的研究。IL-6 家族共受体 *gp130* 上酪氨酸磷酸酶 2（tyrosine phosphatase 2，SHP2）/细胞因子信号传送阻抑物 3（suppressor of cytokine signaling 3，SOCS3）结合位点的纯合子突变可以阻止与 SHP2 的结合，并通过大鼠肉瘤病毒（rat sarcoma virus，RAS）/细胞外信号相关激酶（extracellular signal-related kinase，ERK）/AP-1 信号级联阻止信号转导。抑制这种信号通路可以阻止 *AP-1* 转录因子激活目标基因，并通过使用 IL-6 相互增强信号传导，而整体级联的激活可使 GC 快速发展。*gp130757F/F* 小鼠之所以对 GC 的快速发展敏感，是因为 SHP2/ERK/AP-1 转录调节的丧失。初步研究利用了 *gp130*（*gp130F759* 敲除小鼠）上缺乏 SHP2 结合位点的小鼠模型，并伴有大肠杆菌 CPY2052 菌株和 *H.felis* 的感染。两只感染 CPY2052 的小鼠在感染 6 个月后整个胃部出现了增生性黏膜，一只小鼠在胃体出现了增生性肿瘤。在这项研究中，磷酸化 ERK 在未感染的 *gp130F759* 敲除小鼠中检测不到，但在感染 *H.pylori* 小鼠中却明显增加。此外，未感染 *gp130F759* 敲除小鼠的磷信号传感器和信号转导及转录激活蛋白 3（signal transducer and activator of transcription 3，STAT3）激活剂水平明显高于未感染的野生型小鼠。与 *H.felis* 相比，*H.pylori* 感染进一步增加了磷酸化 STAT3 的水平。这些数据表明，*H.pylori* 感染导致的胃损伤会导致 STAT 和 ERK/AP-1 的联合激活。同时，由于 *c-Fos* 的表达导致的 AP-1 激活还在诱导胃上皮细胞炎症中 COX2 和 iNOS 方面发挥作用。

三、评估宿主因素在致病性中作用的动物模型

除了提供细菌毒性因素在致病性中的证据外，动物模型还证明了宿主成分在 *H.pylori* 相关性 GC 致病性中的作用。在蒙古沙土鼠模型中，首次描述了 IL-1β 在 GC 致病性中的关键作用。IL-1β 是一种 Th1 细胞因子，在 *H.pylori* 感染者的胃黏膜中增加。在 *H.pylori* 感染的个体中，IL-1β 多态性导致了 IL-1β 表达的增加，显著增加了低氯血症、胃萎缩和胃腺癌的风险。在一项研究中，与未感染 *H.pylori* 的蒙古沙土鼠相比，感染 *H.pylori* 的蒙古沙土鼠表现出 IL-1β 水平升高，同时胃酸降低。此外，用 IL-1β 拮抗剂治疗感染 *H.pylori* 的蒙古沙土鼠，消除了蒙古沙土鼠胃酸分泌的丧失，这表明 IL-1β 在感染 *H.pylori* 蒙古沙土鼠的胃酸缺乏中发挥了作用。除了趋化因子和细胞因子外，使用蒙古沙土鼠的实验还提供了 *H.pylori* 感染后其他炎症介质（如 iNOS 和 COX2）表达改变的证据，以及 NF-κB 的激活在 *H.pylori* 诱导炎症过程中发挥作用的证据。此外，最近使用蒙古沙土鼠模型进行的一项研究发现，*CD44* 基因在 *H.pylori* 感染引起的上皮细胞增殖和 GC 发展中起关键作用。CD44 是一种跨膜受体，对上皮细胞增殖至关重要。最近，使用新的蛋白质组方法和途径分析，评估了蒙古沙土鼠胃蛋白组对 *H.pylori* 感染的反应。对从蒙古沙土鼠模型中回收生物样本的定量蛋白质组学分析表明，*H.pylori* 感染显著改变了几种蛋白的表达。其他使用蒙古沙土鼠感染模型的研究表明，血清促胃液素水平的增加与胃黏膜上皮细胞的增殖直接相关。

一项使用小鼠模型的研究发现，胃炎中的树突状细胞（dendritic cells，DCs）可以保护胃黏膜免受 *H.pylori* 引起的炎症损伤。经典 DC（classical DCs，cDCs）的免疫调节功能，可能通过程序化细胞死亡蛋白 1（programmed cell death protein 1，PD1）/程序性死亡受体

配体1（programmed death ligand 1，PDL1）途径，保护胃黏膜免受淋巴细胞所致炎症和癌前病变的影响。结果表明，cDCs是调节 H.pylori 感染胃黏膜时 H.pylori 感染和细菌定植所引起炎症过程的关键细胞。通过基因敲除小鼠的实验证明，缺乏调节性细胞因子或调节性 T 细胞（regulatory T cell，Treg）可以诱发严重的胃炎，这使得对结果的解释更加复杂。miRNA 在免疫系统调节和致癌方面至关重要。在 d3Tx 小鼠的胃中，发现 miR-21a 过度表达，其表达水平与炎症和淋巴浸润组织学评分相关。在最近一项使用 d3Tx 小鼠的研究中发现，miR021a、miR-21b、miR-142a、miR-150 和 miR-155 的表达随着炎症和淋巴瘤的发生逐渐增加。这些 miRNA 可以在常见或多余的靶点和信号通路上协同作用，以促进细胞存活和淋巴细胞增殖。在最近利用 6 周大的雌性 C57BL/6J 小鼠进行的一项研究中，Ruan 等证明了 CD4$^+$ CD8$^{\alpha\alpha+}$ 双阳性上皮内 T 淋巴细胞（double-positive intraepithelial T lymphocytes，DP T cell）在 H.felis 诱导胃炎中起着免疫抑制作用，其介导慢性炎症，并可能影响疾病的预后。此外，一项涉及 APRIL（一种增殖诱导配体）在胃 MALT 淋巴瘤发展中作用的研究利用了 C57BL/6J 小鼠模型，发现 APRIL 促进了 H.pylori 感染小鼠的 B 细胞浸润，并使感染 H.felis 的小鼠招募 Th。在另一项 GC 小鼠模型研究中，Kim 等描述了 PD1 及其配体 PDL1 在 H.felis 诱导的肿瘤发生中的作用。在研究中发现，PDL1 在胃上皮细胞中的过度表达通过抑制肿瘤浸润的 CD8$^+$ T 细胞来促进炎症诱导胃肿瘤的发生。

四、评估环境（饮食）因素在致病性中作用的动物模型

现已公认的是，不仅细菌毒性因素对人类和动物胃致病性的发展负有责任，而且胃腔的环境因素，包括饮食因素，都是重要的致病风险因素。在膳食成分中，H.pylori 诱导 GC 的蒙古沙土鼠模型被用于研究高盐饮食与 GC 致病风险之间的关系。研究报告，高盐饮食和 H.pylori 感染可以独立诱导蒙古沙土鼠的胃萎缩和 IM，即癌前病变。在 Gaddy 等的另一项研究中，以高盐和正常盐饮食为分组的蒙古沙土鼠感染 H.pylori，进而研究高盐饮食对蒙古沙土鼠 H.pylori 诱导致癌的直接影响，结果显示与正常盐饮食组中感染 H.pylori 的蒙古沙土鼠相比，高盐饮食组中感染 H.pylori 的蒙古沙土鼠显著高发 GC。其他研究还表明，在化学致癌物 N-甲基-N-硝基脲（N-methyl-N-nitrosourea，MNU）和 N-甲基-N-硝基-N-硝基胍（N-methyl-N-nitro-N-nitrosoguanidine，MNNG）存在的情况下，H.pylori 感染和高盐量对 GC 的发病有着直接的影响。另一种饮食因素铁也被证明会增加 H.pylori 感染致 GC 的风险。在诺托（Noto）等的一项研究中，以富含铁和正常铁的饮食为分组的蒙古沙土鼠感染 H.pylori 后，发现与富含铁饮食组的蒙古沙土鼠相比，正常铁饮食组的蒙古沙土鼠患上更严重的胃炎，异型增生的发病率和频率增加，GC 的发病率也增加。数据表明，高盐和低铁饮食可以显著增加蒙古沙土鼠模型中 H.pylori 诱导胃致病性的严重性和频率。

在几个胃环境因素中，使用感染 H.felis 的 C57BL/6 小鼠模型评估了铜的作用。研究使用铜螯合剂四硫代钼酸盐创造了铜剥夺条件，结果表明 H.felis 感染可以显著降低小鼠胃中铜的浓度，而不会影响循环中铜的水平。然而，H.felis 无法有效地在缺铜小鼠胃黏膜中定植于上皮，与铜正常的小鼠相比，缺铜小鼠的胃部损伤较轻。

五、评估幽门螺杆菌感染和癌症进展治疗方法的动物模型

20 世纪 90 年代，开发了标准三联疗法（standard triple-therapy，STT）治疗 H.pylori 感

染，其中包括 PPI、阿莫西林、克拉霉素或甲硝唑。由于其根除率高，因此人们将 STT 作为 *H.pylori* 的一线根除疗法。研究发现，*H.pylori* 的根除疗法结合早期 GC 的内镜切除可以显著减少 GC 的发病。然而，由于 *H.pylori* 耐药菌株的出现（主要对克拉霉素的耐药性），使得 STT 的疗效一直下降。因此，对能够消除 *H.pylori* 且安全有效的抗生素化合物的需求已成为公众关注的问题。已经有多项研究使用了动物模型进行耐药性的评估。一项利用 *H.pylori* 感染小鼠模型的研究评估了 β-胡萝卜素 H-002119-00-001 的强效抗菌功效。与使用抗生素治疗的动物相比，β-胡萝卜素 H-002119-00-001 在根除 *H.pylori* 方面表现出强大的功效。

动物模型提供了有关细菌感染和毒力因素的关键信息，用以确定持续感染。动物模型还证明了环境和宿主因素在严重胃并发症发展中的作用。这些模型被广泛用于评估治疗方法，预防 *H.pylor* 感染和 GC 的发展。需要建立更为合适的动物模型，以期为研究 GC 和胃 MALT 淋巴瘤的病理生理学提供关键证据。

（王　莹）

第六章 幽门螺杆菌的诊断

近年来，人们逐渐认识到 *H.pylori* 感染与慢性胃炎、PU、GC 以及胃 MALT 淋巴瘤关系密切，从而引发了慢性胃炎、十二指肠疾病防治上的巨大变革。由此可见，*H.pylori* 的诊断对疾病的诊疗有着非常重要的意义。

第一节 幽门螺杆菌感染诊断的概述

H.pylori 感染人体后定植于胃型上皮（胃和有胃化生的十二指肠黏膜），遇环境不适时可发生球形变；可产生相对特异的尿素酶，后者可分解尿素产生氨（NH_3）和 CO_2；部分 *H.pylori* 可随上皮代谢脱落失去定植，从粪便排出；可激发机体免疫反应，产生相应抗体。针对以上这些生物学特性，人们已开发出多种用于 *H.pylori* 感染的检测方法，每一种检测方法都具有其特点。根据患者个体情况合理结合各种检测方法的特点进行检测，有利于提高检测和诊断的准确性。

一、幽门螺杆菌感染的常用检测方法

从非侵入式和侵入式两方面，介绍几种常用的 *H.pylori* 检测方法及原理。

1. 常用的非侵入式和侵入式检测方法　根据是否需要通过内镜检查，将 *H.pylori* 的检测方法分为非侵入式和侵入式两类。前者主要包括 $^{13}C/^{14}C$-UBT、粪便抗原试验（stool antigen test，SAT）、血清学检测等；后者主要包括胃黏膜标本直接涂片染色检菌、组织学染色、快速尿素酶试验（rapid urease test，RUT）、细菌培养、基于 *H.pylori* 特定基因检测［包括 PCR 检测、实时荧光定量 PCR 检测技术（real-time PCR，RT-PCR）和基因芯片检测］等（表 6-1）。

表 6-1　常用幽门螺杆菌感染的检测方法

	侵入式/非侵入式	是否可行抗生素耐药性检测
组织学染色	侵入式	否
快速尿素酶试验	侵入式	否
细菌培养	侵入式	是
内镜	侵入式	否
分子学方法	侵入式/非侵入式	是
尿素呼气试验	非侵入式	否
血清学	非侵入式	否
粪便抗原试验	非侵入式	是

2. 不同检测方法的原理　*H.pylori* 的检测方法分为微生物学方法、形态学方法、尿素酶依赖方法、血清学方法和分子检测方法等。①微生物学方法主要是细菌分离培养，是诊断 *H.pylori* 感染的"金标准"；②形态学方法主要包括组织病理染色、涂片染色等；③尿素

酶依赖方法主要包括 UBT、RUT 等；④血清学方法主要包括 ELISA、酶免疫测定、乳胶凝集试验、免疫印迹法等；⑤分子检测可通过胃黏膜组织、胃液、粪便等进行。

由于分子生物学技术的高通量特性，分子生物学检测方法可以在诊断 *H.pylori* 感染的同时，对常用抗生素的药物敏感性做出判断；并且所需样品量少和检测敏感性高，较侵入性检测方法更为简便。

二、幽门螺杆菌感染检测的注意事项

任何检测方法本身都有可能存在假阴性或假阳性，检测中所应用的试剂和方法都应有质控。*H.pylori* 菌株间的差异较大，可能在基因特征和抗原表型等方面具有明显的差异，因此一种新的 *H.pylori* 检测方法需要进行充分的方法学评价，还要根据发现的问题，进行针对性的方法学改进。总之，不同用户、不同检测方法、不同生产企业的产品对检测方法的应用都会影响 *H.pylori* 的检测效果。

1. 影响幽门螺杆菌检测结果的相关临床因素

（1）药物因素：抗生素、铋剂、PPI 等和某些有治疗 *H.pylori* 作用的中药均可导致 *H.pylori* 检测出现假阴性结果，尤其是对尿素酶依赖的试验，应在停用上述药物至少 4 周后进行检测，而服用抑酸剂者应在至少停药 2 周后进行检测。

（2）不同临床疾病对检测结果的影响：排除 NSAID 和（或）阿司匹林因素的活动性 PU 患者，*H.pylori* 感染的可能性大于 95%；一些使胃内细菌负荷量减少的疾病，如恶性肿瘤、PU 活动性出血、伴有弥漫性肠上皮化生的重度 AG、胆汁反流性胃炎等，可能会导致检测结果假阴性；胃动力减弱者 UBT 的峰值延迟（如存在幽门梗阻及胃轻瘫），从而导致 UBT 假阴性的结果；残胃者由于受肠道其他产尿素酶细菌的影响宜采用 RUT、组织学染色或者 SAT 等检测方法。

2. 临床常用不同检测方法的应用特点

（1）快速尿素酶试验（RUT）：需要接受内镜活检的患者首选 RUT 方法，分别从胃窦和胃体取材可以提高检测的敏感性。但对于治疗后复查的患者，不建议再用 RUT 方法进行根除治疗结果的判断，因为 RUT 检测试剂使检测结果的假阴性发生率远高于假阳性率。此外，还要注意其他产尿素酶的细菌也可以导致 RUT 检测假阳性的结果。

（2）组织学染色：多数感染者可以通过胃黏膜组织学的染色方法进行诊断。当胃黏膜组织学检查提示炎症反应明显，尤其是伴有活动性炎症而 HE 染色切片未找见 *H.pylori* 时，可采用特殊辅助染色。肠上皮化生黏膜表面通常无 *H.pylori* 定植，宜在非化生处寻找；取自溃疡底部（苔）、肿瘤的组织亦无 *H.pylori* 定植。研究显示，镜下观察到的 *H.pylori* 样微生物，经 *H.pylori* 抗体染色检测，95% 以上是 *H.pylori*。

（3）尿素呼气试验（UBT）：是目前最好的非侵入性方法，是在治疗后判断 *H.pylori* 是否根除的首选方法。但当 UBT 检测值接近临界值附近时，检测结果可能为假阴性或者假阳性，需择期再检或换其他检测方法。

（4）血清抗体检测：是唯一一不受近期用药和胃内局部病变影响的检测方法，可以反映一段时间内的感染情况，但不能用于治疗后的复查。

3. 细菌耐药性检测　在患者首次治疗之前即进行细菌耐药性检测，有利于减少耐药抗生素的不适当应用，减少耐药菌的产生。而对于反复治疗失败的患者，细菌耐药性检测有助于指导患者的个体化治疗。

4. 根除治疗后疗效的判断　中国人群既是 *H.pylori* 高感染率群体，又对根除 *H.pylori* 感染常用的抗生素具有高耐药率，因此感染者进行根除治疗后应再次进行相关检测，以明确细菌是否被成功根除。国内外共识均建议在患者停用根除治疗药物至少 4 周后，首选 UBT 检测判断治疗后的根除情况。但应注意进行检测前患者是否停用了影响结果的药物以及停药时间是否足够，以避免假阴性结果。对于一些具有强烈根除治疗指征的 *H.pylori* 感染相关疾病（如 PU、胃 MALT 淋巴瘤）患者，必要时可建议患者间隔一段时间重复检测。

探讨 *H.pylori* 感染的检测方法是该致病菌的基础研究，需在流行病学、致病性和致病机制、分型与基因结构等研究中不断发展和完善，接下来各节将详细介绍这些研究技术和方法。

第二节　幽门螺杆菌的组织病理学技术

对胃黏膜活检进行组织学和 *H.pylori* 检测，是诊断该菌感染的"金标准"之一。该方法用于诊断 *H.pylori* 的主要优势有：①可以明确胃部的大体病变情况；②可以观察伴发炎症的程度及预测其自然病程；③可以观察胃十二指肠病变的转归情况。

一、组织切片的制作

组织切片的制作关乎后续病理切片的染色结果，所以从标本取材开始就应注意细节，而对于内镜活检标本和手术切除标本的处理又并不一致。

（一）标本取材

1. 内镜活检标本　注意事项如下：①取材尽量要大，尽量取到胃黏膜的全层。②部位及数目。在胃窦和胃体部这两个部位各取材 1 块已能诊断 98% 以上的 *H.pylori* 感染，而在胃内其他部位取材也是需要的。③组织定向。诊断 *H.pylori* 感染胃活检组织需要垂直切片，所以活检取材后组织块定向非常重要。

2. 手术切除标本　胃大体标本充分固定后推开，剥切 0.1～0.3cm 宽的胃小弯全长黏膜一条，选点切下或全部包埋切片。

（二）组织切片的制作流程

组织切片的制作步骤分为组织固定、脱水、包埋和切片。

（1）胃活检组织用 4% 中性缓冲甲醛溶液固定至少 6h，手术切除标本固定 24h 以上。

（2）可用自动脱水机脱水，人工脱水时 70%～100% 乙醇溶液每次 10min。

（3）用二甲苯透明 5min，重复 1 次。

（4）浸蜡 1h。

（5）如果胃镜取材时未做定向，则包埋时应尽可能进行定向，以保证垂直切片。

（6）切片厚度为 3～5pm，至少要切两份，一份细菌学染色，另一份组织学染色（HE）。

二、病理切片染色

病理切片的染色方法有很多种，其作用也不尽相同，下面分别介绍几种常见的染色方法。

（一）常规病理染色方法

专用于 *H.pylori* 的染色方法很多，各有其优点。组织学评价最常用的是苏木精-伊红（hematoxylin-eosin staining，HE）染色，油镜下也可观察到 *H.pylori*。Warren 和 Marshall 最早应用的是 Warthin-Starry 银染，银染颗粒沉淀在细菌上，与组织对比极为明显，照片效果好且诊断准确性较高。但有耗时长、昂贵、操作不够简便、染色技术要求高等不足，试剂配制不稳定时可严重影响实验结果。此外，还有吖啶橙及阿的平荧光染色等方法，但需荧光显微镜观察。

免疫组织化学染色主要用于鉴别 *H.pylori* 球形体，目前已有商业化的多抗供应。原位杂交和原位 PCR 等分子病理技术除用于鉴别 *H.pylori* 球形体外，还可用于研究 *H.pylori* 的致病机制。现将常用的染色方法介绍如下：

1. Warthin-Starry 银染

（1）石蜡切片按同一方向装入染色架，60℃烤片 10min 以上或用电吹风使切片上的石蜡溶化。

（2）置入二甲苯中脱蜡 2～5min，重复 1 次，夏天脱蜡时间短一些，冬天则相反。

（3）依次放入 100%、100%、95%、90%、80%、70% 乙醇溶液各 1min，入自来水，流水放置约 3min，至切片清晰。

（4）置入乙酸缓冲液洗 1 次。

（5）切片置染色缸中，1% 硝酸银液、55℃孵育 30min。5% 明胶液室温下呈胶冻样，此时也需放 55℃溶化。

（6）先混合 5% 明胶和 3% 对苯二酚液，加入 2% 硝酸银液后立即倒入染色缸中配制成显色液，5% 明胶、3% 对苯二酚和 2% 硝酸银的比例为 15∶1∶2。

（7）将切片置入显色液中 55℃孵育，观察切片上组织块颜色变化情况。

（8）数分钟组织变黄棕色后，立即倾去显色液，用 55℃温水洗 2 次。

（9）乙酸缓冲液洗 1 次。

（10）70%～100% 乙醇溶液脱水，每步 1min；二甲苯透明，中性树胶封片。

结果：细胞核和 *H.pylori* 着棕黑色，细胞质和黏液着浅黄色。

2. 改良 Giemsa 染色

（1）组织切片脱蜡充分复水，步骤同 Warthin-Starry 银染的第 1～3 步。

（2）直接入 2%Giemsa 染液中染色 30min。

（3）自来水洗去染液。

（4）直接入 100% 乙醇（无水乙醇）中脱水。

（5）常规脱水、透明、封片。

结果：组织和细菌均呈紫红色，但细菌形态明显。

3. 甲苯胺蓝染色

（1）组织脱蜡复水，自来水洗 5min。

（2）蒸馏水洗 2 次。

（3）0.1% 甲苯胺蓝染液染色 10min。

（4）水洗去染液。

（5）常规脱水、透明、封片。

结果：细菌着蓝色。

4. HE 染色

（1）如前切片脱蜡复水。

（2）入苏木精液中染色 15min，有报道认为 Mayers 苏木精染 *H.pylori* 效果较好。

（3）流水洗去染液。

（4）1% 盐酸乙醇溶液分化。

（5）流水冲洗 15min 以上，以除去切片中的酸性物质。

（6）伊红染色 5min。

（7）常规脱水、透明、封片。

结果：细胞核染成蓝色，细胞质和 *H.pylori* 均染成淡红色。

（二）细菌和组织学观察

HE 染色时细菌轮廓不清楚，可用油镜仔细观察。镜下 *H.pylori* 可呈典型的 S 状或海鸥状弯曲、稍带弯曲的短杆菌或球形体。细菌定植的密度主要根据其累及的范围判定。*H.pylori* 在胃内肠上皮化生区不定植，但在十二指肠的胃上皮化生区可以发现。感染菌量大时和治疗后，可在胃腺窝内发现大量球形菌。

胃炎的组织学特征主要通过观察粒细胞的浸润种类和程度分为急性、慢性和特殊类型，如结节型、嗜酸性等。在急性胃炎，*H.pylori* 感染一般不多见，而慢性胃炎是 *H.pylori* 感染的主要特点。单纯胃体炎伴萎缩是自身免疫性胃炎的特征，常无 *H.pylori* 感染。

胃活检组织病理学观察应包括 *H.pylori* 感染的状态、范围、炎症程度（表浅散在或密集深入黏膜下层的单个核细胞）、炎症活动度（散在间质伴上皮内浸润密集或形成隐窝脓肿），以及其他病变如糜烂程度、腺体改变、分泌上皮、肠上皮化生及淋巴滤泡形成、嗜酸性粒细胞浸润等情况。

三、免疫组织化学方法

免疫组织化学方法检测 *H.pylori* 是根据抗原-抗体反应原理，利用抗 *H.pylori* 抗体在组织中检测 *H.pylori* 的方法。下面介绍特异性好、敏感性高的抗生物素蛋白-生物素复合物（avidin-biotin complex，ABC）法。

1. 材料

（1）抗 *H.pylori* 抗体（一抗）：兔抗 *H.pylori* 多抗、单抗。

（2）生物素标记二抗：羊抗兔 IgG 等。

（3）抗生物素蛋白-生物素复合物：即生物素与辣根过氧化物酶（horseradish peroxidase，HRP）偶联后与抗生物素蛋白结合。抗生物素蛋白-生物素复合物与二抗上的生物素结合后，用 HRP 的底物二氨基联苯胺（3,3′- diaminobenzidine，DAB）显色镜检。

2. 方法

（1）切片脱蜡复水：由于免疫组织化学染色操作过程中漂洗步骤多而易造成切片脱落（飞片），故在切片制作捞片时，载玻片上应预涂多聚赖氨酸或其他黏片剂。

（2）pH 7.4、1mol/L 磷酸盐缓冲液（phosphate buffer saline，PBS）洗 2 次，每次 5min。

（3）抑制细胞内源生物素，用 0.3% 过氧化氢-甲醇液处理 20min（或 0.28% 高碘酸 50s）。

（4）PBS 洗 3 次，每次 5min。

（5）用正常马血清封闭 15min（37℃湿盒孵育），以封闭组织中非特异蛋白的结合位点。

（6）倒掉封闭血清，擦干组织周边的血清。

（7）滴加一抗，每块组织上约加 30μl，37℃湿盒孵育 60min。为了节省用量，每次加抗体前均要用滤纸等擦干组织周围的液体，使抗体加至组织上时不四处乱溢，但注意组织在任何时候都不能干燥。

（8）PBS 洗 3 次，每次 5min。

（9）加入生物素标记的二抗（如羊抗兔），37℃湿盒孵育 30min。

（10）PBS 洗 3 次，每次 5min。

（11）加抗生物素蛋白-生物素复合物，37℃湿盒孵育 30min。

（12）PBS 洗 3 次，每次 5min。

（13）加入 DAB 液，显色 7～14min。应注意 DAB 为致癌剂，不要用手直接接触。具体显色时间需显微镜下控制。

（14）流水冲洗，除去 DAB。

（15）置入苏木精液中复染 1min，复染细胞核，使细胞核显色效果对比更明显，在 1% 盐酸酒精中提插一下分化，以除去多余的苏木精。

（16）常规脱水、透明、封片。

结果：H.pylori 位于胃腺窝中，着棕黄色，组织中应无非特异染色。

四、黏液组织化学染色

胃黏膜肠上皮化生是一种癌前病变，而十二指肠胃型上皮化生又是 H.pylori 可能的致溃疡机制之一。H.pylori 可特异性定植于后者的胃型上皮区，而不在胃黏膜的肠上皮化生区定植。为了探讨 H.pylori 与溃疡和 GC 发生的关系，常需同时明确胃十二指肠的上皮化生情况，这需要根据胃肠上皮分泌黏液的成分不同，做特殊的黏液组织化学染色进行鉴别。

（一）AB-PAS 染色

AB（alcian blue）-PAS（periodic acid Schiff）染色需配制阿尔辛蓝（AB）液和希夫（Schiff）试剂（又称红亚硫酸试剂）。

（1）常规脱蜡复水至 70% 乙醇溶液。

（2）滴加 AB 液染色 30min。

（3）流水冲洗 5min。

（4）1% 过碘酸氧化 10min。

（5）流水冲洗 5min。

（6）滴加 Schiff 试剂染色 15min。

（7）流水冲洗 10min。

（8）必要时复染。常规脱水、透明、封片。

结果：酸性黏液呈蓝色，中性黏液呈红色。

（二）HID/AB 染色

需配制高铁二胺液（high iron diamine，HID）。

（1）石蜡切片脱蜡复水。

（2）置入 HID 染液中 13～24h，室温。

（3）流水冲洗 5min。

（4）用 AB 液复染 15～30min。

（5）流水冲洗 5min。

（6）常规脱水、透明、封片。

结果：硫酸黏液呈棕黑色、涎酸黏液呈蓝色。

可以根据黏液着色情况判断化生的种类和上皮来源。

第三节　幽门螺杆菌分离培养技术

由于 *H.pylori* 具有致病性，受其感染会导致多种疾病的发生，因此成功获得 *H.pylori* 菌株不但是研究 *H.pylori* 生物学特性和致病机制的基础，也是诊断、研发抗菌药物的基础，故而 *H.pylori* 培养技术的地位尤显重要。但由于该菌是一种对营养要求较为苛刻的微需氧菌，加之生长较为缓慢、对培养的要求高并易受污染等原因，目前还很少能实现真正普遍的 *H.pylori* 培养技术的支持。

一、幽门螺杆菌分离培养用临床标本的采集与运送

幽门螺杆菌的培养需要从胃黏膜的标本采集、保存及运送过程开始就严格遵循规范，否则将影响培养结果。

（一）胃黏膜标本的采集

用于细菌分离培养的胃黏膜标本采集时，要注意受采患者近期应无抗生素使用史（4 周内）和无 PPI 使用史（2 周内）。胃黏膜标本的采集应按临床及研究要求进行，将活检组织块从活检钳无菌操作取下并装入保存管中，组织块不宜过小，并要完全浸入保存液中，避免活检组织块脱离保存液。

（二）胃黏膜标本采集后的保存与运送方法

1. 标本保存　将临床取出的胃黏膜标本放入 0.5～1ml 含 20% 甘油脑心浸液（brain heart infusion，BHI）的无菌肉汤保存液中，尽快送检；或冻于冰箱或液氮中备用。标本于保存液中 0～8℃置 1～2 天，或在 –20℃保存 1～2 个月，或在 –80℃保存 2～5 年，不会明显影响 *H.pylori* 分离培养的阳性率。

2. 标本运送　新鲜采集的胃黏膜活检组织建议在 0～8℃运送，不能超过 1 天；冻存标本在运送过程中要确保冻存液不出现融化现象。冻存标本在短时间运输时若出现融化现象，标本送达后应立即接种并进行 *H.pylori* 的分离培养。

二、培养基及培养条件

常用的基础培养基包括弯曲菌琼脂基础（*Karmali Campylobacter* agar base）（CM0935）、脑心浸液琼脂（brain heart infusion agar，BHIA）和布氏琼脂（Brucella agar）等，部分实验室根据 *H.pylori* 的分离培养需要自行配制所用基础培养基。*H.pylori* 的初次培养选用半固体培

养基，而非液体培养基。标本分离培养前进行的液体增菌培养，无助于提高 H.pylori 的分离培养率。

进行标本分离培养时，先用巴氏吸管将保存管中的胃黏膜标本及保存液全部吸至研磨器中，进行充分研磨后，用吸管吸出置于血平板中，每板约 100μl，均匀涂开后置 37℃ 微需氧培养箱培养（相对湿度 90%，气体环境为 10%CO_2、5%O_2 和 85%N_2），48～72h 进行初次培养结果观察；珍贵标本的培养可延长至 6～20 天，其间可多次进行培养效果观察。

H.pylori 对培养的条件要求较高，一般应于布氏琼脂或 BHIA 中加入 5%～10% 的羊血和马血（脱纤维或肝素抗凝均可），在 85%N_2、10%CO_2 和 5%O_2（或 H_2）的混合气体条件下，37℃ 培养 3～7 天，即可长成针尖状或直径 1mm 以下的半透明菌落，在营养丰富的培养基（如 Karmali 培养基等）中稀少菌落直径可达 1～2mm。

三、培养菌落的鉴定

通过对菌落的外观特征、生化鉴定、革兰氏染色及镜检，以及 H.pylori 菌落的飞行质谱检测等对培养菌落进行鉴定。

1. 外观特征　水滴样半透明、边缘整齐、扁平小菌落，菌苔呈油亮半透明状。

2. 生化鉴定　H.pylori 具有大量高活性的尿素酶，该酶可以分解胃中尿素产生 NH_3 以中和胃酸，进而保护 H.pylori 在传播过程中有效突破胃酸屏障。H.pylori 可生长于含 0.5% 甘氨酸和 0.04% 氯化三苯四氮唑的培养基中，其触酶和氧化酶阳性，具有碱性磷酸酶和 GGT 的活性，硝酸盐还原试验阴性，三糖铁琼脂中不产生硫化氢。在菌落特征和镜检符合 H.pylori 的前提下，尿素酶、氧化酶和过氧化氢酶均阳性可判断为 H.pylori。

3. 革兰氏染色及镜检　H.pylori 为螺旋形、弯曲或直的不分枝杆菌。在胃黏膜部位常常为弯曲、S 形或弧形，（0.3～1.0）μm×（1.5～5）μm，革兰氏阴性，顶端钝圆，在陈旧培养物中可呈球形或类球形。该菌两端有 4～8 根鞭毛，不产生芽孢。

4. H.pylori 菌落的飞行质谱检测　随着飞行质谱菌株鉴定技术的成熟和广泛应用，H.pylori 数据库在飞行质谱库中的信息已经足以支持对培养菌落快速准确地鉴定。此检测技术具有快速准确和经济的特点，且可有效区分东方型菌株和西方型菌株。

四、幽门螺杆菌菌株的保存

幽门螺杆菌菌株的保存液为含 20% 甘油的 BHI，菌株分别备份冻存于 -80℃ 冰箱和液氮中。

1. 常用保存液配方　H.pylori 保存液配方很多，曾有人使用过脱纤维绵羊全血、脱纤维马全血、脱纤维兔全血、脱脂牛奶、布氏肉汤、脱脂牛奶加 17% 甘油、布氏肉汤加 20% 甘油、Stuart 传送培养基、布氏肉汤加 10% 小牛血清、含 15% 甘油的 1% 蛋白胨、含 15% 甘油的大豆胨肉汤、BHI、灭活血清等。推荐使用蔗糖保存液（用蒸馏水配制 20%w/v 的蔗糖溶液，经 115℃、30min 灭菌后，将蔗糖溶液与灭活的小牛血清按 1：1 比例混合即成）。

具体方法是将冻存液约 0.2ml 分装在各 1.5ml 离心管或螺口冻存管中，放 -20℃ 冰箱保存备用。用于低温保存菌株时，无须在保存管中装入大量保存液，保存液体积的减小更便于提高菌株保存上的细菌浓度。

2. 低温保存　用前将保存液取出，室温溶化。用取菌环直接刮取少许新鲜培养的

H.pylori 放入保存液中（达 10°CFU/ml 浓度或更高），并直接放入–86～–60℃环境保存，每株细菌保存多支。这与预先将菌株放入普通低温冰箱（–20℃左右）预冻后再转入深低温环境保存相比无明显差别，而且预冻后再转入深低温环境保存对小体积保存液而言反而增加了操作难度，稍不注意，在菌株转移时就能出现部分融化，将明显降低菌株保存效果。每年取出备份的保存菌株，接种在含 10% 羊血的布氏琼脂平板后，置 37℃混合气体（10%CO_2、5%O_2 和 85%N_2）环境培养 3 天，检测细菌存活情况。

对 *H.pylori* 采用液氮保存也可取得满意效果。保存时可将装入 *H.pylori* 菌液的液氮冻存管（耐深低温冻存的外螺口管）在低温预冻后，放入液氮中保存。

3. 冻干保存　在 *H.pylori* 菌株的冻干过程中，以蔗糖血清为主的冻干保存液在菌株冻干中具有良好的保护效果。*H.pylori* 在冻干过程中对冻干条件的要求特别严格，特别是不能耐受各种不同程度的融化现象。脱脂奶粉不能作为 *H.pylori* 冻干保护剂。

近年来，由于 *H.pylori* 的耐药率不断增加，临床上根除 *H.pylori* 困难重重，因此人们对 *H.pylori* 菌株耐药水平检测的重视度越来越高。在一些地区，依赖 *H.pylori* 分离培养技术的耐药检测以及个体化治疗已被普遍采用。相信在不久的将来，随着 *H.pylori* 培养技术的推广，对 *H.pylori* 感染疾病的防控会越来越好。

第四节　幽门螺杆菌快速尿素酶试验

尿素酶为 *H.pylori* 产生的特征性酶，其活性在目前已知的细菌尿素酶中是最强的。尿素酶可分解胃酸中的尿素（正常浓度为 3～4mmol/L）产生 NH_3 及 CO_2，NH_3 可使局部的 pH 升高，中和胃酸便于细菌定植致病。根据这一发现，Marshall 等设计了 RUT，用于胃镜检查中检测 *H.pylori* 感染。试验试剂含有尿素、pH 指示剂（酚红）、缓冲液和防腐剂。在酸性条件下（pH＜6.8），酚红呈黄褐色，活检组织中的 *H.pylori* 尿素酶分解尿素后产生 NH_3，可使试剂变为碱性（pH＞8.4），酚红由黄色变为红色或紫红色。由于胃内环境仅适于 *H.pylori* 大量定植，胃液中其他产生尿素酶的过路菌由于菌量太少或者尿素酶活性低，其改变试剂 pH 的能力被缓冲液所缓冲，不致使试剂变色而出现假阳性结果。

一、常用快速尿素酶试验方法

常用 RUT 包括液体尿素酶试验、半固体尿素酶试验和试纸法尿素酶试验。

（一）液体尿素酶试验

1. 试剂配方　国内应用的多为液体尿素酶试验试剂，已有多家公司的 *H.pylori* 尿素酶试剂盒出售，也可自行配制，其配方如下：5～10g 尿素、0.2g 酚红、0.218g 磷酸二氢钠（一水）、0.51g 磷酸氢二钠、0.1g 叠氮钠。

2. 配制方法

（1）称取准确剂量的两种磷酸盐、尿素和酚红，加水 450ml。

（2）调整 pH 至 6.0，定容至 500ml。

（3）加入 0.1g 叠氮钠，分装后 –20℃保存。

（4）注意事项：酚红应用粉剂时应注意研磨，为防止出现不溶性颗粒，一般预先配成 0.5%*w/v* 的溶液，过滤后备用；叠氮钠是防腐剂，可防止试剂解冻后杂菌生长，一般配为

5% 的母液；也可加入庆大霉素、*H.pylori* 培养的选择性抗生素等，甚至应用过滤除菌方法保证试剂免受杂菌污染而失效；也可用蒸馏水替代磷酸盐缓冲液。

3. 试验方法

（1）96 孔板每孔加入尿素酶试剂 2 滴，每两孔为一组，一个为反应孔，另一个为对照孔；也可将尿素酶试剂加入小离心管中使用。

（2）放置胃镜活检组织入反应孔中，为防止交叉污染，滴加试剂的反应孔行列之间均应有间隔，或放置活检组织时保证不让液体溅出。取材的小镊子应备数把交替使用，用后在酒精灯上充分消毒。

（3）登记检查号及患者情况，观察并记录结果。

4. 结果判断 置于室温下观察，强阳性者组织放入后即变色，其后溶液全变为红或紫红色。活检组织出血者，放入试剂中时也会变红，但由于缓冲液的作用，其后颜色不加深或消失，应注意鉴别。尿素酶试剂的变色时间与组织中所含菌量的多少呈正相关，试验结果的判定时间根据试剂质量及室温高低可长至 24h。

（二）半固体尿素酶试验

1. 试剂配制方法 液体尿素酶试剂加入 1% 浓度的琼脂粉，加热使其溶解，趁热时倾倒至 96 孔板或特制的小孔中，冷却后即成为半固体尿素酶试剂，使用时将组织置入并用透明胶封口，观察颜色变化。

2. CLO 试验 广泛使用的 CLO（弯曲杆菌样微生物）试剂盒即属于半固体尿素酶试验，试剂盒内含 2% 尿素酶，单独包装，一份只能检查一个人，其优点是不同标本间无交叉污染，封口后放置观察方便，缺点是增加了成本。

3. 结果判断 置于室温下观察，显著阳性者 5～10min 即可判断结果，30min 才可初步判断阴性结果，对于阴性者建议尽可能观察至 24h。

（三）试纸法尿素酶试验

将液体试剂浸泡滤纸晾干后即可制成尿素酶试纸，使用时将湿的活检组织置于试纸上，观察颜色变化，其优点也是可以避免交叉污染。

二、检测中应注意的问题

RUT 是临床内镜检查时最常用的检测方法，具有简便、快速、价廉的特点，对于因病情而需要接受内镜活检的患者，建议首选 RUT 方法进行 *H.pylori* 感染的检测。有经验的观察者应用本法诊断 *H.pylori* 感染的准确性可达 90% 以上，但其检测结果受试剂的 pH、取材部位、取材组织大小、取材组织中的菌量和细菌形态（螺旋形或球形）、反应时间、环境温度等因素影响。

1. 试剂 pH 由于 RUT 的主要原理是根据试剂 pH 的变化引起颜色变化来判断 *H.pylori* 的感染状态，故试剂 pH 的选择尤为重要，国外文献报道以 pH 6.0 为多，也有报道为 pH 6.6。由于放入的活检组织本身就会引起试剂 pH 的波动，故 pH 越高，假阳性率就越高；而 pH 越低，反应时间就越长，但更准确。

2. 取材部位 进行尿素酶试验均需行胃镜检查，同时采取 2 块组织进行检测（胃窦和胃体），可以提高检测的敏感性。有研究者在检查时分别在不同部位取材（包括幽门前胃窦大弯、胃角、中部胃体大弯等）进行检测，检测的特异性最高可达 100%，其中阳性组在胃角可达 100%，幽门前胃窦、胃大弯可达 87%，胃体可达 84%，胃角和幽门前尿素酶阳性反应出现的时间较胃体时间短。

3. 其他影响因素 已有研究表明，标本中要有 10^4 以上的细菌才能显示阳性，而标本的大小、反应时间、环境温度等均可影响尿素酶试验的结果。观察时间短，敏感性低，特异性高；观察时间长，敏感性高，特异性差；不同检测试剂在不同时间内读取结果的敏感性和特异性存在差异。由于结果判断是通过肉眼完成的，故检测结果易产生误差。同时应注意的是，在胃内有活动性出血时，因出血造成胃内 pH 的变化，可影响尿素酶试验的敏感性和特异性。

4. 检测结果的假阴性和假阳性 对于质量合格的检测试剂，其检测结果的假阳性率明显低于假阴性率。试剂质量不稳定或观察时间不够长可严重影响结果判断，实际工作中应注意予以避免。由于抗 *H.pylori* 药物治疗后，胃窦黏膜细菌可向胃体移行而可出现假阴性，因此此法一般不宜单独作为 *H.pylori* 根除率检查的评价，如必须依靠此法判断 *H.pylori* 是否被根除，则需在胃窦和胃体 2 个部位取材，均阴性方可判断为 *H.pylori* 根除。近年来，国内外相关诊疗共识均已不建议将该方法用于 *H.pylori* 根除治疗后的疗效判断。

在临床应用中，可能会出现先接受胃镜检查的患者观察检测结果时间比较长，而后接受胃镜检查的患者观察结果的时间比较短，从而导致后者检测结果假阴性率增加。如果注意对每一例标本的观察时间都能够达到 1～2h，则可明显降低 RUT 假阴性的发生率。肠上皮化生黏膜不适宜 *H.pylori* 定植，当活检标本取自于肠上皮化生黏膜时，可能会导致检测结果的假阴性。此外，活动性出血、胆汁反流性胃炎，由于胃内细菌负荷量减少，也会导致检测结果的假阴性。

注意，当 RUT 检测阴性时并不能排除 *H.pylori* 感染，而一些其他产尿素酶的细菌还有可能导致检测结果出现假阳性。

第五节 幽门螺杆菌血清学检测

H.pylori 感染者血清中可出现抗 *H.pylori* IgG、IgA 和 IgM 抗体，通过检测这些抗体可判断是否有 *H.pylori* 感染。血清学检测是一种无创性诊断方法，检测方法多种，如补体结合试验、细菌凝集试验、被动血凝试验（passive haemagglutination assay，PHA）等。由于 *H.pylori* 感染后数周血中才出现特异性抗体，且 *H.pylori* 阴性者血中也可存在抗体的交叉性反应，*H.pylori* 根除后血中抗体在半年至 1 年内仍可维持在阳性水平，故血清学结果阳性的患者有些可能没有现症感染，而结果阴性也不能排除尚处于感染的初始阶段。幽门螺杆菌血清学检测主要用于流行病学筛检。

一、酶联免疫吸附试验

ELISA 是用酶标记抗体，将已知的抗原吸附在固相载体表面，使抗原-抗体反应在固相载体表面进行。该法是目前最常用的检测血清中 *H.pylori* 抗体的方法，可以将活体细菌、甲醛溶液（福尔马林）处理过的细菌、酸性甘氨酸抽提物作为抗原，与其他细菌发生交叉反应。

目前，应用 ASSURE Hp IgG 抗体快速检测试剂盒诊断 *H.pylori* 现症感染，该试剂盒应用现症感染条带（current infection marker，CIM）进行检测，适用于临床上患者的初次筛查，尤其适用于从未接受过 *H.pylori* 根除治疗患者现症感染的诊断。Pyloriset-EIA 试剂盒可定量检测 *H.pylori* 感染患者治疗前后血清中抗 *H.pylori* IgG 水平，可作为判断抗 *H.pylori* 治疗效果的指标，是一种好的诊断方法，还可用于治疗后随访的检测。

二、快速免疫色层法——库力斯伯法

快速免疫色层法——库力斯伯法，是根据反向免疫色层法原理，快速、定性测定血清 *H.pylori* IgG 抗体，无须专门设备或仪器。对血清 *H.pylori* 测定的敏感性和特异性均较高。

三、血清可溶性幽门螺杆菌抗原的检测

H.pylori 感染人体后，释放可溶性抗原出现于外周循环血中，检测 *H.pylori* 可溶性抗原可用于 *H.pylori* 感染的诊断。采用超速离心和凝胶过滤等技术纯化 *H.pylori* 的外膜蛋白，制备抗外膜蛋白抗体，对受试者血清行双抗体夹心法测定血清中 *H.pylori* 的可溶性抗原。该方法的优势是血清不必稀释、操作简便、成本低廉。

四、斑点金免疫渗透试验

斑点金免疫渗透试验（dot immunogold filtration assay，DIGFA）是以胶体金为标记物的快速斑点免疫结合试验。以硝酸纤维素膜为载体，试剂及标本均滴在膜上，通过渗滤逐步反应，其微孔膜既能吸附蛋白质，又具有快速渗透及毛细管作用。当标本通过微孔滤膜时，其中的抗原或抗体成分不仅能与膜上的抗体或抗原结合，还能浓集于膜上加速免疫反应。

五、免疫印迹法

免疫印迹法是用聚丙烯酰胺凝胶电泳将 *H.pylori* 中分子量大小不同的蛋白组分分离，将得到的不同区带与待检血清中相应的抗体相结合，通过显色来判断患者 *H.pylori* 的感染情况。该方法在 *H.pylori* 的分型诊断中具有优势，适合于 *H.pylori* 感染的血清学诊断、健康普查和流行病学调查。

六、蛋白质芯片技术

H.pylori 抗体蛋白质芯片检测系统是利用基因重组技术包被 *H.pylori* 抗原，经微孔滤膜的渗滤、浓缩、凝集作用，使抗原、抗体在固相膜上快速反应。该技术是非常实用的能快速检测多重抗体血清样品的方法，特别适用于 *H.pylori* 的流行病学调查。

第六节　^{13}C-尿素呼气试验

^{13}C-尿素呼气试验（^{13}C-UBT）是特异性诊断人体内 *H.pylori* 感染的一种试验。受试者口服 ^{13}C 标记的尿素药物，并通过气体同位素比值质谱仪或红外光谱仪测定其服药前后呼气样本中 $^{13}CO_2/^{12}CO_2$ 浓度比的变化量，以确诊被检测者是否感染 *H.pylori*。^{13}C-UBT 采用了稳定同位素以及质谱学等技术，不仅具有准确、特异、快捷的特点，其灵敏度和特异性都在 95% 左右，且受检者无痛苦、无创伤、无放射性损伤，十分受临床的欢迎。

一、原　理

由于 *H.pylori* 具有内源性、特异性的尿素酶，可将尿素分解为 NH_3 和 CO_2，CO_2 在小肠上端吸收后进入血液循环并随呼气排出。胃中存在 *H.pylori* 感染的受检查者口服 ^{13}C 标记的尿素后，可以将 ^{13}C 标记的尿素分解为 ^{13}C 标记的 CO_2。因此，通过用高精度的气体同位素比值质谱仪来探测呼气中的 $^{13}C-CO_2$，即可诊断 *H.pylori* 的感染。

二、适　应　证

由于 ^{13}C 没有放射性，尿素也是人体内的正常成分，因此 ^{13}C-UBT 可适用于任何年龄和类型的受检查者，并可在短期内多次重复，无任何副作用。

三、^{13}C-尿素呼气试验的检测过程

^{13}C-UBT 要求受检查者在空腹状态下（通常要求空腹过夜或空腹达 2h 以上）进行，并在整个检查过程中保持安静状态（坐、卧位均可）。试验开始时的步骤如下：

（1）收集给予 ^{13}C-尿素之前（零时）的呼气。

（2）口服 ^{13}C-尿素，并立即开始计时。

（3）收集第 20min 和第 30min 时的呼气。若采用简便方法，仅收集第 30min 时的呼气。

（4）样品邮寄或样品分析。

四、呼气样品分析

通过分析精度和质谱仪检测、气相色谱/同位素比值质谱仪检测法和红外光谱法等检测法对呼气样品进行分析。

1. 分析精度和质谱仪检测　在口服 ^{13}C-尿素 100mg 后，即使存在 *H.pylori* 感染，呼气中 $^{13}C-CO_2$ 含量增加也非常微小。因此，为了精确测定呼气样品中 ^{13}C 同位素丰度的增加，就必须采用高精度的气体同位素比值质谱仪（gas isotope ratio mass spectrometer，GIRMS）为分析设备。该仪器要求被测定的样品为纯净 CO_2 的形式，并要求对采集到的呼气样品首先进行纯化，即将呼气中除 CO_2 以外的所有其他气体都除去，需通常采用真空系统，故 ^{13}C-UBT 实际临床应用受到一定的限制。

2. 气相色谱/同位素比值质谱仪检测法　这种仪器是利用一个处于恒温状态下的气相色谱柱来分离呼气中的 CO_2，再通过计算机控制下的一系列电磁阀的开启和关闭依次将分离后样品中的 CO_2 和标准参比 CO_2 气体轮流送入质谱仪的检测器之中进行分析。这种仪器的测量精度一般在万分之一到万分之二，可以自动进行一次 100～200 个样品的分析，极大地简便了 ^{13}C-UBT 的样品检测，也使得受检查者在呼气试验结束后的十余分钟内就可以得到结果。

3. 红外光谱法　虽然同位素质谱仪检测法灵敏度较高，但价格昂贵，而红外光谱法可进行单样品或多样品的测定，利于临床推广使用。红外光谱法的检测技术目前主要有微音薄膜技术和半导体技术。微音薄膜技术检测法可以通过试管（10ml）或者气袋（120ml）收集检测气体，检测结果具有较高的稳定性。应用半导体技术检测法时，当检测尿素试剂低于 75mg，其检测灵敏度降低。

五、给药剂量和判断标准

给药剂量必须精准，诊断也必须严格按照判断标准进行。

1. 给药剂量　检测药品 ^{13}C 尿素的含量可直接影响检测的准确性。目前国际上已经批准用于临床的药品含量规格有 100mg、75mg、50mg、45mg 等，小剂量的 50mg 和 45mg 规格一般用于儿童，成人则使用 100mg 或 75mg 规格。降低 ^{13}C-尿素含量，则检测敏感度降低。

2. 诊断标准

（1）超基准值：判断 *H.pylori* 感染的状态通常用超基准值（delta over baseline，DOB）来表示，即以第 30min 时样品中所测 ^{13}C-CO_2 的 δ‰ 值减去零时（baseline）呼气样品中 ^{13}C-CO_2 的 δ‰ 值：

$$DOB=δ‰(30min)–δ‰(0min)$$

（2）判断标准：在获得 DOB 后，判断 *H.pylori* 感染的标准在一些实验室并不相同。从理论上说，所给予的 ^{13}C-尿素（^{13}C 丰度相同）的剂量越大，判断值可以越高。

有实验证明，在普通成人口服 ^{13}C-尿素 100mg 以及 12 岁以下儿童口服 ^{13}C 尿素 60mg（^{13}C 丰度大于 99%）时，第 30min 测得的 ^{13}C-CO_2 δ‰ 值与零时的差值 DOB≥6 时即可判断为感染；而在口服 ^{13}C-尿素 75mg 时，判断标准为 DOB≥5。事实上，在大多数情况下感染与非感染之间的差别很大，很容易做出判断。

在肺功能无显著异常以及无严重代谢性酸、碱中毒的情况下，在口服足够量的 ^{13}C-尿素后的 50min 内几乎所有的 *H.pylori* 感染者呼出的 ^{13}C-CO_2 都能呈现出显著性增高，在服药后第 30min 时可获得最高的峰值。

六、影响检测的因素及注意事项

在检测过程中，有很多因素会影响到检测结果，应予以注意。

1. 剧烈运动后不能进行 ^{13}C-尿素的检查　机体处于剧烈运动的状态下有可能影响血液的酸碱度，CO_2 的呼出会受到影响，从而影响实验结果。

2. 胃动力异常可能导致检测结果不准确　尿素试剂经尿素酶分解产生的 HCO_3^- 需要在胃肠道吸收，UBT 峰值出现时间的早晚和胃动力呈正相关。存在幽门梗阻及胃轻瘫的患者，应注意假阴性结果。

3. 药物因素　一些具有抗菌作用的中草药、抗生素、抑酸药物（尤其是 PPI）、铋剂均可以导致假阴性的检测结果。因此，应该在停药至少 4 周后再进行检查。

4. 残胃者呼气试验检测结果不可靠　残胃者由于受肠道其他产尿素酶细菌的影响，可能出现假阳性的结果，故宜采用 RUT、组织学染色或者 SAT 等方法检测。

5. 呼气检测值在临界值附近时不可靠　呼气检测值在临界值附近时，检测结果可能为假阴性或者假阳性，需择期再次检测或采用其他方法检测。影响检测临界值的因素主要有尿素剂量、检测仪器种类、试餐类型、气体收集时间。

6. 细菌定植数量　当胃内定植的 *H.pylori* 数量明显减少时，可出现假阴性的检测结果。

7. 试餐中添加枸橼酸可以提高检测的准确性　①在试餐中添加枸橼酸可以避免或减少患者在细菌定植密度低、多次治疗后、严重胃黏膜萎缩/肠上皮化生、抑酸药物影响的情况下检测结果假阴性的发生；②枸橼酸可避免或减少当患者胃黏膜严重萎缩/肠上皮化生导致胃内 pH 显著上升，以及胃内其他产尿素酶细菌生长活跃时检测结果假阳性的发生；③枸橼酸可减慢胃排空，使口服的尿素与胃内细菌充分接触，增加尿素酶活性，减少口腔或食管中存在的某些可能分解尿素的 CLO 导致的本底升高，从而提高检测结果的准确性。

七、临 床 应 用

UBT 是检测 *H.pylori* 感染最好的非侵入性方法，其准确性高，易于操作。该试验不但可以反映全胃的感染状况，还可用于 *H.pylori* 感染治疗前的诊断和治疗后疗效的判断，目前国内外相关共识均推荐将 UBT 首选用于 *H.pylori* 感染根除治疗后疗效的判断。

第七节　^{14}C-尿素呼气试验

根据国人特点，我国将无创性 ^{14}C-UBT 分为低剂量以及胶囊微量法两种，希望能将 *H.pylori* 感染的检测做到更准确、简便、快速、安全和经济。

一、^{14}C-尿素呼气试验的原理

当 ^{14}C 标记的尿素摄入存在 *H.pylori* 的胃内时，同位素标记的尿素在该菌所产生的尿素酶作用下分解为 NH_3 和 $^{14}CO_2$，同位素标记的 CO_2 由肠道吸收后经呼气排出。如检测到呼气中 $^{14}CO_2$，则可判断胃内 *H.pylori* 的存在。

二、低剂量 ^{14}C-尿素呼气试验

低剂量 ^{14}C-UBT 需配置试剂。具体操作步骤如下：

（一）试剂配制

1. 尿素　称分析纯尿素 5g 溶于 200ml 双蒸水中，每次使用 1ml（含尿素 25mg）。

2. ^{14}C 尿素　取 ^{14}C 尿素母液（1mCi/1.2ml）30μl 溶于 10ml 水中，制成浓度为 2.5μCi/ml* 溶液，每次用 1ml。

3. 氢氧化海胺　将浓度为 1mmol/μl 氢氧化海胺原液稀释 1 倍，即 0.5mmol/μl 工作液，每次用 1ml。

4. 闪烁液　将 7g 多酚氧化酶（polyphenol oxidase，PPO）和 0.5g 1,4-双（5-苯基-2-噁唑基）苯［1,4-Bis(5-phenyl-2-oxazolyl)-benzene，POPOP］溶于 1000ml 二甲苯中，每次用 5ml。

（二）操作步骤及具体方法

^{14}C-UBT 试验通过盲法处理，分为两个阶段进行。

1. 第一阶段　以胃镜检查后 5 天内已明确的 *H.pylori* 阳性和阴性患者为预试验对象，确定 $^{14}CO_2$ 呼出高峰期及其临界值。

（1）方法：禁食 12h，漱口，收集呼气作为本底（即 0 时）；口服含 2.5μCi ^{14}C-尿素 25mg，非标记尿素液体 20ml，漱口；分别收集 5min、10min、15min、20min、25min、30min、35min、45min、60min 等时相的呼气各 2 瓶。

（2）呼气收集方法：受试者通过 1 个长约 40cm 带滴球的一次性输液管直接向加有 1ml

---

* 1μCi=37kBq。

氢氧化海胺的甲醇液（含氢氧化海胺 0.5mmol）、1ml 无水乙醇及 1% 酚酞 1 滴的闪烁瓶内的液体吹气，使紫红色溶液正好变成无色为止，随即向瓶内加入闪烁液 5ml（含 0.7%PPO、0.05%POPOP 的二甲苯液），加盖旋紧，暗适应后用 LKB1217 型液闪计数仪测定，经淬灭校正后获得 dpm 值，减去本底后以各时相的 2 瓶平均值作为 $^{14}CO_2$ 的放射性活度（以 $dpm/mmolCO_2$ 表示）。

（3）结果：$^{14}CO_2$ 活性高峰期在 20min，临界值为 1100dpm（$^{14}CO_2$ 放射量均值 +3s）。

2. 第二阶段 ^{14}C-UBT 正式测定在胃镜检查前或后 5 天内进行，只对 0 时及 20min 时 $^{14}CO_2$ 呼出高峰期的呼气进行检测，并与"金标准"对照以考核 ^{14}C-UBT 对 *H.pylori* 检出的敏感性、特异性和诊断符合率。

结果：试验的敏感性为 97.36%，特异性为 90.00%，诊断符合率为 95.83%，阳性预测值为 97.36%，阴性预测值为 90.00%。

（三）临床意义

H.pylori 是消化性疾病的重要致病因素。基于前人检测方法的不足，我国在减少同位素用量、提高检测准确性和及时快捷方面对 ^{14}C-UBT 的检查进行了初步探索，建立了一种无创性且能避免交叉感染的 *H.pylori* 的检测方法。

1. ^{14}C-尿素剂量 我国学者结合国人特点，采用 2.5μCi ^{14}C-尿素，并在方法上进行了改进，获得了较满意的效果。

2. 安全性 75% 的 ^{14}C-UBT 的射线剂量在试验开始后的 5h 即被排出，余下 25% 的半排出期为 10～12 天，其中仅 3% 的半排出期为 40 天。^{14}C-UBT 产生的射线对人的影响非常低，且试验中 ^{14}C-尿素的剂量为国外的 1/4～1/2，其安全性更为可靠。

3. 试验前刷牙问题 Higazy 等曾通过实验检测 10min 与 20min 的呼气标本显示，不刷牙的受检者可出现转阴结果，而刷牙的受检者呼气标本结果完全一致，说明试验前应刷牙。

4. 非标记尿素 适量的非标记尿素可减少由于口腔或胃内杂菌分解较多 ^{14}C-尿素形成的假阳性，并能减少 ^{14}C-尿素的用量，因此适量的非标记尿素是必要的。

5. 时相选择 尽快做出诊断是检测与治疗 *H.pylori* 感染的重要环节，是该技术用于临床的重要意义。多项实验表明，选择 20min 是较合适的。

6. ^{14}C-UBT 的结果表达 Marshall 认为同位素与体表面积的相关性很低（$V_2=0.0137$），这一关系在 *H.pylori* 阳性者中不重要，提出不用体重校正可以更好地划分 *H.pylori* 的阳性和阴性，并认为 dpm 给了了一个确切的放射原子衰变数，而 cpm 仅给出了原子在液闪仪中的计数。为了更好地全面反映 ^{14}C-UBT 的检查结果，我国学者应用 x+3s 以下作为正常值，划分 *H.pylori* 是否感染。

7. 试验的优点 我国学者采用的 ^{14}C-UBT 与其他检测 *H.pylori* 的方法相比较，有着简单易行、敏感性高、特异性好且安全可靠等优点。2.5μCi ^{14}C-尿素、无营养性试餐和 20min 收集呼气时间的检测可以获得满意的结果，有着更好的实用价值。

8. 适应证 应用同位素法检测 *H.pylori* 感染，可精确测出标记物含量 10^{-18}～10^{-14} 水平，具有敏感性、特异性和准确性高等优点，且可用于 *H.pylori* 感染的动态检测。

9. 禁忌证 孕妇不适用 ^{14}C-UBT。

三、胶囊微量法 ^{14}C-尿素呼气试验

自 Graham 等使用 ^{13}C-UBT 检测 *H.pylori* 以来，Marshall 等又建立了 ^{14}C-UBT 检测 *H.pylori*，我国首创用胶囊微量法对 ^{14}C-UBT 加以改进及完善。

（一）试剂配制

取 ^{14}C-尿素母液（1μCi/1.2ml）10μl（含 ^{14}C-尿素 8μCi）溶于 4ml 无菌水中，加非标记尿素 80mg，配成浓度为 2μCi/ml 的溶液。每次用 0.5ml（含 ^{14}C-尿素 1μCi，非标记尿素 10mg）。将配制的溶液置于 -4℃冰箱中备用。

（二）操作步骤及具体方法

1. 呼气收集方法 受检者通过一长约 20cm 带滴球的一次性输液管向加有 1ml 氢氧化海胺甲醇液（含氢氧化海胺 0.5mmol）、1ml 无水乙醇、1% 酚酞 1 滴的闪烁瓶内液体吹气，当紫红色液体变为无色时，即提示 CO_2 饱和。将 5ml 闪烁液（含 0.7%PPO，0.05%POPOP 的二甲苯液）加入，每份标本用 LKB1217 型液闪计数仪做计数测定，经淬灭校正后得 dpm 值，减去本底后以各时相点两瓶的平均值作为 $^{14}CO_2$ 的放射性活度（以 dpm/mmol CO_2 表示）。

2. 具体方法 患者在内镜检查同周内行呼气试验。参照 Marshall 方法，并在 2.5μCi ^{14}C-尿素和无营养性试餐方法的基础上进一步完善、改进，首创胶囊微量法。为避免口腔尿素酶的干扰及减少同位素的放射量，将 ^{14}C-尿素从一般剂量 10μCi、5μCi、2.5μCi 减少至 1μCi。试验通过盲法处理。

（1）第一阶段预试验：将胃镜检查 5 天内已确定的 *H.pylori* 阳性者作为对象，确定 $^{14}CO_2$ 呼出高峰期及临界值。禁食 12h，收集呼气 2 瓶作为本底，取 ^{14}C-尿素溶液 0.5ml（含 1μCi ^{14}C-尿素，10mg 非标记尿素），迅速注入零号空胶囊（明胶）中，嘱患者立即用 20ml 水吞服，从注入液体至胶囊吞入在 30s 内完成。分别收集 5min、10min、15min、20min、25min、30min、45min、60min 的呼气各 2 瓶。

结果：CO_2 活性高峰期在 25min，临界值为 280dpm（$^{14}CO_2$ 放射量均值 +3s）。

（2）第二阶段正式测定：在胃镜检查后 5 天内进行，仅收集 0min、10min、25min 的呼气标本各 2 瓶，结果与"金标准"（细菌培养和（或）组织病理学检查结果）对照。*H.pylori* 阳性患者指培养或活检标本 Giemsa、Warthin-Starry 银染发现 *H.pylori* 者；*H.pylori* 阴性者指上述检查未能发现 *H.pylori* 者。

结果：试验的敏感性为 97.12%，特异性为 95.12%，阳性预检值为 97.06%，阴性预检值为 97.12%，诊断符合率为 96.33%。

（三）临床意义

1. 胶囊微量法的可靠性 在原有 2.5μCi ^{14}C-UBT 的基础上建立了胶囊微量法 ^{14}C-UBT，将 ^{14}C-尿素从一般用量的 10μCi、5μCi 减少至 1μCi 胶囊给药以及目前临床应用的 0.75μCi，不仅减少了患者的同位素负荷，且价廉、简便，消除了口腔 Urease 的干扰，还减少了环境污染的可能性，通过与金标准对比结果可靠。

Lerang 等连续对 35 例患者（24 例 *H.pylori* 阳性，64%）进行敏感性及特异性的评价，分别为：RUT 85%、99%，细菌培养 93%、100%，吖啶橙染色 81%、98%，实验室尿素酶试验 80%、100%，^{14}C-UBT 95%、95%，血清学 IgG 99%、91%，IgA 88%、91%。结论：

细菌培养、^{14}C-UBT 及血清学 IgG 等优于其他方法。

2. 优点

（1）显著减少患者同位素负荷及环境污染的可能性。胶囊微量法用 1μCi ^{14}C-尿素得到的 *H.pylori* 阳性患者的 dmp 值为 3188（*H.pylori* 阴性者为 42dmp），显示底物与 *H.pylori* 能充分反应，以达到区别阳性和阴性的目的。减少 ^{14}C-尿素的用量不仅能减少患者的同位素负荷量，还可以减少患者排泄物及 ^{14}C-尿素容器造成的环境污染。

（2）避免了口腔尿素酶的干扰。胶囊给药避免了 ^{14}C-尿素与口腔尿素酶的接触，得到了与食管插管给药的相同结果，方法更加简便和节约时间。

（3）胃内酸化法可降低服用 PPI 引起的 ^{14}C-UBT 检测的假阴性率。众多文献表明，PPI 和雷尼替丁可引起 ^{14}C-UBT 检测的假阴性。Chey 等报道，对服用 PPI 的患者在服用 ^{14}C-尿素及服前 30min 分别给予 0.1mol/L 枸橼酸溶液 200ml 可降低 30% 的假阴性率及 40% 的可疑率。

四、微量胶囊 ^{14}C-尿素呼气试验的安全性

含有 0.75μCi 的 ^{14}C-尿素胶囊用于 *H.pylori* 感染的体内诊断，对环境、患者和医生的辐射影响都非常微小，从辐射的防护角度判断都是安全的，且在诊断过程中产生的废物可作为普通废物处理。因此，含有 0.75μCi 的 ^{14}C-尿素胶囊用于 *H.pylori* 的体内诊断，无须采取任何辐射防护措施。进行 ^{14}C-UBT 患者的呼出气体不属于放射性废气，因此对操作者无体内照射危害。且使用 ^{14}C-UBT 的药盒基本不增加地球自然环境中的 ^{14}C 含量，故不会对环境造成额外影响。

（吴　鹏）

第八节　幽门螺杆菌对抗生素药物敏感性的检测

随着 *H.pylori* 对抗生素耐药性的不断提高，该菌的临床根除率不断降低，这就需要在抗生素药物敏感性检测数据的支持下用药，因此 *H.pylori* 耐药性的检测在中国乃至全世界急需普及。对于高耐药人群，在药敏结果指导下的根除治疗是必要的。我国幅员辽阔，各地经济发展、医疗资源分配不均匀，对不同人群连续进行 *H.pylori* 耐药性的监测意义重大。

一、常用抗生素药物敏感性检测方法

常用抗生素药物敏感性检测方法主要有 K-B 法、E-test 法、琼脂稀释法、分子生物学检测方法。

（一）K-B 法

抗生素药敏试验纸片琼脂扩散法（Kirby-Bauer test）简称 K-B 法，是将含药物的纸片贴在接种有 *H.pylori* 的固体培养基上，通过药物在培养基上的扩散，观察是否出现抑菌环，推断药物是否抑制 *H.pylori* 的生长。根据抑菌环的大小，判定药物对 *H.pylori* 抑制作用的强弱。*H.pylori* 的 K-B 法具体采用 pH 7.4 的 Mueller-Hinton 琼脂（M-H 培养基），在直径为 90mm 的平皿中，倾注含 5%～7% 脱纤维绵羊血的 25ml M-H 培养基，厚度约为 4mm，临用前置 50～60℃培养箱中烘烤 30min，使表面干燥。

纸片中抗生素的含量多数情况下为采购市场化的合格产品，并按要求保存备用。待检菌株应采用新鲜培养物（培养时间一般在36～72h），菌液制备后应尽快用于涂布平板和进行后续操作。接种好的平板置室温片刻，待稍干后，用无菌镊子将抗生素纸片置于平皿中的培养基表面，使其与培养基表面完全贴紧。各纸片之间的中心距不得少于24mm，距平板边缘不得少于15mm，以避免抑菌圈过度重叠而影响结果判读。一旦纸片接触琼脂面不可再移动，因为此时药物已经开始扩散。贴好纸片后立即将平皿置于微需氧环境中，37℃培养48～72h。观察结果时，在反射光下用精度为0.1mm的卡尺测量，测量完全抑制或几乎全抑制的*H.pylori*生长区带的直径。

（二）E-test 法

E-test 法是采用商品化药敏测试纸条进行的耐药性检测，试纸条背面固定有预先制备的浓度呈连续指数增长的抗生素。目前常用于*H.pylori*耐药性测定的 E-test 纸条分别对应的抗生素有甲硝唑（metronidazole，MZ）、阿莫西林（amoxicillin，AC）、克拉霉素（clarithromycin，CH）、左氧氟沙星（levofloxacin，LE）、莫西沙星（moxifloxacin，MX）、利福平（rifampicin，RI）、四环素（tetracycline，TC）和庆大霉素（gentamicin，GM）等。以抛物线形抑菌环与 E-test 纸条交界点，读取*H.pylori*的最低抑菌浓度（minimum inhibitory concentration，MIC）。

（三）琼脂稀释法

稀释法药敏试验可定量测试*H.pylori*对抗菌药物的敏感性，可获得准确的 MIC 水平。实验时，抗菌药物的浓度通常经过倍比稀释来制备含不同抗菌药物浓度的琼脂稀释平板，再接种待测菌株，在85%N_2、10%CO_2和5%O_2的混合气体条件下，37℃培养72h后判读结果，以无*H.pylori*生长的平板药物的最低浓度作为 MIC。

目前，中国对抗生素耐药折点的判断体系，主要是参照美国临床实验室标准协会（Clinical Laboratory Standards Institute，CLSI）的体系标准，在判断各菌株 MIC 的基础上，按照以下折点值判断菌株对抗生素的耐药性：以*H.pylori*标准株 ATCC 43504 作为质控菌，CH≥1mg/L（当用 E-test 法时，CH≥0.5mg/L）、LE≥1mg/L、MX≥1mg/L、RI≥4mg/L、MZ≥8mg/L、AC≥1mg/L、TC≥4mg/L 和 GM≥8mg/L。

（四）分子生物学检测方法

对*H.pylori*耐药的测定，目前最重要的三种抗生素为甲硝唑、克拉霉素和左氧氟沙星。以下两类分子生物学检测方法的组合，有利于临床快速检测和个体化治疗。

1. 耐药基因检测 目前能够通过对大环内酯类抗生素和喹诺酮类抗生素相关基因的检测来迅速判断*H.pylori*的耐药状态。通过测定*H.pylori* 23S rRNA 基因在 *A2142G*、*A2143G* 或 *A2144G* 点突变来预测对克拉霉素的耐药性，通过测定相关 PCR 产物的序列，可准确判断以上位点的突变，但并不全面。另外，需要通过测定 *gyrA* 基因特定位点的突变来实现对于喹诺酮类抗生素相关基因的检测。

2. 质谱表型检测 近年来发展的针对抗生素代谢酶类的飞行质谱检测方法给耐药表型的快速诊断带来了良好的解决方案。

甲硝唑需要细菌内的硝基还原酶类代谢成为次级代谢产物，才能发挥其抑菌作用。如果*H.pylori*的相关硝基还原酶类失活，则产生耐药。*H.pylori*甲硝唑耐药基因编码的酶类主要是 RdxA 和 FrxA 等。此类抗生素的敏感性检测特别适合采用飞行质谱技术，该技术具有快速、准确和低成本的特点，结合 *H.pylori* 甲硝唑耐药基因突变 SNP 的相关特征，具有良好的应用前景。

二、抗生素药物敏感性检测的应用

为 *H.pylori* 感染的个体化根除治疗提供依据。基于药敏试验指导的个体化治疗可达 90% 或更高的根除率。按照国际共识和中国相关临床共识内容，当甲硝唑的耐药率超过 40% 或克拉霉素的耐药率超过 15%～20% 时，这些抗生素是否应用应该参照药物敏感性试验结果。

了解各地 *H.pylori* 对常用抗生素的敏感谱，为制订人群根除治疗药物的选择提供了指导。了解当地人群的耐药谱特征，能在一定时间内用于指导当地人群制订 *H.pylori* 根除方案时的抗生素选择，从而得到更好的治疗效果。

（祁　源）

第九节　幽门螺杆菌分子生物学研究技术

H.pylori 分子生物学研究技术是利用已克隆的 *H.pylori* 的功能基因，包括尿素酶、细胞毒素、多种黏附素、Hsp 及鞭毛素等，设计 PCR 引物或探针，在体外进行基因扩增或杂交，进而对该菌的 DNA 进行检测，用于确定标本有无 *H.pylori* 感染及其相关的基础与流行病学的研究。其中 PCR 技术应用最为普遍，本节着重介绍。

一、聚合酶链反应技术

PCR 是一种利用两条与靶 DNA 两端互补的寡核苷酸引物，经酶促反应合成特异 DNA 片段的体外扩增技术。包括三个步骤：①变性：加热使模板 DNA 双链解离成两条单链；②退火：温度降低时，两个引物分别结合到两条模板的 3′ 端；③延伸：在 DNA 聚合酶的催化下，从引物的 3′ 端开始结合单核苷酸，形成与模板链互补的新链。新合成的 DNA 链变性后，又可作为模板进入上述循环，如此反复即可使两引物 5′ 端限定的基因片段呈指数方式扩增，经 25～30 个循环后可扩增 10^6～10^9 倍。

（一）操作方法

1. 模板 DNA 的制备

（1）刮取适量的培养菌（或胃黏膜活检组织、脱蜡后的组织切片、牙菌斑、去沉渣的粪便等标本）加入 400μl Tris-EDTA 缓冲液中，涡旋器振荡混匀。

（2）加入 20% 十二烷基硫酸钠（sodium dodecyl sulfate，SDS）20μl（终浓度为 1%）以破坏细胞膜、5mg/ml 蛋白酶 K 溶液 8μl（终浓度为 0.1mg/ml）以消化与核酸紧密结合的蛋白质，混匀。

（3）55～60℃水浴 30min。

（4）加入等体积预冷的苯酚，混匀呈乳状，1000r/min 离心 5min。

（5）吸取上层水相，再加入等体积预冷的氯仿/异戊醇（24∶1），混匀后 10 000r/min 离心 5min。酚和氯仿使蛋白质变性，异戊醇可防止振摇时起泡并促进水相和有机相分离。

（6）重复 4～5 步 1 次，脱蛋白完全时水相和有机相的界面上应见不到白色沉淀物。

（7）吸取上层水相转入另一离心管中，加入 3mol/L 醋酸钠 1/10 体积以促使 DNA 聚合成双链，继之加入预冷的无水乙醇 2.5 倍体积，–70℃放置 30min 或–30℃放置 1h。

（8）12 000r/min 离心 20min。

（9）弃上清液，沉淀中加 70% 乙醇溶液洗 2 次，待乙醇挥发后重溶于小体积（如 50μl）去离子水或 Tris-EDTA 缓冲液中，–20℃保存备用。

（10）注意事项：上述为 H.pylori 染色体 DNA 的常规提取法。尽管 PCR 对模板的要求并不高，但很多快速提取法抽提的 DNA 样品因杂质过多对 DNA 聚合酶可能有抑制作用，结果的重复性亦较差。

2. 扩增反应

（1）在一个 0.5ml Ep 管中依次加入下列成分（反应体积 50μl）：

双蒸去离子水	27.0μl
10×PCR 反应缓冲液	5.0μl
dNTP 混合液	4.0μl
引物 1（5μmol/L）	4.0μl
引物 2（5μmol/L）	4.0μl
矿物油	40.0μl
模板 DNA	5.0μl

（2）瞬时离心后 96℃预变性 5min，降至 80℃时加 Taq 酶 1.0μl（1 单位）。

（3）根据 H.pylori 特异引物的不同设定不同循环参数后进入循环。

（二）PCR 扩增产物的凝胶电泳分析

（1）制备含 0.5μg/ml 溴化乙锭（ethidium bromide，EB）的 1.0% 琼脂糖凝胶。

（2）取 8～10μl PCR 产物与 2μl 加样缓冲液混合后加样，根据扩增片段长短选择合适的分子量标准作参照。

（3）置凝胶于 1×TAE 缓冲液中，100V 电压电泳 30min。

（4）取胶于紫外灯下观察，用带橘红色滤光片的相机拍照记录。

PCR 检测 H.pylori 的敏感性和特异性虽然很高，但并非总是 100%。如引物选择无误（建议选择文献已报道并经实验证实可行的引物），假阴性多是由于模板量过少或反应中存在 Taq 酶抑制剂所致，后者多见于检测粪便、牙菌斑及组织切片等标本时；假阳性则主要由于污染，特别是产物污染所致。

二、原位杂交技术

原位鉴定技术多用于治疗前后胃内 H.pylori 形态变异体的鉴定、研究细菌与胃黏膜的关系等。除免疫组织化学外，还包括原位杂交或原位 PCR（PCR 与原位杂交相结合）。本部分主要介绍冰冻切片生物素和光敏生物素标记探针的原位杂交技术。

原位杂交中，可应用合成的寡核苷酸探针（如螺杆菌属特异探针）从克隆 H.pylori 基因的质粒中提取并标记特定的基因探针，在 PCR 扩增中掺入标记的单核苷酸（如 Bio-11-dUTP 和 Dig-11-dUTP，以 1∶4 代替混合 dNTPs 中的 ATP）等得到产物探针。一般而言，短探针穿透力强，但杂交信号弱；长探针则相反。由于 DNA 探针除可结合标本中的靶 DNA 外，还可结合 mRNA，故在所有杂交过程中应用的液体均须含有 RNA 酶抑制剂 0.04% 焦碳酸二乙酯（diethyl pyrocarbonate，DEPC），以抑制环境中无处不在的 RNA 酶。

（一）玻片的预处理

原位杂交技术在操作前需对玻片进行预处理，包括用热肥皂水洗刷、自来水清洗干净、浓盐酸原液浸泡 10min、擦干。在处理后的玻片上滴一滴水并用另一玻片推开后，水珠弥散而不回缩，证明玻片干净，可用于进一步操作。

（二）组织标本的处理

需将组织在取材后直接置入液氮中，冰冻切片后浸入 4% 多聚甲醛中 10min 取出，并于空气中干燥后 –70℃保存。

（三）原位杂交的步骤

1. 切片的预处理

（1）切片复温，烤片 15min。

（2）PBS 洗 2 次，各 3min。

（3）浸入 0.02% 聚乙二醇辛基苯基醚（Triton X-100）（以 PBS 配制）内 15min，以增加组织通透性。

（4）用 PBS 洗 2 次，各 3min。

（5）0.25% 乙酸酐处理 10min。此步称之为酰化，可阻断组织蛋白中的碱性基团，防止探针与其静电结合，从而降低背景。

（6）0.2mol/L 的 HCl 处理 10min。使碱性蛋白变性，结合蛋白酶消化除去碱性蛋白。

（7）滴加蛋白酶 K 液，37℃孵育 15～30min。

（8）用含 0.2% 甘氨酸的 PBS 洗 3 次，各 5min，以终止消化。

2. 预杂交和杂交 探针杂交中的预杂交步骤是阻断玻片和标本中可能与探针非特异性结合的位点，从而降低背景。同杂交步骤一样，预杂交应在湿盒中进行。

（1）预杂交液（不含探针的杂交缓冲液）42℃孵育 2h。

（2）用封闭液阻断 5min，可抑制标记卵白素与组织标本间的非特异性结合。

（3）载玻片加热至 90～95℃，5～10min，令靶 DNA 变性（如用双链 DNA 探针时，可将 10× 探针加热至 95～100℃，5～10min），立即置冰浴中 5min。

（4）滴加含 0.5～5.0μg/ml 探针的杂交液（20～30μl/片），可用硅化的盖玻片或小块封口膜浮于杂交液上防止其干燥，杂交液中的去离子甲酰胺可降低探针杂交的熔点（melting temperature，T_m）值。

（5）42℃湿盒孵育过夜（以 16～20h 为宜），要超过 24h。

（6）0.2× 枸橼酸钠缓冲液（saline sodium citrate buffer，SSC）洗 2 次，各 5min，37℃。

（7）1×SSC 液洗 2 次，各 5min，37℃。

（8）2×SSC 液洗 2 次，各 5min，42℃。

3. 显色 见免疫组织化学方法中的 ABC 法显色步骤。

4. 结果 细胞核内出现棕褐色颗粒。

（张 量）

第七章　幽门螺杆菌与胃部疾病

H.pylori 是世界范围内人群感染率最高的细菌之一，虽然大多数人为无症状的携带者，但感染者罹患 PU 的发病风险增加。此外，H.pylori 也被 WHO 列为一级致癌物，其感染与 GC、胃 MALT 淋巴瘤的发病密切相关。

第一节　幽门螺杆菌相关性反流性疾病

自学者们发现 H.pylori 以来，H.pylori 的感染与慢性活动性胃炎、PU、GC 以及胃 MALT 淋巴瘤等疾病有着非常重要的关系，H.pylori 的根除对于这些疾病的治疗有着非常大的帮助。但随着 H.pylori 感染率逐渐下降的同时，胃食管反流病和食管腺癌的发病率却显著上升。

因为 H.pylori 主要定居于柱状上皮，而在食管的鳞状上皮上不能定植，故而对于 GERD 与 H.pylori 关系的研究，主要集中在其与定居于胃内 H.pylori 的关系上。值得指出的是，尽管 H.pylori 不能定植于食管的鳞状上皮，但可定植于巴雷特（Barrett）食管的柱状上皮。另外，有人报道在食管的鳞状上皮上也可以检出 H.pylori，但分析认为是胃内反流物污染或者活检钳污染所致。

一、幽门螺杆菌对食管可能具有保护作用

有学者分别对胃食管反流病中 H.pylori 的感染率和根除 H.pylori 后胃食管反流病的发病率进行数据分析，发现 H.pylori 对食管可能具有保护作用。

（一）幽门螺杆菌在胃食管反流病中的感染率

H.pylori 在胃食管反流病患者中的感染率，在东西方不同人群中存在着差异。拉古纳特（Raghunath）等学者对有关 H.pylori 感染率的文章进行了系统综述，发现 H.pylori 在西方人群胃食管反流病患者中的感染率为 38.2%，对照组为 49.5%（$P<0.001$）；而东方人群虽然普遍 H.pylori 感染率更高，但胃食管反流病患者感染率相较于西方人要低。

有学者对东方人群 H.pylori 的感染状态与反流性食管炎（reflux esophagitis，RE）和非糜烂性反流病的关系进行了研究，以 1 万余人作为研究对象，其中 6.8% 为 RE 患者，15.9% 为非糜烂性反流病患者，非胃食管反流病患者为健康对照。研究发现，H.pylori 阴性为 RE 的危险因素，而 H.pylori 阳性则与非糜烂性反流病相关。

在研究对象为西方人群的调查中，有研究发现，H.pylori 的阳性率：胃炎患者为 40%、食管炎患者为 4%、健康对照者为 34%、食管炎合并胃炎患者为 34%；矫正年龄和性别的影响后，食管炎组相对于对照组 H.pylori 的感染风险是 0.06（$P=0.01$），提示 H.pylori 感染可能是食管炎的保护因素。另一组学者对一些儿科患者进行了研究，结果显示 H.pylori 阳性患者 81.3% 患有 RE，而 H.pylori 阴性患者其 RE 的患病率仅为 38.1%（$P\leqslant0.05$），分析结果表明 H.pylori 阳性患者患 RE 的可能性是 H.pylori 阴性患者的 6 倍。

有资料显示，随着胃食管反流病严重程度的进展，H.pylori 的感染率反而下降，这在巴雷特食管中也发现了同样的趋势，在东方国家同样得到了证实，提示 H.pylori 感染可能

对 RE 的发病起保护作用。单纯巴雷特食管和伴轻度非典型增生的巴雷特食管患者 *H.pylori* 感染率分别为 35.1% 和 36.2%，重度非典型增生的巴雷特食管及巴雷特食管腺癌的患者 *H.pylori* 的感染率分别为 14.3% 和 15.0%，表明 *H.pylori* 对食管具有保护作用。

H.pylori 感染会影响食管癌的患病风险，有分析证实胃内定植的 *H.pylori* 可以减少食管腺癌近 50% 的患病风险，同样也可降低包括食管鳞癌等其他所有食管肿瘤的患病风险。对于东方人群来说，*H.pylori* 感染显著降低了食管鳞癌的患病风险，其主要致病菌是 *cagA* 阳性的菌株；同时对于整个人群来说，*H.pylori* 感染和 *cagA* 阳性的 *H.pylori* 感染均可显著降低食管腺癌的患病风险。

总之，多数研究提示特别是在东方人群中，*H.pylori* 感染和胃食管反流病、巴雷特食管、食管癌呈负相关。

（二）根除幽门螺杆菌后胃食管反流病的发病率

有资料表明，无论研究对象是东方人群还是西方人群，在胃炎及 PU 患者根除 *H.pylori* 后，其胃食管反流病的发病率比未根除者要高，由此认为 *H.pylori* 对食管具有保护作用，并且这一结论被大多数研究所证实。

对于西方人群，反流症状或食管炎的发生率与年龄、性别、酒精、咖啡因、吸烟、体重及裂孔疝等均无明显相关性。有西方学者对近百例 *H.pylori* 阳性的 DU 患者进行了根除治疗，结果大部分患者根除成功，其中发生胃食管反流病的比率：根除成功者为 37%，根除不成功者为 13%（*P*=0.04）。

而对于东方人群，有学者以首次进行全面体检的人群为研究对象，RE 的发生率：*H.pylori* 阴性受检者 6.4%，而 *H.pylori* 阳性受检者为 3.3%（*P*＜0.001）；随访 1～3 年，根除 *H.pylori* 后 RE 的发生率与持续感染 *H.pylori* 的患者相比显著提高（*P*＜0.001），其与 *H.pylori* 阴性患者相近（*P*＜0.001）。有学者对 1187 名 *H.pylori* 阳性的 GU 者（经内镜证实无反流性食管炎）进行根除治疗，随后进行最长达 10 年的随访（平均 3.6 年），发现在根除成功的患者中约 30% 发生了 RE，18% 的 *H.pylori* 持续感染的患者中仅约 5% 发生了 RE，两者差异具有统计学意义（*P*＜0.0001），提示根除 *H.pylori* 可能引起 RE 的发生。但这样的患者往往病情较轻，极少需要长期药物治疗，大约一半的患者能够很快痊愈，表明根除 *H.pylori* 后所引起的 RE 并不需要恐慌，而且并不会浪费医疗资源。

另外，有人认为根除 *H.pylori* 后至少部分胃食管反流病的发生与 PU 有关。冯桂建等报道，*H.pylori* 的感染率：单纯 RE 患者为 38.5%，GU 合并食管炎的患者为 38.5%，单纯 GU 患者为 51.3%，DU 合并食管炎的患者为 54.3%，单纯 DU 的患者为 69.7%。这些数据同样可以表明，*H.pylori* 对食管可能具有保护作用。

有关根除 *H.pylori* 后是否易发生胃食管反流病，也有许多研究并不认可上述研究结论。瓦基勒（Vakil）等进行了随机对照研究，242 例 *H.pylori* 阳性的 DU 患者进入试验，结果在 6 个月时新发反流症状的为 17%，在 *H.pylori* 根除患者和 *H.pylori* 持续感染患者之间无明显差异（*P*=0.47）。东方人群的研究也有过上述结论。韩国 Nayoung 等开展了一项全国范围内的前瞻性研究，以近 500 名无 RE 的人为研究对象，结果发现根除 *H.pylori* 与 RE 及胃食管反流病相关症状的发生并无多少关联。

根除 *H.pylori* 后是否易发生胃食管反流病的研究报道不一致，这可能与胃食管反流病的发生机制并非单一有关。根除 *H.pylori* 后胃食管反流病的发病率上升可能与氨的中和作用消失、胃内酸度上升、患者饮食改变及体重增加有关。总之，大多数研究表明根除 *H.pylori* 后胃食管反流病的发病率明显上升，即 *H.pylori* 对食管可能具有一定的保护作用。

（三）cagA 阳性的幽门螺杆菌在胃食管反流病中的感染率

H.pylori 有多种菌株，其中 *cagA* 菌株毒性较高，对胃黏膜的损害也较重。而在胃食管反流病中，*cagA* 阳性的 *H.pylori* 的感染率却较低，故推测 *H.pylori* 对食管的保护作用可能是与 CagA 的感染率有关。洛费尔德（Loffeld）、瓦伊齐（Vaezi）等将 251 例患者分为对照组、单纯胃食管反流病组、短巴雷特食管组及长巴雷特食管组，*H.pylori* 的感染率组间虽无明显差异，但 *cagA* 菌株的感染率却不一样，其中对照组 44%，单纯胃食管反流病组 36%，短巴雷特食管 20%，长巴雷特食管 0%（$P < 0.001$），他们认为 *cagA* 阳性的 *H.pylori* 菌株可能防止了巴雷特食管的形成及恶变。最近，米尔尼克（Miernyk）等发现感染 *cagA* 阳性的 *H.pylori* 菌株的患者食管炎发生率降低，提示毒力更强的 *H.pylori* 菌株可能会保护患者食管，减少疾病的发生。然而有报道并不支持 *cagA* 菌株在胃食管反流病中有低检出率，但同样认为巴雷特食管患者的 *cagA* 阳性感染率低。表明 *cagA* 菌株阳性的 *H.pylori* 感染可能是巴雷特食管的保护因素；但对于糜烂性食管炎，*H.pylori* 的保护作用并不明显，可能是存在一定的趋势；而胃食管反流病相关的症状与 *H.pylori* 感染无关。

（四）幽门螺杆菌的基因型与胃食管反流病

H.pylori 菌株的基因型可能与胃食管反流病有关。西方学者将 400 余例患者分为对照组、非溃疡性消化不良组、胃食管反流病组和胃肠病组（GU 组、DU 组、GC 组），各组 *H.pylori* 阳性的检出率分别为 36%、35%、21%、49%，各组阳性患者中 *cagA* 基因的检出率为 94%～97%，*cagE* 基因（第一系列引物）的检出率分别为 43.5%、14%、24%、47%，*cagE* 基因（第二系列引物）的检出率分别为 87%、86%、71%、99%，*vacAs1* 基因的检出率为 80.4%、38%、29%、91%，*vac4s1* 基因同 CagA 抗体的存在相关。*cagE* 基因和 *vacA* 基因在 PU 或 GC 中更常感染，表明它们具有潜在毒性。*vacA* 基因在胃食管反流病中的检出率较其他组别均少，并且最新的研究表明其可能有延缓胃食管反流病进展的作用。但在对 *H.pylori* 阳性 DU 患者进行根除治疗之后的随访 1 年期间，*H.pylori* 的基因型并未明显影响到患者是否发展成胃食管反流病。因此，*H.pylori* 虽然在胃食管反流病中不能起到决定性作用，但却有着一定的关系。

另一部分研究认为，*H.pylori* 与胃食管反流病并无关联性，*H.pylori* 对食管无保护作用，而胃炎对食管却有保护作用。当发生胃体炎时，可以使胃酸分泌减少，数据显示在胃食管反流病中不但 *H.pylori* 的感染率较低，胃炎的发生率也较低，并且胃炎的症状较轻。还有研究发现 *H.pylori* 对食管并无保护作用，NSAID 才是胃食管反流病的危险因子，并且同样发现胃炎对食管具有保护作用。有学者认为慢性胃炎对胃食管反流病具有保护作用，单独的 *H.pylori* 感染可能并不影响 RE 的发生，但慢性胃炎却可以减少 RE 的发生危险。*H.pylori* 感染可诱发 AG，后者与胃食管反流病呈负相关，而并不是 *H.pylori* 本身。

还有一部分人认为 *H.pylori* 是胃食管反流病的致病因素。曾经有报道食管组织炎症的严重程度与胃窦部 *H.pylori* 的密度呈正相关，而且与胃窦部及胃体部的炎症程度也呈正相关。还有人提出胃酸分泌与人体的身高呈正相关，身高较高的人往往更容易发生胃食管反流病。因为在高酸环境下 *H.pylori* 不易生存及定植，所以胃食管反流病高个子患者中

H.pylori 感染率低于对照组。

二、幽门螺杆菌影响胃食管反流病的可能机制

胃食管反流病的发生与食管的保护屏障、食管动力、胃内酸度以及胃排空有关，*H.pylori* 的存在可能影响到以上部分机制。

(一)幽门螺杆菌与下食管括约肌

食管下括约肌（lower esophageal sphincter，LES）是食管的屏障，正常情况下 LES 的收缩可以防止胃内容物反流进入食管。*H.pylori* 与 LES 的压力（LESP）存在一定的关系。正常生理状态的促胃液素即可升高 LESP。*H.pylori* 在胃窦部的感染会引起血清促胃液素水平升高，根除 *H.pylori* 后血清促胃液素水平会降低。在严重的胃体炎，胃内酸度降低，LESP 的升高则更明显。不过冯桂建等发现，*H.pylori* 及空腹血清促胃液素的水平与 LESP 的相关性并不大。还有研究报道，根除 *H.pylori* 后 LESP 的变化也并不相同。功能性消化不良患者根除 *H.pylori* 后，可以导致 LESP 降低；但胃食管反流病患者根除 *H.pylori*，则可以使 LESP 升高。其原因可能是 *H.pylori* 参与了神经免疫抗炎调节机制，*H.pylori* 感染会导致胃黏膜 T 辅助细胞样免疫反应和促炎性细胞因子产生，从而抑制局部交感神经兴奋，促进全身交感神经兴奋，而全身交感神经兴奋则可抑制食管的炎症及降低 LESP。

胃食管反流病的主要病因是 LES 不适当的一过性松弛（transient lower esophageal sphincter relaxation，TLESR），这种松弛可以导致酸性胃内容物与食管黏膜接触增多，使食管黏膜被胃酸损害并出现反流症状。有假说认为，其调节机制是胃底部的牵张感受器可以通过迷走神经反射来调节 TLESR，可能是胃底部和贲门部的炎症或 *H.pylori* 感染，通过迷走神经调节这一区域的牵张感受器，使 TLESR 的频率上升。

(二)幽门螺杆菌和酸袋

2001 年，弗莱谢（Fletcher）等首先提出了酸袋（acid pocket）的概念，LES 下方邻近胃食管连接部的一段特殊区域可以逃避食物的缓冲效应，可以在饭后仍充满未缓冲的胃液，保持高度酸性，该区域即为酸袋。酸袋参与介导了胃食管反流病中对食管的损害。*H.pylori* 感染患者这一区域的酸度显著降低，这也是 *H.pylori* 感染对食管黏膜保护作用的可能机制之一。

(三)幽门螺杆菌和胃内酸度

1.胃炎学说　*H.pylori* 感染引发胃体炎时，胃酸分泌减少，降低了胃食管反流病的发生风险。根除 *H.pylori*，可以使胃内酸度升高。有研究表明，根除 *H.pylori* 后的胃酸过低患者，胃酸分泌可以恢复正常或者几乎正常。有资料显示，巴雷特食管患者所伴有的 AG 要比对照组患者的 AG 轻，*cagA* 阳性率要低于对照组。*cagA* 阳性的 *H.pylori* 菌株具有更强的毒性，所得的胃炎更重，酸泌量与胃体炎的严重程度呈负相关。此外，*cagA* 阳性的 *H.pylori* 可以破坏胃腺，使胃腺的泌酸量减少，降低胃内酸度。

2.氨学说　在胃体炎时，胃内泌酸的减少对食管具有保护作用。在胃窦炎及 DU 的患者中胃酸分泌增加，根除 *H.pylori* 将减少胃酸的分泌，但 DU 患者根除 *H.pylori* 后胃食管反流病的发病率反而增加，为此有人提出氨学说。*H.pylori* 可以产生尿素酶，尿素酶分解尿素产生氨，氨的 pK_a（电离常数）值为 9.1，可以对胃酸进行中和，升高胃内 pH，减少胃蛋白酶原的激活，使反流的胃内容物对食管的腐蚀程度降低。根除 *H.pylori* 后，NH_3 的中和

作用消失，胃食管反流发生的概率增加。

3. 其他机制 H.pylori 还通过其他机制来减少胃酸的分泌。H.pylori 本身含有可以抑制胃酸分泌的 LPS，同时 H.pylori 还可以抑制 H^+-K^+-ATP 酶的表达，从而抑制胃酸的分泌。H.pylori 的感染可以促进 iNOS 的表达及具有抑制胃酸分泌作用的一氧化氮的释放；可以产生具有抑制质子泵活性作用的脂肪酸，可以产生 N^α-甲基组胺并诱导产生 IL-1β 和 TNF-α，这些物质都具有抑制胃酸分泌的作用。

（四）幽门螺杆菌和胃排空

腹内压增高是胃食管反流病的另一发病机制。胃内容物增多、胃排空延迟即可导致腹内压增高，促进胃食管反流的发生。近端胃排空的延迟与胃食管反流及 24h 食管酸暴露的程度有关，胃食管反流病的严重程度与胃排空的延迟程度有关。H.pylori 对胃排空的影响可能与 H.pylori 感染导致的胃部炎症相关。但在胃食管反流病患者中，H.pylori 和胃排空的关系目前仍不清楚。

三、幽门螺杆菌与胃食管反流病的临床表现

食管损伤的严重程度，一般按照有无镜下食管炎、巴雷特食管、食管癌的顺序排列。韦斯顿（Weston）等的研究得出随着食管疾病严重程度的进展，H.pylori 的感染率下降的结论。加托普卢（Gatopoulou）等发现，H.pylori 阳性与 A 级（洛杉矶分级）食管炎显著相关（$P<0.05$），而 H.pylori 阴性与 B 级食管炎显著相关（$P<0.05$），提示 H.pylori 感染与较轻的糜烂性食管炎关系密切。日本学者发现，H.pylori 在无反流组、轻度食管炎组、重度食管炎组中的阳性率分别为 60.7%、47.8% 及 14.8%，差异具有显著性（$P<0.05$）。

H.pylori 定植在不同部位对食管疾病的影响也不同。H.pylori 在食管的鳞状上皮不能定植，但可在巴雷特食管的柱状上皮内定植。在肠上皮化生的巴雷特食管及食管腺癌患者中，H.pylori 只能定植于非肠型的胃型黏膜中。通过建立感染 H.pylori 且患有慢性胃食管反流的雄性大鼠模型，发现胃部 H.pylori 的感染可减轻食管黏膜的炎症损伤；然而当胃酸和胆汁反流造成食管鳞状上皮被柱状上皮替代时，H.pylori 便可定植于食管黏膜，进而加剧食管黏膜的炎症损伤甚至诱导肠上皮化生，增加巴雷特食管及食管腺癌的发生率。由此可见，当 H.pylori 定植在食管内，可以引起局部黏膜损伤，增加巴雷特食管和食管腺癌的发生率；若 H.pylori 仅在胃内定植，则可能对食管疾病具有一种保护作用。

还有人认为，H.pylori 与食管炎的严重程度并无关系；与患者的症状及临床检查亦并无确切关系；在有胃食管反流症状的巴雷特食管患者中，H.pylori 阳性或阴性对症状并无影响。

四、幽门螺杆菌与胃食管反流病的治疗

胃食管反流病的内科治疗原则主要是抑酸、促进胃动力、减少反流。临床对 H.pylori 对胃食管反流病的治疗有无影响，以及 H.pylori 阳性的胃食管反流病患者是否行 H.pylori 根除治疗曾有很大争议。

（一）幽门螺杆菌与胃食管反流病的治疗效果

理论上讲，如果 H.pylori 对食管具有保护作用，那么具有 H.pylori 感染的胃食管反流病在同等治疗条件下应具有更好的治疗效果。这一推测在一些研究中已经得到证实，而在

另外一些报道中却没有观察到相同的结果。

霍尔特曼（Holtmann）等进行了多中心的临床研究，对 846 例经内镜证实 S-M Ⅱ、Ⅲ 级 RE 的患者应用泮托拉唑 40mg 每日 1 次（q.d.）进行治疗，结果 *H.pylori* 阳性患者与阴性患者 4 周和 8 周的治愈率均具有明显差异，且 *H.pylori* 阳性患者症状的缓解率也高于阴性患者（*P*＜0.05）。彼得斯（Peters）等把具有胃食管反流的巴雷特食管病患者随机分为奥美拉唑 40mg 每日 2 次及雷尼替丁 150mg 每日 2 次治疗组，发现 *H.pylori* 感染与否对患者治疗前的症状及食管酸暴露的程度并无影响，对奥美拉唑及雷尼替丁在减少酸反流及改善症状方面也无影响。另有人对低剂量的 PPI 治疗胃食管反流病进行了研究，也未发现 *H.pylori* 的影响。还有研究认为，*H.pylori* 感染会降低 PPI 的疗效。拉姆（Ram）等对 245 名胃食管反流病患者进行了 *H.pylori* 检测和 PPI 治疗（奥美拉唑 20mg 每日 1 次或每日 2 次，至少 3 个月），试验结果提示 *H.pylori* 感染与胃食管反流病患者行 PPI 治疗未见相关性。

研究认为，各实验结果的差异可能与病例的选择及药物应用的剂量有关，同时也提示 *H.pylori* 对胃食管反流病的发生可能并不是决定性因素。

（二）幽门螺杆菌在抑酸治疗时是否导致胃体萎缩及肠上皮化生

长期应用 PPI 治疗胃食管反流病能否导致胃腺体萎缩这一问题一直是人们关注的热点。贝斯塔（Berstad）等应用兰索拉唑对胃食管反流病进行维持治疗，结果发现 *H.pylori* 阳性患者的胃体炎症明显进展，并伴有萎缩及细胞增生，尤其是 *cagA* 阳性的 *H.pylori* 菌株感染，这种情况更明显。申克（Schenk）等进行随机对照研究，应用奥美拉唑对 RE 进行治疗，并对 *H.pylori* 阳性患者行根除治疗。结果发现，*H.pylori* 持续阳性的患者在治疗期间，胃体部的活动性炎症进展（*P*=0.032），而胃窦部的活动性炎症好转（*P*=0.002）；而根除 *H.pylori* 成功的患者，胃体部及胃窦部的慢性及活动性炎症均好转（*P*≤0.0001），且与 *H.pylori* 持续阳性患者比较，活动性及慢性炎症的好转均具有明显差异（*P*=0.001）；*H.pylori* 根除组、持续阳性组，以及 *H.pylori* 阴性组中均未发现萎缩。提示根除 *H.pylori* 可以阻止强抑酸药物相关性胃体炎的进展，但对 AG 的进展短期作用不大。

（三）幽门螺杆菌与质子泵抑制剂的抑酸效果

有研究资料显示，在应用奥美拉唑治疗 DU 时，患者胃内 pH 比健康志愿者高，而 *H.pylori* 是 DU 的病因，这提示 *H.pylori* 可能影响到 PPI 的抑酸效果。有研究证实了 *H.pylori* 可以影响奥美拉唑的抑酸效果，并进一步观察到 *H.pylori* 阳性者的基础泌酸量和最大泌酸量明显低于 *H.pylori* 阴性者。拉本斯（Labenz）等的研究显示，*H.pylori* 阳性的 DU 患者在 *H.pylori* 根除前后应用奥美拉唑治疗期间，胃内 pH 有着显著差异（*P*＜0.002），在 *H.pylori* 根除 1 年后这种作用仍得到维持。关于 *H.pylori* 可以提高 PPI 抑酸效果的机制目前并不清楚。有人提出：氨影响了在奥美拉唑治疗期间的胃内 pH，而胆汁等十二指肠胃反流物影响甚微。也有人指出：由于抑酸治疗，导致了 *H.pylori* 在胃内的再分布，伴随着胃窦部炎症的好转而胃体部炎症的恶化，从而泌酸减少，结果使抑酸药物的效果提高。此外，有研究者经过动物实验证实了 *H.pylori* 可以增强奥美拉唑对壁细胞及 H^+-K^+-ATP 酶的抑制作用。

（四）根除幽门螺杆菌对胃食管反流病相关症状的影响

平田（Hirata）等研究了数十名 *H.pylori* 阳性的胃食管反流病患者，分别在成功根除 *H.pylori* 前及其后 1 年的时间内利用特定量表评估健康相关生活质量和胃食管反流病症状严重程度的改变，结果发现两者均发生了显著改善，且治疗前症状严重的患者在治疗后改善程度更大。

希尼亚斯（Xinias）等以 64 名儿童和青少年胃食管反流病患者为研究对象，对 *H.pylori* 阳性患者进行根除治疗，根除后 6 个月发现所有患者均根除成功且食管炎及胃窦炎痊愈，同时平均 LESP 显著提高（从 11.25mmHg 提高至 11.71mmHg，$P < 0.05$），平均反流指数（refux index）显著降低（从 6.02% 降低至 4.96%，$P < 0.05$），但胃食管反流的相关临床症状并未显著改善。这可能是因为根除 *H.pylori* 后纠正了高促胃液素血症，LESP 提高的同时胃窦炎痊愈，导致泌酸量下降，进而减少了食管的酸暴露。

由此可见，胃食管反流病合并 *H.pylori* 感染时，根除 *H.pylori* 对胃食管反流病的影响部分取决于 *H.pylori* 所引起的胃炎类型。儿童和青少年 *H.pylori* 感染所引起的胃窦炎可导致胃酸分泌量增多，进而加重胃食管反流病的相关症状。因此，对于这类人群根除 *H.pylori* 可能是有益的。

（五）幽门螺杆菌与胃食管反流病的复发

胃食管反流病的症状控制之后容易复发。哈特莱巴克（Hatlebak）等研究了影响胃食管反流病复发的因素，对 103 例分级为 I 级或 II 级的 RE 患者应用兰索拉唑 30mg 每日 1 次维持到治愈或症状缓解后，接着应用兰索拉唑 15mg 每日 1 次或 30mg 每日 1 次维持，直至症状复发或内镜下有变化，然后对兰索拉唑的剂量、症状的严重程度、食管炎的分级、*H.pylori* 感染、LES 静息压、24h 内食管 pH 小于 4.0 的百分比及治疗前胃内 pH 的中位数进行了 Cox 回归分析，得出结论：兰索拉唑的剂量与患者症状的严重程度和复发时间有明确关系，而 *H.pylori* 感染对此无影响。

也有研究发现，*H.pylori* 阳性胃食管反流病患者的复发率低于 *H.pylori* 阴性者。施维策（Schwizer）等在 2013 年开展了一项随机双盲的多中心试验，198 名 *H.pylori* 阳性胃食管反流病患者随机接受抗生素或安慰剂治疗 7 天，同时以 113 名 *H.pylori* 阴性胃食管反流病患者接受安慰剂治疗 7 天为对照，所有患者均服用埃索美拉唑 20mg 每日 2 次 7 天，随后服用 40mg 每日 1 次 7 周。结果显示，*H.pylori* 阳性的两组患者在 32 周的随访时间内复发率相似，即 *H.pylori* 根除治疗对 32 周随访时间内的复发风险无影响，但 *H.pylori* 阳性患者的复发率要低于 *H.pylori* 阴性患者（$P=0.004$）。东方人群的研究也得到过类似结论。

由于研究人群之间存在差异，所以相关研究结果也存在差异，原因有可能是未对 *H.pylori* 阳性治疗组的胃部感染和炎症类型进行明确，而且胃炎的部位也有区别，胃窦部胃炎可以导致胃酸分泌量增加，而胃体部胃炎则相反。因此，*H.pylori* 感染影响胃酸反流的情况及其相关症状因情况而定。事实上，已有研究发现胃窦部胃炎与胃食管反流病相关，而胃体部胃炎则与胃食管反流病无关，提示胃炎的类型可能影响胃食管反流病。

综上所述，*H.pylori* 和胃食管反流病之间的关系仍需继续探究。大量研究发现，*H.pylori* 感染可能对食管具有保护作用，但对 *H.pylori* 行根除治疗却未显著影响 PPI 的治疗效果。在胃食管反流病中，尽管有研究发现 *H.pylori* 可以提高 PPI 的抑酸效果，但其增强的程度却很轻微，PPI 的长期临床效用与 *H.pylori* 是否存在无相关性。*H.pylori* 感染处理的 Maastricht V/Florence 共识报告认为，*H.pylori* 感染患者只要存在根除指征（包括需长期应用 PPI 的患者）就应进行根治治疗，胃食管反流病不能作为禁忌证。第四次和第五次全国幽门螺杆菌感染处理共识报告均指出，我国是 GC 的高发国家，胃体为主的胃炎患者根除

H.pylori 虽然会增加胃食管反流病发生的危险性，但不根除 *H.pylori* 却长期应用 PPI 治疗却会增加 GC 发生的危险性，因而长期服用 PPI 的患者还是应该根除 *H.pylori* 的。对于胃食管反流病的 *H.pylori* 的治疗策略规定为：检测治疗策略稍优于先行内镜检查，或者先内镜检查然后治疗，但是两者均优于经验 PPI 治疗。对有内镜检查指征的患者，要及时进行内镜检查，对胃食管反流病患者进行分型，从而指导后续治疗。

第二节　幽门螺杆菌与胃炎

胃炎（gastritis）是多种原因引起的胃黏膜的非特异性炎症反应，是最常见的消化道疾病之一。*H.pylori* 感染是引起胃部炎症的重要原因之一。临床上胃炎的分类主要依据发病的缓急和病程的长短分为急性胃炎和慢性胃炎，但随着对 *H.pylori* 研究的不断深入，对胃炎的分类也在不断更新。

一、胃炎分类的历史与幽门螺杆菌感染

胃炎（特别是慢性胃炎）的分类随着 *H.pylori* 的问世而不断完善，大量关于 *H.pylori* 流行病学的报道使 *H.pylori* 对胃黏膜的损伤逐渐被人们所认识，并成为胃炎病因学分类的主要依据。

（一）幽门螺杆菌问世前胃炎的分类

自 1782 年胃炎这个概念建立以来，其分类已经经历了漫长而多次的历史变革。由于当时缺乏影像学和内镜学技术，胃炎的诊断只能依靠临床表现来判断病情。

1947 年随着半屈式内镜的发明，依据内镜形态学的改变将胃炎分为原发性胃炎和继发性慢性胃炎。原发性胃炎是指原因不明的胃炎，其进一步又被分为浅表性、萎缩性及肥厚性三种；继发性胃炎是指同时合并有 GU、GC 及胃手术者。1982 年我国慢性胃炎座谈会后，统一使用该分类方式。

1973 年根据血清免疫学检测与胃内病变分布的情况将慢性萎缩性胃炎分为 A 型和 B 型。A 型 AG 又被称为自身免疫性胃炎，患者血清壁细胞抗体和内因子抗体阳性，多见于胃体部，呈弥漫性分布，胃窦部黏膜一般正常。由于壁细胞受损，胃酸和内因子分泌减少，血清促胃液素增高，易发生恶性贫血。B 型 AG 多见于胃窦部，呈多灶性分布，血清壁细胞抗体和内因子抗体阴性，血清促胃液素多正常，胃酸分泌正常或轻度减轻，无恶性贫血，易发生癌变。1975 年，将同时累及胃窦和胃体的 AG 称为 AB 型胃炎。

（二）幽门螺杆菌问世后胃炎的分类

1983 年首次从慢性活动性胃炎患者的胃黏膜组织中成功分离出 *H.pylori*，之后 *H.pylori* 在胃炎发生发展过程中的作用越来越受到重视。1990 年悉尼系统分类法也强调了在诊断各类胃炎时需标明 *H.pylori* 的感染情况，同时依据内镜改变将胃炎分为红斑渗出性胃炎、平坦糜烂性胃炎、隆起糜烂性胃炎、胃炎伴萎缩、出血性胃炎、胃肠反流性胃炎及皱襞肥厚性胃炎。按发病部位将胃炎分为胃体胃炎、胃窦胃炎和全胃炎。同时，提倡胃炎的分类应包含病因学、局部解剖学和形态学改变。

1996 年提出胃炎新悉尼分类，强调了胃黏膜活检的部位和数量（胃窦大弯、小弯各 1

块，胃角 1 块，胃体大弯、小弯各 1 块），并提出直观模拟评分，依据炎症、炎细胞浸润、萎缩、化生和 *H.pylori* 感染等严重程度分级（0、1、2、3 级），该项评分减少了观察者之间的评分差异，比之前的分类标准有了进步。

2000 年中华消化学会井冈山分类明确了 *H.pylori* 相关性胃炎的定义及诊断标准。确诊有 *H.pylori* 感染，需要组织学、尿素酶、细菌培养、^{13}C 或 ^{14}C-UBT 任一项阳性，同时病理切片检查有慢性胃炎的组织学改变，可诊断 *H.pylori* 相关性胃炎。但从严格意义上讲，诊断 *H.pylori* 相关性胃炎时，现症感染应以病理组织学检查发现的 *H.pylori* 为依据，同时建议临床诊断取 2～3 块胃黏膜，科研取 5 块胃黏膜。

2002 年日本胃炎研究会从基本分型、诊断标准、内镜分级几个方面将胃炎进行了分类，包括浅表性胃炎、出血性胃炎、糜烂性胃炎、疣状胃炎、萎缩性胃炎、肠化生性胃炎、增生性胃炎和特殊性胃炎八类。该分类与既往悉尼系统分类法不同的是将肠上皮化生独立出来，形成单独的胃炎分型。

2006 年《中国慢性胃炎共识意见》确定了采取文字描述与直观模拟评分法相结合的方式对我国慢性胃炎进行病理诊断，并与国际趋于一致，同时建议将慢性浅表性胃炎更名为慢性非萎缩性胃炎。

2007 年国际上制定了可操作的与胃癌风险联系的胃炎评估（operative link for gastritis assessment，OLGA）系统及可操作的与胃癌风险联系的肠上皮化生评估（operative link for gastric intestinal metaplasia assessment，OLGIM）系统，这两个系统是由慢性胃炎分类的新悉尼系统发展而来的胃癌风险的分析方法。按照新悉尼系统要求活检，每块活检胃黏膜标本需观察 10 个腺体，计算腺体萎缩或化生的区域，分为 I～IV 期，这是目前评估胃黏膜萎缩/肠上皮化生准确性较高的方法。

2014 年国际上依据京都 *H.pylori* 胃炎共识意见，新建立了胃炎分类《国际疾病分类第十一次修订本》（ICD-11），建议按病因对胃炎和十二指肠炎进行分类。按病因将胃炎分为 *H.pylori* 引起的胃炎、药物性胃炎及自身免疫性胃炎三大类，将 *H.pylori* 引起的胃炎归为一个特殊的病因学群体，同时阐述了组织学分类和内镜下分类不能完全废除的必要性。

胃炎的分类虽然经历了百年历史，但不难从中看出 *H.pylori* 感染是胃部疾病的重要原因。*H.pylori* 能够引起胃黏膜的急性和慢性损伤，甚至进一步发生萎缩、胃癌。因此，针对 *H.pylori* 进行胃炎的防治是十分必要的。

二、幽门螺杆菌相关性胃炎的病理改变

H.pylori 感染可引起急性和慢性胃炎，但急性胃炎很少在临床实践中遇到，大多以慢性 *H.pylori* 感染为主，但可以引起急性发作，其病理特点各不相同。

（一）幽门螺杆菌与急性胃炎

急性 *H.pylori* 感染时，胃黏膜上皮细胞以出现退行性变为主，包括黏液的损耗、细胞的脱落以及腺体的异型增生。常见表面渗出和浅表糜烂，胃小凹里可见多形核粒细胞浸润及"隐窝脓肿"形成，组织学称这种改变为"急性活动性胃炎"。

胃炎的急性期大约维持 7 天左右，在此期间部分患者可将 *H.pylori* 清除，多形核细胞浸润消失，胃黏膜上皮细胞恢复正常。如果患者的免疫力不足以清除 *H.pylori* 感染，再经过 3～4 周，慢性炎症细胞将逐渐聚集，组织学上变化逐渐显著，这时急性活动性胃炎的诊

断应改为慢性活动性胃炎。

（二）幽门螺杆菌与慢性胃炎

大量文献报道，慢性胃炎患者 *H.pylori* 感染的检出率为 54%～100%，多数在 70% 以上，慢性活动性胃炎 *H.pylori* 感染的检出率可以达到 90% 以上。*H.pylori* 感染多从儿童开始，随着年龄的增长而增高，20～30 岁其感染率可达 40.0%，40～50 岁可达 60.0%，60 岁以上为 65.4%。*H.pylori* 相关慢性胃炎的主要病理改变为胃黏膜上皮变性，多形核细胞浸润，慢性炎细胞浸润，萎缩及肠上皮化生。慢性胃炎主要包括慢性浅表性胃炎、慢性萎缩性胃炎和慢性肥厚性胃炎。

1. 慢性浅表性胃炎　是最常见的一类胃炎。早在 20 世纪 80 年代，国内学者就曾报道在 2278 例胃镜活检中慢性浅表性胃炎占 1108 例，达 48.64%；*H.pylori* 在慢性浅表性胃炎的检出率可达 53%～95%。我们对 217 例活检胃黏膜进行了 *H.pylori* 不同基因亚型（*ureB*、*cagA*、*vacA*、*iceA*、*baba2*）的检测，其中 *vacAs1m1* 基因型与浅表性胃炎密切相关。

慢性浅表性胃炎的定义国内外略有不同。在国外，慢性浅表性胃炎是指慢性炎症的浸润局限于黏膜浅层，即腺颈部及其以上区域；国内慢性浅表性胃炎是指固有腺体无萎缩，无论炎症浸润深度如何，均为浅表性胃炎，炎症的程度由炎细胞浸润的深度决定。

慢性浅表性胃炎的主要病理特点为固有层内有炎细胞浸润，上皮细胞变性和增生。炎症从黏膜浅层开始，在上皮层和小凹之间有淋巴细胞和浆细胞浸润，可混有单核细胞和嗜酸性粒细胞。随着病情的发展炎症浸润逐渐深入，炎细胞逐渐深入腺体之间，挤压腺体，但腺体不被破坏。炎细胞可进一步浸润至黏膜全层，直达黏膜肌层。如果观察到黏膜浅层有大量中性粒细胞浸润，可诊断为活动性浅表性胃炎；如在胃上皮细胞和小凹之间、腺颈部及固有层内可见大量中性粒细胞浸润，小凹内也有大量中性粒细胞浸润，可诊断为"隐窝脓肿"。除此之外，胃黏膜上皮细胞可发生变性，甚至破坏，形成糜烂，固有层内可见出血和水肿。

2. 慢性萎缩性胃炎　慢性萎缩性胃炎中 *H.pylori* 的感染率与慢性浅表性胃炎相似。国内学者在 485 例慢性萎缩性胃炎患者中检出 221 例伴有 *H.pylori* 感染者（45.6%），其中 60～80 岁 172 例（35.5%），显著高于非萎缩性胃炎 60～80 岁组（23.8%）。我们对不同部位胃黏膜的 *H.pylori* 在不同胃疾病的定植状态进行了研究，结果发现胃黏膜小凹上皮表面及腺腔内 *H.pylori* 的定植密度在浅表性胃炎、AG 和 GC 中逐渐降低，而胃黏液内游离的 *H.pylori* 密度则为浅表性胃炎、AG 和 GC 逐渐增高。韩国一项 15 年的随访研究显示，*H.pylori* 感染可导致胃窦和胃体的萎缩，还可导致胃体黏膜发生肠上皮化生改变。另有研究显示，*cagA* 阳性的 *H.pylori* 与慢性萎缩性胃炎的关系更为密切。有报道显示，慢性萎缩性胃炎患者 *cagA* 阳性 *H.pylori* 的检出率可达 96.7%。我们对 217 例活检胃黏膜进行了 *H.pylori* 不同基因亚型（*ureB*、*cagA*、*vacA*、*iceA*、*baba2*）的检测，发现 *vacAs1m2* 基因型与 AG 密切相关。慢性萎缩性胃炎如前所述主要分为 A 型和 B 型，其中 B 型胃炎与 *H.pylori* 感染关系更为密切。国内主要以 B 型慢性萎缩性胃炎为主，多发生在胃窦处，*H.pylori* 在胃窦处的检出率高于胃体。

慢性萎缩性胃炎的病理特点较为复杂，除了有炎细胞的浸润外，还有腺体的萎缩、上皮细胞的增生和化生。病变多为灶状，逐渐加重，互相融合，最后形成弥漫性分布。

慢性萎缩性胃炎时，炎细胞的浸润程度比浅表性胃炎重，在固有层内可见大量淋巴细胞和浆细胞，有时可见单核细胞。如果是慢性活动性 AG，也可见中性粒细胞浸润，上皮细胞常被破坏，形成糜烂。因为炎症程度重，腺体常被破坏、萎缩甚至消失。在固有层内常见淋巴滤泡和淋巴集结。正常胃黏膜中无淋巴滤泡和淋巴集结，但在慢性胃炎特别是 AG 中常常能看到这两个结构，这可能是由于局部组织对 H.pylori 抗原的一种反应。滤泡多时可形成滤泡性胃炎。在胃窦部淋巴滤泡和淋巴集结比胃体部多，小弯比大弯多见。有报道显示，在 377 例胃黏膜活检中 78% 的胃窦和 41% 的胃体可见淋巴滤泡，这些病例中 H.pylori 的感染率达 85%。另一报道显示，在 2692 例 H.pylori 感染的胃窦炎中 53.8% 的胃窦黏膜和 14.8% 的胃体黏膜可见淋巴滤泡和淋巴集结。同时，胃炎程度越重，淋巴滤泡越多。在 171 例 B 型炎症中，重度炎症者 58% 可见淋巴滤泡并伴有 H.pylori 感染，而轻度者却无淋巴滤泡。对重度者进行 H.pylori 根除治疗后，部分淋巴滤泡可消退，但在胃黏膜活检中仍可在黏膜深处有 1～3 个淋巴结或淋巴滤泡。

慢性萎缩性胃炎的另一个特点是萎缩，这也是诊断的重要依据。萎缩可发生于腺颈部以下的腺体，腺体的体积缩小、腺腔变小、数量减少，甚至完全消失，导致胃黏膜变薄，皱襞平坦。胃体萎缩主要表现为壁细胞和主细胞消失，导致胃酸和胃蛋白酶原分泌减少。胃窦萎缩主要表现为黏液腺体消失，导致中性粒细胞和促胃液素分泌减少，同时发生肠上皮化生和假幽门腺化生，填充萎缩的区域，发挥代偿和适应作用。萎缩严重时，胃小凹上皮发生萎缩，小凹变浅，甚至变平，黏膜肌增生。

慢性萎缩性胃炎中，常见上皮细胞增生，主要见于表面上皮、小凹上皮及腺颈部。增生的细胞一般分化成熟，少数可出现异型增生、分化不成熟，甚至可以出现乳头状。小凹上皮增生使小凹变深、弯曲或分支，腺颈部增生使腺颈部的腺体增多。

化生是慢性萎缩性胃炎常见的病理改变，主要为肠上皮化生和假幽门化生。AG 患者中 62% 伴有肠上皮化生，肠上皮化生的发生与 H.pylori 的感染有关，同时 H.pylori 感染组肠上皮化生的发生率高于 H.pylori 阴性组，故 H.pylori 可促进肠上皮化生的发生。若慢性萎缩性胃炎持续时间长，则固有膜的炎症消退，仅留下肠上皮化生腺体填充萎缩的区域。

3. 慢性肥厚性胃炎　关于此病的命名不同的文献报道不同。1888 年梅内特里耶（Menetrier）首次报道了这种病变，以其名字命名为 Menetrier 病（肥厚性胃炎）。1973 年 Ming 将其命名为增生性胃炎，近几年多称巨皱襞胃炎。1990 年第九届胃肠病学大会提出的悉尼系统，将其定义为巨襞肥大性胃炎。

慢性肥厚性胃炎的主要病理特点是胃黏膜出现巨大的皱襞，主要见于胃体和胃底，尤其是大弯侧，有时也可见于胃窦，甚至全胃。病灶可局灶性，也可弥漫性。胃壁黏膜层高度肥大，皱襞增高，高度可达 3～4cm，宽度可达 1.5cm，皱襞平行或盘曲，皱襞之间有深沟纹，似脑回。黏膜表面可呈结节状或息肉状，有大量的黏液覆盖，伴有出血和糜烂。显微镜下可见黏膜层细胞高度增生，表面上皮和小凹上皮高度增生，胃小凹变深、扩张、扭曲，增生的黏膜呈脊状突起，将黏膜肌层和血管带入，形成巨大皱襞。固有层内可有不同程度的萎缩，肠上皮化生少见，主要是假幽门腺化生。主细胞和壁细胞增生，腺体变长。腺体常呈囊性扩张，囊内充满黏液，扩张的腺体穿过黏膜肌层到黏膜下层。在固有层内可见大量的淋巴细胞和浆细胞，并可见淋巴滤泡，急性期时也可见中性粒细胞和嗜酸性粒细胞。黏膜肌层增厚，肌纤维可分散入增生的腺体之间。

沃尔夫森（Wolfsen）等进一步将 Menetrier 病分为两型，即大量隐窝增生伴轻度炎症型（massive foveolar hyperplasia，MFH）和肥大型淋巴性胃炎（hypertrophic lymphocytic gastritis，HLG）。MFH 的主要特点是隐窝上皮高度增生，固有腺体明显萎缩，可见多数腺体呈囊性扩张，固有层内嗜酸性粒细胞浸润明显，而淋巴细胞和浆细胞浸润不明显。HLG 的主要特点是固有层内淋巴细胞浸润明显，隐窝增生和固有腺体的萎缩较轻，固有层内无水肿。Wolfsen 认为 MFH 属于 Menetrier 病，而 HLG 属于淋巴性胃炎，是 T 细胞介导的黏膜免疫反应。

慢性肥厚性胃炎的病因尚不清楚，近年来研究发现其与 H.pylori 感染有关。Wolfsen 在 10 例 MFH 中检出 3 例有 H.pylori 感染，13 例 HLG 中检出 5 例有 H.pylori 感染。斯托尔特（Stolte）等报告了 138 例慢性肥厚性胃炎患者中 H.pylori 的检出率达 88.4%，两年后又报道了 47 例慢性肥厚性胃炎中 H.pylori 的检出率为 100%。另外，大量文献报道经 H.pylori 根除治疗后，肥大的皱襞可恢复。故认为该胃炎与 H.pylori 相关，H.pylori 参与了巨大皱襞的形成过程，因此也把此型胃炎列为 H.pylori 相关性胃炎中的一种。

4.其他 除上述几种慢性胃炎外，还有淋巴性胃炎、疣状胃炎、残胃等，发现在这些胃炎中 H.pylori 的感染率均较高，且经过 H.pylori 根除治疗后病情均有所改善。

三、幽门螺杆菌相关性胃炎的生理变化

H.pylori 的长期慢性感染可引起胃酸、促胃液素和胃蛋白酶原的改变，同时胃酸的分泌状况也影响着 H.pylori 的寄居定植，以及感染后黏膜炎症反应的程度。

1.幽门螺杆菌感染对胃酸的影响 胃酸主要是由壁细胞分泌，壁细胞特有的 H^+-K^+-ATP 酶对酸的分泌起着重要作用。该酶是由 4 个亚基构成的异四聚体，其中 2 个 ATP 4A 亚基具有催化 ATP 酶和阳离子转运的活性，另 2 个 ATP 4B 亚基较小且糖基化。壁细胞膜上具有多种受体，多种因子可以调节这些受体从而影响壁细胞的泌酸功能。

（1）促进胃酸分泌的受体：①组胺 H_2 受体，由 ECL 细胞分泌的组胺，通过组胺 H_2 受体介导可刺激壁细胞分泌胃酸。②乙酰胆碱 M_3 受体，肠神经节后纤维释放的 ACh 可通过该受体介导刺激壁细胞分泌胃酸。③促胃液素受体，G 细胞分泌的促胃液素可通过促胃液素受体直接刺激壁细胞分泌胃酸，但目前认为促胃液素的主要靶细胞是 ECL 细胞。

（2）抑制胃酸分泌的受体：①生长抑素受体，生长抑素由 D 细胞分泌，通过生长抑素受体可直接抑制壁细胞的胃酸分泌。有研究证实，兔离体壁细胞存在生长抑素，通过该受体介导可以直接抑制壁细胞分泌胃酸，同时该受体还能抑制生长抑素对组胺的刺激所引起的胃酸分泌。②表皮生长因子受体，该受体对胃酸分泌的调节是双向的，作用早期可抑制壁细胞分泌胃酸，作用晚期则表现为刺激壁细胞分泌胃酸。③ IL-1 受体，IL-1β 通过 IL-1 受体介导可抑制因组胺刺激所引起的胃酸分泌，同时还伴有 H^+-K^+-ATP 酶 mRNA 表达水平的下调。④壁细胞表面还有 PG、ET 及胰高糖素样肽-1（glucagon-like peptide-1，GLP-1）等抑制受体。

（3）胃酸的分泌调节机制：壁细胞主要分布在胃体部，其周围分布 ECL 细胞，ECL 细胞释放组胺，通过旁分泌的方式促进壁细胞分泌胃酸。胃窦部虽然没有泌酸腺体，但胃窦部的 G 细胞可释放促胃液素，从而促进胃酸的分泌；在 G 细胞周围的 D 细胞可释放生长抑素，生长抑素可通过旁分泌的方式抑制 G 细胞分泌促胃液素。当看到或闻到食物时，因迷走神经兴奋可刺激胃酸分泌，这个过程称为胃酸分泌的头相。当食物进入胃内，胃酸分泌

增加，这个阶段称为胃酸分泌的胃相，主要是食物中的蛋白质刺激胃窦部的 G 细胞释放促胃液素，促胃液素随着血液循环到达胃体部，在胃体部刺激 ECL 细胞上的受体使 ECL 细胞释放组胺，组胺刺激壁细胞 H_2 受体使壁细胞产生胃酸。当胃液的 pH 小于 3 时，可刺激 D 细胞释放生长抑素，抑制促胃液素的释放；当胃液的 pH 因进食而升高时，D 细胞释放生长抑素减少，这又刺激 G 细胞释放促胃液素，使胃酸分泌增加，利于食物消化。此外小肠黏膜分泌的 CCK 可激活 D 细胞上的 CCK_A-R，导致 D 细胞释放生长抑素，进而抑制胃酸的分泌。

（4）幽门螺杆菌感染与宿主的泌酸状态：在慢性 *H.pylori* 感染的人群中，多数人的胃酸没有发生改变；部分人的胃酸分泌增加，进而可发展为溃疡；还有一部分人的胃酸分泌降低，有学者认为这部分人发展为 GC 的可能性更大。为什么 *H.pylori* 会产生不同的胃酸改变，甚至出现不同的病理改变，目前尚不清楚。有研究认为，这种改变与 *H.pylori* 菌株的毒力相关。*cagA* 阳性的菌株毒力更强，该菌株阳性患者与 DU 和 GC 密切相关，但 DU 与高胃酸状态相关，而 GC 却与低胃酸状态相关，仅用菌株的不同不足以解释这种改变。另外，在冰岛和葡萄牙两个 GC 高发国家，其 *cagA* 阳性菌株的比例却很低，这说明除了菌株毒力，宿主和环境因素也很重要。

宿主本身的胃酸分泌状态对 *H.pylori* 相关性胃炎具有一定的影响。在发现 *H.pylori* 之前就有实验表明，以胃窦胃炎为主的 DU 患者为减少胃酸分泌，在实施迷走神经切除手术后，由胃窦胃炎转变为胃体胃炎。此外，在根除 *H.pylori* 的治疗过程中也发现，在 PPI 抑制胃酸后胃窦部炎症转变为胃体炎症和胃体黏膜萎缩，而未感染 *H.pylori* 的患者治疗前后却无变化，其原因是胃体部对 *H.pylori* 的炎症反应增强，而不是 *H.pylori* 在胃体部的定植增加。胃体部的胃酸分泌似乎可以防止 *H.pylori* 在胃体形成炎症，因为胃酸可冲洗细菌产生的毒性物质，防止 *H.pylori* 产生的毒性产物到达胃黏膜表面。此外，胃体局部的酸性环境也可使 *H.pylori* 产生的氨维持在离子化状态，使氨不易渗入到上皮表面。当应用 PPI 治疗后，胃体部的胃酸分泌减少，*H.pylori* 的毒性产物和非离子化的氨容易渗入上皮和黏膜，造成胃体胃炎。

从以上分析可以看出，感染 *H.pylori* 后的结局与宿主感染前胃酸的分泌状态密切相关。正常人群中约 67% 的人胃酸分泌在正常范围内，约 16% 的人胃酸分泌偏高，另外约 16% 的人胃酸分泌偏低。宿主感染 *H.pylori* 之前的高胃酸状态可以防止胃体胃炎的发生，但感染后这些人多会发生胃窦胃炎，胃窦部炎症会刺激 G 细胞分泌促胃液素，从而使胃体无炎症区分泌胃酸，因此这部分患者胃酸水平持续升高，最终可发展为 DU。相反在感染 *H.pylori* 之前胃酸分泌较低者，在感染 *H.pylori* 后容易发生胃体胃炎，胃体胃炎可导致胃酸分泌进一步降低，进而加重胃体胃炎，这种恶性循环最终造成腺体减少和消失，导致 AG。在长期的进化过程中，*H.pylori* 似乎更适应偏酸性环境，中性环境反而不利于 *H.pylori* 的生长，但此时其他杂菌却会有机会在胃内定植，造成与 *H.pylori* 竞争性的生存环境，导致胃黏膜的进一步损伤，甚至发生萎缩性胃炎。因此，认为宿主的低酸状态及 *H.pylori* 感染引起的胃酸分泌降低与 AG 的关系更为密切。

（5）慢性幽门螺杆菌感染可引起胃酸分泌降低的机制：① *H.pylori* 产物 N-α-甲基组胺经 ECL 细胞上的 H_2 受体介导抑制组胺释放，但是否通过 H_2 受体抑制壁细胞分泌胃酸尚不清楚。② *H.pylori* 可激活 NF-κB 和 TNF-α，它们可进一步通过 Gi 蛋白或酪氨酸激酶依赖和非依赖多条途径，调节环磷酸腺苷（cyclic adenosine monophosphate，cAMP）的水平或激活蛋白激酶 C（protein kinase C，PKC），从而直接抑制胃酸的分泌；可以上调 iNOS 的活性，或促进凋亡蛋白 Bax 的表达，引起 ECL 细胞凋亡；另外，还可以上调 COX-2 的表达，使 PGE_2 合成增多，PGE_2 既可直接抑制壁细胞分泌胃酸，又可抑制 ECL 细胞分泌组胺。③ H.pylori 产生的脂肪酸可降低 H^+-K^+-ATP 酶的活性，从而抑制胃酸分泌。④ H.pylori 分泌的 VacA 能使链接蛋白 ezrin 从壁细胞的顶端膜脱离，干扰肌动蛋白丝在壁细胞顶端微绒毛的放射状排列，最终阻止含有 H^+-K^+-ATP 酶的管状囊泡聚集到壁细胞的顶端膜，从而抑制壁细胞的分泌。⑤新近研究表明，H.pylori 感染的慢性胃炎患者的血清外泌体（H.pylori 外泌体）能刺激可溶性 IL-6 受体（sIL-6R）的表达，该受体参与了胃上皮细胞的 IL-6 反式信号转导。sIL-6R 上调了促炎细胞因子 IL-1α 的表达，而 sIL-6R 的中和作用却抑制了 IL-1α 的分泌。因此 H.pylori 外泌体通过 sIL-6R 介导的 IL-6 反式信号通路调节了 IL-1α 的表达，导致胃酸分泌降低。

体内及动物实验均显示，H.pylori 急性感染时可引起 H^+-K^+-ATP mRNA 水平的上调；慢性 H.pylori 感染时则通过 ERK1/2 途径激活 NF-κB p50 同源二聚体上结合 H^+-K^+-ATP 酶的 α 亚单位，引起 H^+-K^+-ATP mRNA 水平的下调。

临床研究发现，长期应用 PPI 对 H.pylori 阳性患者酸分泌的抑制作用强于 H.pylori 阴性患者，奥美拉唑治疗后 H.pylori 阳性患者需要较长时间才能恢复泌酸功能。同时对于急性 H.pylori 感染胃酸减低者，根除 H.pylori 后的胃酸分泌可恢复正常。韩国的一项病例研究对 46 名患者胃液的 pH 和 H.pylori 感染的状况进行了分析，H.pylori 阳性组胃液的平均 pH 高于 H.pylori 阴性组，pH<3 组 H.pylori 的含量（21.4%）低于 pH≥3 组，而且 pH≥3 组肠上皮化生和萎缩的改变显著高于 pH<3 组。

2. 幽门螺杆菌感染对促胃液素的影响　促胃液素由胃窦 G 细胞分泌，其重要形式是促胃液素 17（G-17）。促胃液素能够刺激胃酸和胃蛋白酶原的分泌，促进胃黏膜细胞增殖，增强胃肠道蠕动，促进胰液和胆汁的分泌，并且促胃液素还反映了胃黏膜的功能状态，在消化道肿瘤的发生发展中起着重要作用。H.pylori 感染可引起基础促胃液素、食物刺激后释放的促胃液素以及由促胃液素释放肽所引起的促胃液素水平的升高。国外学者招募年龄在 21～80 岁健康的男性和女性（分别为 1368 名和 1212 名）进行研究，使用 ELISA 测量血清 G-17 值，使用免疫印迹法测量 H.pylori 抗体。将 H.pylori 分为 1 型（CagA 和 VacA 区同时出现或两者之一出现）和 2 型（UreA 和 UreB 区同时出现或两者之一出现，CagA 和 VacA 区不出现）。结果显示，H.pylori 阳性组血清 G-17 的水平高于阴性组；1 型 H.pylori 阳性组血清 G-17 的水平高于 2 型 H.pylori 阳性组。此外，女性血清 G-17 的水平高于男性，并且在不同年龄组之间表现出显著差异性，其变化趋势与年龄成正比。所有受试者 H.pylori 感染的阳性率为 58.29%，男女之间无显著差异，但在不同年龄组之间表现出显著差异，变化趋势与年龄成正比。我们检测了 3609 例胃疾病患者 G-17 的水平，大于 60 岁者血清促胃液素水平逐渐升高，且 H.pylori 感染可以引起促胃液素的分泌增多。关于促胃液素水平与年龄的关系尚存在争议，一项 366 例 15～90 岁住院患者的 H.pylori 抗体、胃黏膜自身抗体和空腹促胃液素水平的研究发现，H.pylori 阳性组的空腹促胃液素水平高于对应的阴性组，但与年龄无关，仅在 H.pylori 阳性 AG 和自身免疫性胃炎患者中促胃液素的水平与年龄相关。

另有研究显示，H.pylori 感染常发生于儿童，并发展缓慢，持续感染超过几十年。在这个过程中促胃液素的分泌只略有增加，认为是由于促胃液素是一种有效的生长刺激因子，没有上限，可能会有一个缓慢的突变积累。自身免疫性胃炎发生于晚年，胃体壁细胞被迅速破坏，导致缺乏酸性分泌物或无酸性，并伴有明显的高促胃液素血症。虽然 H.pylori 相关性胃炎也可能导致 ECL 神经内分泌肿瘤（neuroendocrine tumors，NETs），但是高促胃液素血症更常见于自身免疫性疾病，胃体黏膜被破坏，而胃窦黏膜正常。在动物模型中也有研究显示，高促胃液素血症和 H.pylori 感染之间的协同作用。

3. 幽门螺杆菌感染对胃蛋白酶原的影响 人胃黏膜细胞可分泌两种胃蛋白酶原 PG Ⅰ和 PG Ⅱ，PG Ⅰ由胃底部黏膜的主细胞和颈细胞分泌，而 PG Ⅱ除由胃体和胃底黏膜泌酸腺的主细胞分泌外，泌酸腺的黏液颈细胞、贲门腺和胃窦幽门腺的黏液细胞以及十二指肠上段的 Brunner 腺也能产生 PG Ⅱ。分泌的 PG Ⅰ和 PG Ⅱ大部分进入胃腔，在胃酸的作用下活化成胃蛋白酶，少量进入血液循环。因此，测定血清 PG Ⅰ和 PG Ⅱ的浓度可以反映胃黏膜的组织学状况。PG Ⅰ是检测胃泌酸腺体功能的指标，胃酸分泌增多，PG Ⅰ升高；胃酸分泌减少或胃黏膜腺体萎缩，则 PG Ⅰ降低。PG Ⅱ与胃底黏膜病变的相关性较大（相对于胃窦黏膜）。联合测定 PG Ⅰ和 PG Ⅰ/PG Ⅱ值可起到胃底腺黏膜血清学活检的作用，可为 GC 的早期普查，良、恶性溃疡的鉴别，慢性萎缩性胃炎早期的干预治疗提供参考依据。大量研究显示，在浅表性胃炎中 PG Ⅰ的升高幅度低于 PG Ⅱ，故 PG Ⅰ/PG Ⅱ值明显下降；慢性萎缩性胃炎中，由于胃黏膜发生萎缩，胃体腺、胃底腺数量减少或被幽门腺取代，导致 PG Ⅰ水平下降，而 PG Ⅱ水平不受影响，故 PG Ⅰ/PG Ⅱ值降低。我们对 6990 例患者进行了研究，结果显示 PG Ⅰ/PG Ⅱ值在 AG 组明显降低，ROC 曲线面积是 0.622，PG Ⅰ/PG Ⅱ的 cut-off 是 6.9，敏感度为 53.2%，特异性是 67.5%。

一项研究对已发表的 1190 篇科学论文进行了 Meta 分析，选择符合条件的 39 项病例。研究显示，PG Ⅱ水平与非萎缩性胃炎显著相关（P: 0.025～0.0001），H.pylori 阳性患者的 PG Ⅱ水平明显高于 H.pylori 阴性患者（P: 0.05～0.0001）。虽然在根除 H.pylori 患者中，血清 PG Ⅱ水平持续显著下降（P: 0.05～0.0001），但与其他非侵入性检测相比，这些项目所获得的 PG Ⅱ阴性和阳性的预测值并不一致，从而显著降低了单独应用 PG Ⅱ检测的临床可靠性。

一项包括 20 个队列的评估胃蛋白酶原、G-17 和抗 H.pylori 抗体血清学测定联合诊断 AG 准确性的 Meta 分析，共 4241 名受试者，总灵敏度为 74.7%（95%CI=62.0%～84.3%），特异性为 95.6%（95%CI=92.6%～97.4%），AG 的患病率为 27%（中位患病率），阴性预测值为 91%，认为联合检测可以用于与 GC 相关的 AG。我们对 1555 名患者进行血清学 G-17、PG Ⅱ和 PG Ⅰ/PG Ⅱ值的检测，同时分析血清学 H.pylori IgG 和 ^{14}C-UBT 两种方法检测 H.pylori 感染对以上指标的影响，结果显示血清学 H.pylori IgG 更能反映胃的功能状态。

4. 根除幽门螺杆菌胃黏膜形态学的改变 一项前瞻性研究，对 598 名患者进行了 10 年的随访，受试者被分为 H.pylori 阴性组（$n=65$）、H.pylori 未根除组（$n=91$）和 H.pylori 根除组（$n=442$）。与研究起始相比，只有 H.pylori 根除组胃窦和胃体的 AG 逐渐且显著地得到改善。在 1 年的随访中，H.pylori 根除组与 H.pylori 阴性组之间 AG 的显著性差异消失；同样与研究起始相比，仅 H.pylori 根除组的胃窦和胃体的肠上皮化生得到显著改善（所有时间点均为 $P<0.05$）。在 5 年及以上的胃窦病变和 3 年及以上的胃体病变随访中，H.pylori 根除组和阴性组之间 IM 的显著性差异消失。

四、幽门螺杆菌相关性胃炎的发生机制

H.pylori 相关性胃炎的发生机制目前尚不完全清楚，但大量研究显示长期慢性 *H.pylori* 感染可对胃黏膜造成直接损伤，同时还可以诱导并激活炎症细胞释放炎症介质、炎性细胞因子、ROS 等损伤胃黏膜。同时，前文叙述 *H.pylori* 感染与宿主的泌酸状态密切相关，在这个过程中如果胃黏膜上皮细胞能够及时修复即可形成非萎缩性胃炎；如果不能及时修复则形成 AG。在修复过程中如果激活与肠上皮化生相关的基因，会形成肠上皮化生。另外，*H.pylori* 还可以激发人体的免疫反应，诱导宿主分泌自身抗体，造成壁细胞损伤。

除了以上原因，近年来的研究显示 *H.pylori* 感染引起的胃炎特别是 AG 与宿主遗传的易感性密切相关。单核苷酸多态性（single nucleotide polymorphism，SNP）是指基因组 DNA 的某一特定核苷酸位置上发生了转换、颠换、插入或缺失等变化，且任何一种等位基因在群体中的频率不小于 1%。这是最主要的遗传易感标志，关于这方面的研究有以下几个方面。

（一）免疫识别菌体物质相关基因单核苷酸多态性

H.pylori 感染宿主时主要定植于胃黏膜黏液层，少见侵入腺体，但其菌体抗原成分却可被存在于胃黏膜上皮细胞表面或细胞内的 PAMP 中 PRRs 所识别，从而启动机体固有和获得性免疫应答，激活相应的信号通路，使胃黏膜损伤加重，引起上皮细胞的变形、凋亡，在胃萎缩形成及进展中起关键作用。近年来的研究发现，上述模式识别受体包括 TLRs 家族，*PTPN11* 基因编码的 SHP、NOD1 等，其基因的多态性与 *H.pylori* 感染所致的萎缩相关。

1. 宿主 Toll 样受体　宿主 TLR 家族包括 *TLR2*、*TLR4*、*TLR5* 等 11 个成员，其中 *TLR4* 可识别菌体细胞壁的 LPS，激活 *TRAF6-MAP3K7-NF-κB/AP-1* 通路，启动固有和获得性免疫系统。与 *H.pylori* 相关的 SNP 主要集中于 *TLR4* 第 3 外显子区 *Asp299Gly* 和 *Thr 399 Ile* 的多态性。Hold 等发现 10% 的白种人 *TLR4* 第 3 外显子区 *Asp 299 Gly* 和 *Thr 399 Ile* 的多态性为错义突变，且均可增加 *H.pylori* 感染者发生严重胃萎缩的风险。但在东亚人群的研究发现，这两个位点的 SNP 罕见。除了 *TLR4* SNP 位点，Hishida 等在日本人群的研究中发现 *TLR4+3725 G/C* 位点 C 等位基因个体的 *H.pylori* 感染者胃萎缩的风险增加。另有学者发现，大于 61 岁的 *H.pylori* 感染人群中具有 *TLR4* 衔接分子 CD14 启动子区-159 位点 *TT* 型和 *T* 等位基因者胃萎缩的发病风险降低；*TLR9-1237T/C* 多态性中具有 *C* 等位基因型的 *H.pylori* 感染个体癌前病变的风险增加。

2. 酪氨酸蛋白磷酸酶非受体 11 基因　*H.pylori* CagA⁺ 菌株感染宿主后，菌体 CagA 可经Ⅳ型分泌系统进入胃黏膜上皮细胞，经 Src 家族磷酸化后与宿主酪氨酸蛋白磷酸酶非受体 11（protein-tyrosine phosphatase non receptor-type 11，*PTPN11*）基因编码的 SHP-2 结合，激活 *CagA-SHP2-ERK* 信号通路，进而引起上皮细胞的变形、凋亡，促进胃萎缩的形成。*PTPN11* 基因第 3 内含子常见 *G/A* 多态性，多项研究均显示具有该 SNP 位点 *A* 等位基因个体胃萎缩的发病风险降低。日本 JSNP 库数据显示，日本人群 *G* 等位基因分布频率高，而白种人罕见，提示该基因 SNP 可能是这两种不同人群 *H.pylori* CagA⁺ 感染者胃萎缩发病风险差异的原因之一。

3. 核苷酸结合寡聚结构域（NOD）　是一类含有核苷酸结合寡聚域的蛋白质家族，体外实验将菌体肽聚糖（peptidoglycan，PGN）经Ⅳ型分泌系统注入胃黏膜上皮细胞，其降

解产物 γ-D-谷氨酸-内消旋-二氨基庚二酸（γ-D-glutamyl-meso-diaminopimelic，iE-DAP）与 NOD1 结合后激活 NOD1-NF-κB 信号通路，引起 IL-1、IL-8、β-防御素的合成分泌增加，且可与 caspase-9 和 caspase-1 前体产生交互作用，从而诱导胃上皮细胞凋亡，增加胃萎缩的风险。卡拉（Kara）等研究发现，*NOD1 G796A（E266K）A* 等位基因携带者 *H.pylori* 感染后胃窦部萎缩和肠上皮化生的风险增加 13.35 倍。

（二）其他萎缩相关基因单核苷酸多态性

许多与 *H.pylori* 感染引起的炎症反应相关基因存在 SNP。大量研究显示，具有 *IL-1B-31T/-511T*、*IL-2-330G*、*IL-8-251A*、*IL-10ATA*、*MPO-463A*、*TNF-A-308A /-857TT/-1031TT* 基因型的个体胃萎缩的发病风险增加，而具有 *IL-13-1111T* 基因型者胃萎缩的发病风险降低。在 *H.pylori* 感染引起的氧化损伤过程中，涉及多种 ROS 和一氧化氮合酶（nitric oxide synthase，NOS）。有研究报道，*NQO1 C609T（Pro187Ser）*、*iNOS C150T（Ser608Leu）* 基因的 SNP 可影响其编码产物酶的活性，与 *H.pylori* 感染后严重胃萎缩的发病风险有关。另外，个别研究报道具有 *MTHFR-677T*、*RUNX3 rs760805 T/A*、*PPAR-γAla12*、*FASL-844C*、*hOGG1 Cys326*、*MBL* 第 1 外显子中 *A* 等位基因的个体 *H.pylori* 相关胃萎缩的发病风险增高。我们的研究发现，具有 *PGC rs6458238* 基因多态性者 AG 的发病风险增加 3.11 倍。

（王晓开）

第三节　幽门螺杆菌与消化性溃疡

PU 是临床常见病，包括 DU、GU 和复合性溃疡（既有 GU 又有 DU），DU 的发病率高于 GU，男女比约为 2∶1。自 *H.pylori* 被发现以来，大量研究表明 *H.pylori* 感染是 PU 的主要原因。PU 多发生在慢性 *H.pylori* 相关性胃炎的基础上，但是 *H.pylori* 感染及不同基因型的 *H.pylori* 感染与 DU 和 GU 的关系，以及 *H.pylori* 感染引起 DU 和 GU 的机制尚不完全一致。

一、幽门螺杆菌感染与消化性溃疡的流行病学研究

早在 *H.pylori* 被发现之前，人们就认为"无酸无溃疡"。但自从 *H.pylori* 被发现之后，大量流行病学研究认为 *H.pylori* 感染是 PU 形成的重要环境因素。除此之外，长期服用 NSAID、吸烟、肥胖、饮酒和睡眠等因素也与 PU 密切相关，同时可加重 *H.pylori* 感染对胃黏膜的损伤，进一步促进 PU 的形成。

（一）幽门螺杆菌感染与消化性溃疡的相关性

在 *H.pylori* 感染与 PU 的病例研究中，排除由于病例数和 *H.pylori* 检测方法的影响，学者们发现 *H.pylori* 感染对于 DU 和 GU 的影响是不完全一致的。目前较为公认的是与 GU 相比，*H.pylori* 感染与 DU 的关系更为密切。

1. 幽门螺杆菌与十二指肠溃疡的相关性　*H.pylori* 感染与 DU 的密切相关表现在 *H.pylori* 感染发生在 DU 的比例高于 GU 及胃炎等其他胃部疾病，另外在 DU 患者中 *H.pylori* 也有较高的感染率。有研究显示，*H.pylori* 感染者可发生 PU，其中多为 DU。一项对 454 例患者 10 年随访的研究显示，321 例 *H.pylori* 感染患者中有 34 例在随访期间发生

了 DU，而 133 例 *H.pylori* 未感染患者中仅 1 例发生了 DU。*H.pylori* 感染者发生 DU 的危险性是 *H.pylori* 未感染人群的 9 倍。我国上海地区 2013～2019 年对 PU 的回顾性分析结果显示，40 385 例 PU 患者中，GU 为 15 114 例，DU 为 25 271 例；男女性别比为 2.02∶1；*H.pylori* 的感染率为 60.0%；*H.pylori* 感染患者中 GU 者为 52.5%，DU 者为 66.9%；尽管到 2019 年 *H.pylori* 感染患者发生 DU 的比例下降到 63.9%，发生 GU 的比例下降到 49.3%，但 *H.pylori* 感染仍是 PU 的重要病因。艾哈迈德（Ahmed）等研究认为，*H.pylori* 对 84.9% 的 DU 患者发挥了作用；在 44.1% 的 DU 患者中 *H.pylori* 感染是单一病因；*H.pylori* 是 DU 发生的一个强危险因素（RR= 51，OR= 4）。

在 DU 中，*H.pylori* 的感染率可达 80%，甚至 100%。一项关于 *H.pylori* 感染与 DU 关系的 Meta 分析收集了国内外 72 项研究，共计 16 080 例 DU 患者，*H.pylori* 的感染率为 81.2%（95%CI=80.6%～81.8%），1999～2003 年 DU 患者的 *H.pylori* 感染率为 84%，而 2004～2008 年 *H.pylori* 的感染率为 77.2%。在欧洲 DU 患者中，*H.pylori* 感染的患病率高于美国（83.9% vs 72.4%，*P*<0.001），而在其他国家（如巴西、哥伦比亚和秘鲁）也有中等患病率（81.9%）。日本 DU 患者的 *H.pylori* 感染率最高，平均值为 94.3%。相反，*H.pylori* 感染率较低的国家如澳大利亚土著人群，其 DU 的发生率也较低。一些研究表明，非 *H.pylori* 感染相关的 PU 在美国比在欧洲和亚洲更为常见，这些 PU 的主要病因是长期服用 NSAID 或患有佐林格-埃利森综合征（Zollinger-Ellison syndrome）、恶性肿瘤等疾病。博罗迪（Borody）等检测了 300 例 DU 患者，其中 *H.pylori* 阳性患者 284 例，阴性患者 16 例。阴性患者中 15 例有 NSAID 服用史，仅 1 例既无 NSAID 服用史也无其他能引起 DU 的病史。结果显示，与 *H.pylori* 无关的 DU 仅占 0.3%。从以上数据可以看出，*H.pylori* 与 DU 密切相关。

2. 幽门螺杆菌与胃溃疡的相关性　不是所有的 GU 发病都与 *H.pylori* 有关。目前认为，除了 *H.pylori* 感染外，大约 30% 的 GU 是由长期服用 NSAID 药物所致，此外还有一小部分是其他原因引起的 GU。不同地域关于 *H.pylori* 与 GU 关系的报道不同，但是绝大多数的研究报道均显示 *H.pylori* 在 GU 的检出率为 70%～100%，略低于 DU。巴西的一项关于 51 名胃镜筛查患者的研究，其中 17 例 PU 患者均可见胃窦部 *H.pylori* 感染。西班牙的一项研究报道，163 名 PU 患者，其中 DU 患者 117 名，*H.pylori* 的感染率为 94.6%；GU 患者 46 名，*H.pylori* 的感染率为 84.4%。美国的一项研究报道，1950 年出生的 GU 患者 *H.pylori* 的感染率为 94.6%，1950 年后出生的 GU 患者 *H.pylori* 的感染率为 95.8%，但二组间的差异无统计学意义。中国的一项研究报道，48 名 GU 患者 *H.pylori* 的感染率为 87.5%。总体看，在 GU 中仍有较高的 *H.pylori* 感染率。

（二）不同菌株的幽门螺杆菌感染与消化性溃疡的相关性

随着对 *H.pylori* 研究的不断深入，人们发现从 PU 和其他胃部疾病患者胃黏膜中分离出的 *H.pylori* 菌株在基因型上存在着差异，只有某些特定的基因型与 PU 的关系更为密切。目前，研究主要集中在 *cagA*、*vacA*、*iceA*、*dupA* 等。

1. 空泡细胞毒素 A 与消化性溃疡　VacA 是 *H.pylori* 分泌的重要毒力因子，编码 VacA 的基因是 *vacA*，所有 *H.pylori* 均携带 *vacA* 基因，但是不一定都能产生 VacA 毒素，能产生毒素的菌株为产毒株。动物实验证实，产毒株可引起胃黏膜糜烂及溃疡形成，固有层有炎细胞浸润；而非产毒株则不能发生上述改变。研究发现，溃疡病患者的 *H.pylori* 菌株中能产生 VacA 毒素的占 40%～100%，而慢性胃炎患者只占 25%～50%。

近年来，根据 *vacA* 基因结构中不同的基因序列，将其分为 *s1*、*s2*、*m1*、*m2* 等不同亚型，但是不同基因型与 PU 的关系在不同地区的报道尚不完全一致。大多数研究认为，与 *s2* 基因相比，具有 *s1* 基因的 *H.pylori* 与 PU 的相关性更强，其中 *vacAs1m1* 基因型显著增加了 PU 的发病率。在波兰的一项对 130 名胃肠道疾病儿童的研究中发现，*vacAs1m1* 基因型在患溃疡儿童中的比例高于其他组，而 *vacAs2m2* 基因型则在胃炎患者中更为常见。一项 Meta 分析报道了伊朗人群 *vacA* 不同基因型与 PU 的关系，该研究收集了 2003～2019 年的相关研究，结果显示 *H.pylori* 的 *m1*、*s1m1* 和 *s2m1* 基因型与 PU 的发展显著相关（OR=1.36，OR=1.24，OR=4.82）。

2. 细胞毒素相关蛋白与消化性溃疡　细胞毒素相关蛋白基因主要分布在 *H.pylori* 的 *cag* 致病岛（即 *cag*-PAI），其存在与 PU 的发展有关。*cag*-PAI 的长度约 40kb，包含 30 多个基因，其中 *cagA*、*cagE* 及新近发现的 *cagL*、*cagH* 和 *cagG* 等在 PU 的发生发展中发挥着重要的作用。

细胞毒素相关蛋白种类繁多，其中 CagA 是 *H.pylori* 的一个重要毒力因子，由 *cagA* 基因编码，该基因位于 *H.pylori* 致病岛的右侧，*cagA* 阳性的 *H.pylori* 菌株均能产生 CagA 毒素。60%～70% 的 *H.pylori* 菌株含有 *cagA*，且 *cagA* 阳性菌株在胃内的定植能力强于 *cagA* 阴性菌株。*cagA* 阳性菌株能产生大量的炎症因子，从而对胃黏膜造成损伤，因此与 PU 的关系也更为密切。除东亚地区外，*cagA* 阳性菌株与 *cagA* 阴性菌株全球感染率之比约为 6：4。据报道，感染 *cagA* 阳性菌株的个体比感染 *cagA* 阴性菌株的个体发生 PU 或 GC 的风险更高（5.8 倍 vs 2.5 倍、3.4 倍 vs 1.2 倍）。另一项检测 48 例慢性胃炎、70 例 GU 和 82 例 DU 患者 *cagA* 基因分布的研究显示，在 GU、DU 和慢性胃炎患者中 *cagA* 基因的阳性率分别是 70%、79% 和 50%，结果显示在 GU 和 DU 患者中 *cagA* 基因的检测率显著高于慢性胃炎组。此外，许多研究发现在 DU 患者中 *H.pylori cagA* 阳性菌株占 80%～100%，而慢性萎缩性胃炎患者只占 40%～60%。

除了 *cagA* 基因在 DU 组中的检测率较高外，其蛋白水平在 DU 组也高于其他疾病组。来自西伯利亚地区的报道，CagA IgG 水平在蒙古族人群中的比例高于其他民族，并且与 PU 密切相关。一项对来自加拉加斯大学医院 66 名接受胃镜检查的患者进行评估的研究显示，*H.pylori* 阳性者为 48/66（72.7%），CagA 血清阳性率为 34/66（51.5%），尿素酶血清阳性率为 18/66（27.3%）。GU、GC 和慢性胃炎患者 CagA 抗体的阳性率分别为 87.8%、77.7% 和 40.8%。结果显示，PU 患者与 GC 患者血清抗 CagA 抗体显著高于慢性胃炎患者。布莱泽（Blaser）等检测结果显示，100%DU 患者的血清中均可检测到 CagA IgG 及 IgA 抗体，而慢性胃炎患者仅 60% 可检测出这些抗体。奥地利一家三级转诊中心对 GC 和 DU 患者进行了 25 年随访，并检测 *H.pylori* 及其 CagA 亚型感染率的变化。结果显示，DU 患者 *H.pylori* 的阳性率从 40% 显著下降到 5%；在 DU 和 GC 的 *H.pylori* 组中，免疫组化方法检测的 CagA 阳性率分别为 86% 和 78%，高于其他组别，因此认为 CagA 阳性的 *H.pylori* 与 DU 和 GC 的关系更为密切。

近年来的研究发现，*cag*-PAI 上的另一基因 *cagE* 与 PU 有关，它所编码的蛋白 CagE 可以参与宿主细胞中 NF-κB 的激活和 IL-8 的分泌，进而造成胃黏膜上皮损伤。国外的一项研究显示，检测 169 株 *H.pylori*，其中有 131 株（77.5%）存在 *cagE* 基因。在马来西亚、印度和中国的 *H.pylori* 分离株中携带 *cagE* 基因的比率分别为 70%、81.6% 和 39%。在亚佐尔斯基（Podzorski）和 Li 等的研究中，*cagE* 基因的频率分别为 62% 和 99%。在 Tiwari 等的研究中，溃疡组携带 *cagE* 基因（92.5%）的比例大于非溃疡组（77.5%）。

整联蛋白是链接 *H.pylori* 与胃黏膜上皮细胞并导致 *cagA* 基因易位的关键分子，胃黏膜上皮细胞表面有整联蛋白的受体，在 *H.pylori* 的Ⅳ型分泌细胞表面有整联蛋白的配体，即 CagL。伊朗的一项研究显示，在消化内镜检测的患者中 *H.pylori cagL* 的检出率为 87.0%，与来自印度、马来西亚、新加坡和中国的研究结果相似，即携带 *cagL* 菌株的检出率均大于 85%。另外，国外学者研究发现 *cagL* 基因与 PU 的风险密切相关。一项对 100 例胃肠道疾病患者（47 例 PU、23 例 GC、30 例胃炎）的研究显示，含有 *cagL* 基因的 *H.pylori* 感染使发生 PU 的风险增加了 6.5 倍。

CagH 是参与 CagA 转运的必需蛋白。一项针对 38 例 DU 患者的小型研究显示，DU 组的 *cagH* 基因频率（65.2%）高于 *H.pylori* 阳性健康对照组（28.6%）；而在伊朗 200 例患者的研究中则没有发现 *cagH* 基因与胃或十二指肠溃疡风险之间的显著关系。

CagG 也参与了 CagA 的转运，但不是转运所必需的蛋白。在中国和日本携带 *cagG* 基因的 *H.pylori* 的比例可达 91% 以上，但其与 PU 无关；而另一些研究则显示 *cagG* 基因与 GU 呈负相关，与 DU 无关。目前关于 *cagG* 基因与 PU 的关系尚不确定。

3. 十二指肠溃疡促进基因与十二指肠溃疡 *dupA* 基因是 *H.pylori* 的第一个遗传基因，由位于 *H.pylori* 基因组可塑性区域的两个开放阅读框 *jhp0917* 和 *jhp0918* 组成，该基因与 DU 和其他胃十二指肠疾病的易感性相关。中国的一项研究共检测了 360 例患者，其中慢性胃炎 133 例、DU 101 例、GU 47 例、NCGC 79 例。*dupA* 基因的总检出率为 35.3%（127/360），感染 *dupA* 阳性菌株患者的慢性炎症评分高于感染 *dupA* 阴性菌株患者（2.36 vs 2.24，*P*=0.058）。2021 年张蓓蓓等对国内外 19 篇相关论文进行了 Meta 分析显示，DU 的 *dupA* 阳性率为 51.0%～62.0%，远高于胃炎（42.5%）、GU（36.4%）和 GC（38.3%）。与胃炎、GU 和 GC 相比，*dupA* 可使 DU 的发生风险分别增加 102%、82% 和 166%。吴惠芳等筛选相关文献 24 篇，累计患者 3326 例。文献质量评分均值为 7 分（NOS 评价标准），Meta 分析结果显示 *H.pylori dupA* 基因与 DU 呈正相关，即 *dupA* 基因是 DU 的独立危险因子。

除了 *jhp0917* 和 *jhp0918* 两个常见片段外，新近研究发现 *dupA* 基因还存在一个特异的 112bp 片段，但不是所有的 *H.pylori* 菌株都存在该片段。在 304 名患者中，143 名患者 *H.pylori* 阳性，其中 38% 携带该片段。结果显示，该片段在 DU 组中的检出率高于 AG 组和 GU 组，故认为其与 DU 密切相关。

DupA 与疾病的相关性存在种族和地域的差异。在亚洲组中，与胃炎、GU 和 GC 相比，*dupA* 与 DU 的关联性更高。在南美组中，仅 DU 和 GC 之间 *dupA* 的阳性率有差异。而在白种人中，DU、胃炎、GU 和 GC 之间，*dupA* 的阳性率没有差异。吴惠芳等的研究也认为，在亚洲国家 *H.pylori dupA* 基因显著提高了 DU 发生的危险性；而在西方国家，该基因与 DU 的相关性不明显。

关于 *dupA* 基因及其编码的蛋白质能特异性增加 DU 发生风险的原因，可能是因为 *dupA* 的表达与胃黏膜中性粒细胞浸润的增加有关，也可能与 IL-8 的产生有关。*H.pylori* 诱导 IL-8 增高，导致中性粒细胞大量募集到胃黏膜，从而引起胃黏膜的进一步损伤。IL-8 是一种有效的中性粒细胞趋化因子，在 *H.pylori* 感染的发病机制中起着核心作用。有研究表明，*dupA* 可引起胃上皮细胞 IL-8 的增加，且 DU 组患者 IL-8 的水平明显高于 GU 组和慢性胃炎组。因此有理由认为，*dupA* 与 DU 的关联要比胃炎、GU 和慢性胃炎更密切。另有研究显示，IL-8 对 *dupA* 的反应不同可能与 IL-8 基因的多态性有关，*IL-8-251A/T* 基因型可增加 DU 的发生风险。

4. 幽门螺杆菌的其他基因与消化性溃疡的关系 除了上述基因外，*iceA*、*babA*、*oipA* 等基因也与 PU 的发生和发展密切相关，但研究结果并不一致。

IceA 是独立于 CagA 和 VacA 的另一毒力因子，见于所有的 *H.pylori* 菌株。*iceA* 基因是 *H.pylori* 与胃上皮细胞接触后诱导表达的一种基因，是美国学者 Donahue 等于 1996 年在比较 1 例溃疡患者和 1 例胃炎患者 *H.pylori* 菌株 mRNA 转录时发现的一新基因，该基因包含 *iceA1* 和 *iceA2* 两个等位基因。*H.pylori iceA* 基因的检出率存在地域分布的差异。巴西的一项研究报告了 *iceA2* 基因的检出率为 90.1%；相比之下，墨西哥的一项研究报告了 *iceA2* 基因的检出率仅为 9%。*iceA1* 基因在东亚占优势，检出率可达 76%；而 *iceA2* 基因在葡萄牙和哥伦比亚占优势。*iceA* 基因与 PU 的关系也存在地域差异。西方的一些国家认为 *iceA1* 基因与 PU 相关，认为 *iceA1* 基因是 *H.pylori* 感染后发展为 PU 的标志基因；也有少数西方学者认为 *iceA2* 基因与 PU 相关，而在英国和日本的研究中并未发现该基因与 PU 有关。

BabA 是 *H.pylori* 重要的黏附相关基因，通过与宿主细胞上的受体结合，介导 *H.pylori* 的感染和定植过程，该基因也存在 *babA1* 和 *babA2* 两个等位基因。西方人群的研究显示 *babA2* 与 PU 相关，而在日本人群的研究中并未发现其与 PU 的相关性。

OipA 是因其诱导炎症的能力而得名，其基因型可分为"功能型"与"非功能型"两类，具有诱导 IL-8 表达和介导 *H.pylori* 黏附的能力。国内的一项研究发现，163 份标本中 *H.pylori* 的检出率为 35.6%；*cagA* 基因的阳性率为 75.9%（44/58），其中胃炎为 66.7%（28/42），GU 为 100%（16/16）；*oipA* 基因的阳性率为 46.6%（27/58），其中胃炎为 26.2%（11/42），GU 为 100%（16/16）；*iceA1* 基因的阳性率为 31.0%（18/58），其中胃炎为 21.4%（9/42），GU 为 56.3%（9/16）。结果显示，GU 患者 *H.pylori cagA*、*oipA*、*iceA1* 基因的阳性率均显著高于胃炎患者，认为 *H.pylori cagA*、*oipA*、*iceA1* 毒力基因与 GU 密切相关。伊朗的一项病例研究评估了 *oipA* 基因与 PU 的关系，该研究从 172 名非萎缩性胃炎患者、52 名 PU 患者和 95 名 GC 患者中总共获得了 319 株菌株，其中 *oipA* 基因的检出率为 67.7%（216/319）；进一步的多元逻辑回归分析显示，*oipA* 基因与 PU 有较强的直接关联。一项 Meta 分析显示，携带 *oipA* 基因发生 PU 的风险是胃炎的 3.97 倍。但是也有许多报道认为 *oipA* 基因和 PU 无关，可能受到地域和样本量的影响。

5. 联合检测 在一项 Meta 分析中，PU 患者含有 *vacA* 和 *cagA* 基因共存菌株的频率约为 33.35%，认为 *cagA/vacA* 阳性菌株的感染与 PU 的发展存在相关性。萨伊迪（Saeidi）等检测了 169 例 *H.pylori* 菌株不同基因型的分布，结果显示 *cagA*、*vacA*、*cagE*、*iceA1*、*oipA* 和 *iceA2* 基因的发生频率分别为 143（84.6%）、169（100%）、131（77.5%）、97（57.4%）、89（52.7%）和 72（42.6%），且在 PU 中的比例高于 GC 患者。江海洋等检测了长春地区 *H.pylori* 菌株不同基因型的分布，结果显示混合基因型 *cagA⁺/vacAs1m1i1/iceA1* 占比为 31.7%，*cagA⁺/vacAs1m2i1/iceA1* 占比为 28.7%，两者均为胃十二指肠疾病的优势基因型，但在溃疡组和非溃疡组之间其分布的差异无统计学意义。比尔纳特（Biernat）等研究认为，*vacA s1* 和 *cagA⁺* 基因型在 DU 分离的菌株中最常见，*vacA s2* 和 *iceA1⁺/babA2⁻* 是儿童非溃疡性消化不良和胃食管反流病的主要基因型。

（三）其他因素

绝大多数 PU 与 H.pylori 相关，但并非必然导致 PU。此外，PU 的发生还与 NSAID、吸烟、肥胖和代谢疾病、饮酒、饮食睡眠等因素有关。

1. 非甾体抗炎药（NSAID）　是发生 PU 的另一重要因素，常发生在 H.pylori 阴性患者，但 H.pylori 感染的同时长期服用 NSAID 也与 PU 密切相关，而关于 H.pylori 感染是否与消化道出血（PU 最常见的并发症）相关尚未统一。亨里克森（Henriksson）等研究认为，H.pylori 感染、服用 NSAID、吸烟是发生 PU 出血的独立因素。Hsu 等认为，H.pylori 相关性溃疡如同时服用 NSAID 可增加消化道出血的风险。有学者前瞻性地对 105 例 H.pylori 未感染 DU 合并消化道出血患者和相同数量的性别及年龄匹配的 H.pylori 感染 DU 合并消化道出血患者进行了病例对照研究，结果显示 H.pylori 未感染 DU 患者 NSAID 的使用占比为 81%，显著高于 H.pylori 感染 DU 组（58.1%），且 H.pylori 未感染受试者 DU 出血更严重，再出血率更高，更容易导致手术或死亡。Chu KM 等收集了 1996～2002 年 300 例 DU 患者，H.pylori 未感染 DU 患者的发病率逐步增加。在多变量分析中，H.pylori 未感染 DU 患者可能存在年龄较大，或已存在恶性肿瘤、近期手术、潜在脓毒症或服用 NSAID 等原因，故而认为 H.pylori 未感染 DU 患者更容易出现出血、多发性溃疡和较大的溃疡。另有学者报道，H.pylori 感染及服用 NSAID 是 DU 出血的独立危险因素，而服用 NSAID 是 GU 出血的主要危险因子，认为 H.pylori 感染与服用 NSAID 相互作用反而可以减少 GU 出血的危险。Chan 等报道，在服用 NSAID 之前根除 H.pylori 可以减少 PU 的形成。目前，在长期服用 NSAID 之前要进行根除 H.pylori 的治疗，这一点已经达成了共识。这可能是因为根除 H.pylori 可以减少胃黏膜上皮细胞死亡，进而维持胃黏膜的完整性，减少溃疡形成。

2. 吸烟　大量临床实验研究显示，吸烟能破坏胃黏膜的保护作用，影响胃的运动能力，引起反流。如果合并 H.pylori 感染会增加胃黏膜的损伤，加重溃疡，延迟溃疡的愈合，导致溃疡治疗的失败。根除 H.pylori 感染后，溃疡的严重程度不再增加。

国内学者将具有消化道症状的 405 例患者分为轻、中、重度吸烟组与不吸烟组，比较各组 PU 的发病率。结果显示，各吸烟组 PU 的发病率显著高于不吸烟组（$P<0.05$）；中度、重度吸烟组 PU 的发病率高于轻度吸烟组（$P<0.05$），而中度与重度吸烟组之间的差异却无统计学意义；吸烟组中，戒烟者 PU 治疗的有效率显著高于未戒烟者（$P<0.01$）；年龄 ≥ 60 岁吸烟组的 PU 发病率要显著高于年龄 <60 岁的吸烟组（$P<0.05$）。故认为，吸烟者 PU 的发病率明显高于不吸烟者，且大量吸烟者 PU 的发病率更高，老年人吸烟更容易引起 PU 的发生，戒烟可以明显提高 PU 的疗效。

英国学者对 1217 名接受上消化道内镜检查的门诊患者进行了吸烟习惯调查，其中 624 人目前正在吸烟，248 人曾戒烟，345 人不吸烟。吸烟者和曾吸烟者患 GU 的比例（11.9%，7.7%）显著高于非吸烟者（4.6%），吸烟者和曾吸烟者患 DU 的比例（15.7%，17.3%）显著高于非吸烟者（9.8%）。吸烟次数与 DU 和 GU 之间存在剂量依赖效应，认为吸烟与 PU 密切相关。韩国学者对 2002～2013 年接受过健康检查无胃、十二指肠溃疡的韩国成人进行了随访，2004～2005 年进行吸烟状况调查，2013 年进行胃镜检测。研究认为，有吸烟经历的人患 GU 和 DU 的风险增加，现在吸烟比过去吸烟更容易增加 GU 和 DU 的发病风险。

3. 肥胖和代谢疾病　关于这方面的研究相对较少，研究结果也不尽相同。多数研究认为，在不同人群中高体重指数（body mass index，BMI）和肥胖可增加 GU 的发病风险，但与 DU、*H.pylori* 阳性或 NSAID 诱发的溃疡无关。*H.pylori* 感染及其相关胃十二指肠疾病与代谢综合征（包括动脉粥样硬化性血脂异常、血压升高和空腹血糖水平升高）的一个大型横断面的研究显示，*H.pylori* 感染患者发生代谢综合征的可能性增加（OR=1.15，95%CI=1.10～1.19）；GU 也使代谢综合征的可能性增加（OR=1.15，95%CI=1.03～1.28）；DU 仅在25～34 岁的人群中与代谢综合征相关（OR=1.59，95%CI=1.19～2.13），而在老年人群中两者不相关。研究认为，*H.pylori* 所致的长期胃部炎症可能在代谢中发挥作用。

还有研究认为肥胖和 *H.pylori* 的不同基因型相关。法尔西马达姆（Farsimadan）等检测了222 例 *H.pylori* 阳性肥胖样本的不同亚型分布，其中 *vacA* 阳性 222 例（100%）、*cagE* 阳性 171例（77.0%）、*cagA* 阳性 161 例（72.5%）、*iceA* 阳性 77 例（34.6%）、*oipA* 阳性 77 例（34.6%）、*dupA* 阳性 137 例（61.7%）和 *babA2* 阳性 69 例（31.1%）。研究结果提示，肥胖人群同时携带 *H.pylori vacA*、*iceA1*、*oipA* 和 *babA2* 基因与胃肠道疾病（包括 PU）的较高风险显著相关。

4. 饮酒　早期的流行病学数据表明，饮酒增加了 GU 的发生率和复发率，同时延缓了GU 的愈合。适度饮酒的习惯虽不是溃疡发生的触发因素，但非常大量的饮酒与 PU 和溃疡死亡风险的增加有关。饮酒会导致胃黏膜损伤，屏障功能受损，同时还可导致胃酸分泌过多，加重了对胃黏膜的破坏。而 *H.pylori* 感染可进一步加重胃黏膜的损伤，与溃疡的形成密切相关。研究饮用葡萄酒和啤酒患者的结果显示，每周饮酒超过 75g 的受试组 *H.pylori*的感染率低于每周饮酒小于 75g 的受试者和不饮酒的受试组，且仅在饮用葡萄酒组的酒精消耗量与 *H.pylori* 感染的差异有统计学意义（*P*=0.01）。

5. 饮食　水果和蔬菜中的可溶性纤维似乎可以防止 DU 的发生，而且在饮食中大量食用水果和蔬菜还可以保护胃黏膜免受 *H.pylori* 感染所致损伤的影响。在高盐饮食中，胃中盐浓度的升高会损害胃黏膜屏障，支持 *H.pylori* 的定植，并导致胃部炎症和溃疡。精制糖是 DU 的一个危险因素，但减少精制糖的摄入是否可用于治疗和预防 DU 的复发尚不确定。在 20 世纪 80 年代中期关于脂肪酸与 DU 关系的流行病学研究显示，在美国和英国 PU 的发病率普遍下降与含有亚油酸植物油的消耗量增加（＞200%）相关。亚油酸是必需脂肪酸，也是前列腺素合成的前体。有证据表明，胃前列腺素合成的增强，可使胃黏膜免受损伤。科尔尼（Kearney）、格兰特（Grant）和赛登林克（Seidenlink）分别进行了病例对照研究，显示了活动性 DU 患者与脂肪组织中亚油酸的相关性。其中，前两人的研究显示了 DU 患者皮下脂肪中的亚油酸含量低于对照组；而 Seidenlink 的研究中 DU 患者组与对照组的亚油酸含量没有差异，这可能是因为控制了 *H.pylori* 的感染。因此，脂肪酸与 DU 间的关系尚待研究。

6. 睡眠　研究表明，睡眠时胃黏膜的血流量、胃黏液和褪黑素的分泌增加，而胃酸分泌减少。干扰大鼠睡眠，可引起大鼠胃酸分泌增加，胃黏膜血流量降低，导致大鼠胃黏膜损伤，这支持了睡眠在维持胃黏膜完整性方面重要性的论点。同样，夜班工人患 PU 和*H.pylori* 感染的频率更大，这可能是由于夜间褪黑素的释放受到抑制所致。已有研究证明，内源性释放的褪黑素具有抗溃疡作用，外源性给予大鼠褪黑素也具有抗溃疡作用。褪黑素可通过前列腺素依赖性和自由基清除机制刺激碳酸氢盐分泌，改善胃黏膜血流量。在韩国女性中，每天睡眠超过 9h 发生 PU 的风险较低，但对男性 PU 的患病率却没有显著影响，这可能归因于对压力反应的性别差异。

（四）根除幽门螺杆菌对消化性溃疡的影响

随着人们对 *H.pylori* 了解的深入，为防止 PU 的发生，开展了对 *H.pylori* 的根除治疗并随访。随访发现，虽然 *H.pylori* 感染的 PU 的发病率在逐年下降，但非 *H.pylori* 感染的 PU 的发病率却在逐年增加。

奥地利的一项从 1991 年到 2015 年长达 25 年的随访研究显示，在 DU 患者中 *H.pylori* 的阳性率从 40% 显著下降到 5%（$P=0.01$）。该研究机构共进行了 70 997 次上消化道内镜检查（平均 2840 例/年）。研究初期，组织学检查 *H.pylori* 的阳性率为 4.7%；1994 年逐渐上升至 20.7%；在 2000 年这一比率再次下降到 10%，并在接下来的 8 年里一直保持在这个范围内；2010 年后，*H.pylori* 的阳性率明显下降至 2.3%。在同一时间内，诊断为 DU 的患者总数为 2747 例（中位年龄 56 岁，范围 18～87 岁，男性 1798 例）。在过去的 25 年里，*H.pylori* 的流行率急剧下降，DU 的发生率也显著下降，而 GC 的发生率却保持稳定，这可能与 *cagA* 基因型的 *H.pylori* 感染有关。Chen 等在 2001 年招募了 1030 名患者，2019 年招募了 600 名患者，*H.pylori* 的阳性率分别为 44.5% 和 19.8%（$P<0.001$），DU 的检出率分别为 54% 和 17.5%（$P<0.001$），GU 的检出率分别为 16.7% 和 8.3%（$P<0.001$），年龄由 48.9 岁增长到 55.2 岁（$P<0.001$）。结果表明，*H.pylori* 阳性组中 DU 的患病率随年份而下降（$P<0.001$），而 GU 的患病率却无下降（$P=0.345$）。然而在 *H.pylori* 阴性组中，两种患病率均有所下降（两者均为 $P<0.001$）。认为在 *H.pylori* 阳性患者中，仅用 PPI（不根除 *H.pylori*）就可以成功治疗 DU；而要成功治疗 GU，则需要根除 *H.pylori*。相比之下，在 *H.pylori* 阴性患者中 DU 和 GU 的患病率均随 PPI 越来越广泛地使用而降低。威廉森（Wilhelmsen）等对 74 例经内镜证实的 DU 患者进行了 *H.pylori* 的三联根除治疗，根除率为 96%，全部治愈。平均随访 111 周，溃疡复发率从 100% 降低到 1.4%，第 1 年的 *H.pylori* 再感染率为 2.4%。在根除 *H.pylori* 1 年后，患者的生活质量更好，心理痛苦更少。卡特勒（Cutler）等的研究也证实了根除 *H.pylori* 可以防止溃疡的复发，减少并发症，并减少因复发带来的经济负担。有人对 51 名 DU 患者进行了 *H.pylori* 的根除治疗，48 名 DU 患者仅进行单独的奥美拉唑治疗，两组的初始溃疡愈合率相似（分别为 82% 和 87%）。1 年后，接受抗 *H.pylori* 治疗患者的溃疡复发率明显低于单独接受奥美拉唑治疗的患者。在博尔南（Bornman）等的前瞻性研究中，131 例 DU 患者有 48 例（42.5%）在十二指肠穿孔愈合后又出现复发性溃疡，其中 30% 因症状顽固或复发性溃疡的并发症需要进一步手术治疗；而在根除 *H.pylori* 却没有应用酸抑制剂治疗的患者中，95% 的患者在 1 年的随访中仍然无溃疡复发。因此，目前认为根除 *H.pylori* 对治疗 PU 是十分必要的。

二、幽门螺杆菌感染与消化性溃疡的发病机制

PU 的发生取决于胃黏膜的损害因素和防御因素两个方面。损害因素包括胃酸、胃蛋白酶、*H.pylori*、NSAID、酒精、吸烟、胆汁反流及炎症介质等；防御因素包括胃黏膜-黏液屏障、重碳酸盐、磷脂、黏膜血流、前列腺素和表皮生长因子等。DU 的发生主要是因为损伤因素增强，而 GU 的发生主要是因为防御因素减弱。*H.pylori* 相关的 DU 和 GU 的发病机制既有相似之处，也有不同之处。

（一）十二指肠溃疡的发病机制

目前关于 DU 的发病机制主要有以下几种学说：

1. 胃上皮化生学说 这一假说主要认为 *H.pylori* 可定植于十二指肠内的胃上皮化生处，引起黏膜损伤并导致 DU 的形成。

胃上皮化生多发生于十二指肠球部或十二指肠炎的邻近部位，与 DU 的发病部位相似。有研究显示，31% 的 DU 患者在十二指肠前壁活检标本中存在胃上皮化生，17 岁以下的患者发生胃上皮化生明显低于成人，男性多于女性，*H.pylori* 仅存在于胃上皮化生的部位，在胃上皮化生广泛时更容易出现。怀亚特（Wyatt）等在十二指肠区域检测到 *H.pylori* 的阳性率为 56%，其中 174 例患者（33.6%）的活检标本包含胃上皮化生，其程度从 3 个邻近上皮细胞的小病灶到包含整个活检标本的黏膜区域。

现认为十二指肠内胃上皮化生与胃酸所致的胃黏膜损伤有关。DU 患者的胃酸水平可增高或正常，但多数患者存在胃酸代谢紊乱，如胃排空加速、夜间胃酸分泌增加或对促胃液素敏感性增加，使十二指肠承受高酸负荷，从而导致十二指肠上皮发生胃上皮化生。*H.pylori* 可定植于胃化生的上皮内，释放的毒素、破坏性酶类以及继发的免疫反应导致十二指肠炎症的发生。一方面，可由于炎症导致黏膜对其他致溃疡因子的攻击耐受力下降，从而进一步引发溃疡的发生；另一方面，也可因重度炎症本身导致溃疡的发生。临床研究显示，在十二指肠内发现 *H.pylori* 仅在胃上皮化生部位附着定植，进而为本学说提供了一个有力的证据。另外，克拉布特里（Crabtree）等在十二指肠炎患者的十二指肠黏膜内发现了 *H.pylori* 感染所致的特异性局部 IgA 反应，这种反应在十二指肠球部更为显著，而在十二指肠的其他部位却明显减弱，但活检十二指肠黏膜时 *H.pylori* 的感染状况却并不显著。马德森（Madsen）等也仅在 15.1% 的活动期 DU 患者的十二指肠黏膜内检测到 *H.pylori*。目前需要更多的临床对照实验来进一步证实这个假说。

2. 促胃液素-胃酸学说 这一学说认为 DU 患者常有较高的促胃液素水平及高胃酸分泌，一度"无酸无溃疡"成为治疗溃疡的理论基础。自从 *H.pylori* 被发现以来，越来越多的证据表明 *H.pylori* 感染可引起促胃液素水平的升高，且可引起进餐后及促胃液素释放肽刺激后的促胃液素水平的升高，根除 *H.pylori* 后基础和刺激后的血清促胃液素可降至正常。国外学者研究发现，*H.pylori* 感染的 DU 患者及 *H.pylori* 感染的健康志愿者，血清促胃液素水平均显著高于 *H.pylori* 未感染对照组。Levi 等发现，*H.pylori* 感染的 DU 患者基础胃酸及餐后促胃液素水平均高于 *H.pylori* 未感染的 DU 患者。此外，*H.pylori* 感染可引起空腹、进餐后及促胃液素释放肽刺激后的促胃液素水平的升高，根除 *H.pylori* 后基础促胃液素水平和刺激后促胃液素水平可降至正常。*H.pylori* 感染后主要刺激胃窦部 G 细胞引起 G-17 的增高。促胃液素除了促进胃酸分泌外，还对泌酸区黏膜有营养作用。长期促胃液素水平的升高，可导致泌酸区壁细胞和 ECL 细胞过度增生和功能亢进，从而引起胃酸分泌增加。

H.pylori 感染导致促胃液素释放增加的机制目前尚不十分清楚，有几种假说如下：① *H.pylori* 感染改变了胃局部 pH，促进了促胃液素的分泌。*H.pylori* 的尿素酶能够水解尿素产生氨，可使胃窦局部 pH 增高，从而破坏胃酸对促胃液素分泌的反馈性抑制作用，导致胃窦部 G 细胞释放促胃液素增加。但也有学者认为 *H.pylori* 感染引起的促胃液素水平的升高与胃的 pH 和尿素酶无关，因为他们给胃腔内灌注促胃液素的抑制剂，促胃液素的水

平并没有降低。另有研究显示，将胃的 pH 恒定在 2.5 或 5.5，*H.pylori* 引起的促胃液素增加仍维持在原状态，无任何改变。② *H.pylori* 感染能够抑制生长抑素的分泌，使之对促胃液素分泌的抑制作用降低，引起促胃液素分泌的增高。许多学者认为，*H.pylori* 感染后促胃液素水平的升高是 D 细胞释放生长抑素减少所致。胃窦黏膜中释放促胃液素的 G 细胞与释放生长抑素的 D 细胞相邻，生长抑素通过旁分泌途径对 G 细胞释放促胃液素具有抑制作用。学者们认为，*H.pylori* 感染抑制了 D 细胞的功能，使 D 细胞释放生长抑素减少，从而削弱了对 G 细胞的抑制功能，引起促胃液素水平的升高。③ *H.pylori* 感染使 G 细胞的敏感性增加。*H.pylori* 的感染者胃黏膜内的 G 细胞数量并不增多，而胃黏膜内促胃液素的含量却增高，提示可能是胃黏膜内的 G 细胞对刺激的敏感性增强的结果。④ *H.pylori* 引起胃窦炎而增加促胃液素的释放。TNF、IL-1、IL-8 等炎症因子能直接刺激 G 细胞释放促胃液素。另外，*H.pylori* 产生的 N-α-甲基组胺是一种 H_3 受体激动剂，可以刺激 D 细胞上的 H_3 受体，抑制生长抑素的分泌，从而导致促胃液素分泌的增加。⑤ *H.pylori* 可干扰 CCK 刺激生长抑素的释放，使促胃液素的水平升高。正常情况下，CCK 可激活 D 细胞上的 CCK_A-R，使 D 细胞释放生长抑素，进而抑制促胃液素的释放。*H.pylori* 可通过反馈抑制 CCK 的活性，降低抑制促胃液素释放的作用。孔图尔克（Konturck）等报道，*H.pylori* 感染的 DU 患者促胃液素分泌明显增加，同时给予 CCK_A-R 拮抗剂，却对促胃液素的水平没有影响，但是根除 *H.pylori* 后再次给予 CCK_A-R 拮抗剂，促胃液素的水平却明显增加，故认为 *H.pylori* 可引起 CCK 使 G 细胞释放促胃液素的反馈抑制机制发生障碍。

目前关于 *H.pylori* 对促胃液素影响的研究结果趋于一致，但对胃酸影响的报道却不尽相同。部分研究认为，*H.pylori* 引起的高酸状态与 DU 的形成密切相关。哈里斯（Harris）等发现，*H.pylori* 感染 DU 患者的基础胃酸分泌量、促胃液素释放肽刺激的胃酸分泌量、外源性促胃液素刺激的最大胃酸分泌量均高于 *H.pylori* 未感染的健康志愿者（正常对照组），且根除 *H.pylori* 的 6 个月后，以上指标均下降至正常对照组水平。还有许多报道与上述观点一致。此外，有研究显示 *H.pylori* 感染健康人群的基础胃酸分泌量、促胃液素释放肽刺激的胃酸分泌量均高于 *H.pylori* 未感染的健康志愿者；但在 DU 组以上两个指标的变化却较小，根除 *H.pylori* 后这些指标也降至正常范围；而外源性促胃液素刺激的最大胃酸分泌量在 *H.pylori* 感染和未感染的健康人群无差异，分析可能是两者壁细胞的数量相似所致。另外有研究显示，*H.pylori* 感染与胃酸的变化无关。多项研究显示，*H.pylori* 感染的 DU 患者在根除 *H.pylori* 前、后的基础胃酸分泌量、外源性促胃液素刺激的最大胃酸分泌量未发生明显变化。卡普尔索（Capurso）对高胃酸分泌状态的 DU 患者进行了 *H.pylori* 的治疗并随访了 4 年，未发现基础胃酸分泌量、外源性促胃液素刺激的最大胃酸分泌量较根除之前有明显下降，且根除后仅有 1 人因服用 NASID 引起 DU 的复发，其余患者均既无症状，也无复发，故认为不能根据根除 *H.pylori* 后的胃酸分泌状态判断其是否复发。还有研究认为，*H.pylori* 感染对胃酸的分泌没有影响，也不会因 *H.pylori* 根除治疗而发生变化。*H.pylori* 感染可引起促胃液素水平的增加，而胃酸的水平却不受影响，其具体机制尚待研究。

H.pylori 感染 DU 患者的胃酸分泌异常，除了因为促胃液素水平增高外，还可能存在其他原因。有学者研究认为，其可能与泌酸黏膜对促胃液素的反应水平相关。他们在研究过程中发现，*H.pylori* 感染 DU 患者和 *H.pylori* 感染健康人群的血清促胃液素水平相似，但是 DU 患者的基础胃酸水平高于健康人群，根除 *H.pylori* 的 1 个月后，DU 患者的促胃液素

水平下降至正常，但基础胃酸的水平却在 1 年内才恢复正常，且促胃液素的水平并没有持续下降，故认为 *H.pylori* 引起 DU 患者胃酸水平的增高，并不能完全归于促胃液素水平的升高，还可能与泌酸黏膜对促胃液素反应的增强有关，但这个假设并未得到证实。另外推测可能是促胃液素引起的高促胃液素血症对壁细胞具有营养作用，能够促进壁细胞的增殖，但根除 *H.pylori* 后壁细胞的数量并未改变，因而胃酸持续升高。还有一种解释认为，DU 患者壁细胞数量的增加可能是遗传因素或者其他环境因素所致，壁细胞数量的增加使 *H.pylori* 感染后易发生溃疡，关于这方面尚待进一步研究。

3. 介质冲洗学说　该学说认为，*H.pylori* 感染引起的慢性胃炎是 DU 发生的病变基础。流行病学研究显示，胃炎的部位、严重程度、进展状况以及胃酸分泌的情况均与 DU 的发生密切相关。现已证实，*H.pylori* 感染可引起多种炎症介质和细胞因子的释放，这些炎症介质在胃排空时流至十二指肠而导致溃疡发生。组织学检查可见，*H.pylori* 只附着于黏膜表面，周围有白细胞浸润，黏膜细胞基本正常。因为绝大多数甚至 100% 的 DU 伴有 *H.pylori* 相关性胃炎，故而此学说可以解释为什么临床镜检时十二指肠内多无 *H.pylori* 的存在，却可发生黏膜损伤。前文介绍过在 DU 患者溃疡周围的黏膜中可发现 *H.pylori* 特异的 IgA，动物实验也证实了 *H.pylori* 可黏附于胃化生上皮，使周围黏膜发生炎症反应。

炎症介质包括空泡毒素、乙醛、血小板活化因子、白细胞介素等。大量研究显示，在 *H.pylori* 感染 DU 患者的血清中 TNF、IL-1、IL-8 等炎症介质的水平高于 *H.pylori* 未感染 DU 患者。科佐尔（Kozol）等发现，*H.pylori* 相关胃炎患者中性粒细胞趋化因子的水平较高，导致胃炎患者具有高水平的中性粒细胞趋化活性。*H.pylori* 及相关炎症黏膜产生的生物活性产物可能是 *H.pylori* 相关胃炎与 DU 的纽带，这些物质随着胃排空进入十二指肠，引起局部免疫反应和黏膜损伤，导致 DU 形成。白细胞趋化因子可能是由 *H.pylori* 产生，也可能是由周围组织释放，这一点尚不清楚。有学者证实，单纯的 *H.pylori* 感染不足以在鼠的肠黏膜上形成溃疡，但如果在肠黏膜已损伤的基础上则易形成溃疡。我们用来自溃疡高发区的 *H.pylori* 菌株喂食蒙古沙土鼠，26 周时鼠的肠黏膜出现糜烂和溃疡，周围有大量炎细胞浸润，淋巴滤泡形成，至于具体过程和机制尚需进一步明确。

4. 免疫损伤学说　此学说认为 *H.pylori* 可通过免疫损伤导致溃疡的发生，换而言之，黏膜损伤是 *H.pylori* 引发持续性免疫反应的结果。免疫损伤首先表现为炎症细胞的非特异性浸润。*H.pylori* 感染可导致损伤部位 T 细胞数量增加，诱导淋巴细胞产生 IFN-γ，进而加重黏膜损伤。同时感染 *H.pylori* 的黏膜周围均可观察到大量中性粒细胞浸润，但这些炎细胞不一定都能造成胃黏膜的损伤，因为不同 *H.pylori* 菌株产生的蛋白质不同。有学者研究发现，*H.pylori* 的某些菌株产生的趋化蛋白能够激活多形核白细胞，而有些菌株却不能激活多形核白细胞。故而 *H.pylori* 感染后有些患者的受累黏膜内有中性粒细胞，但组织损伤却很轻微，甚至没有损伤；而有的患者组织损伤却很严重，甚至形成溃疡。

免疫损伤的另一表现是 *H.pylori* 感染可诱发宿主产生针对 *H.pylori* 蛋白的抗体。有学者采用检测 *H.pylori* IgA 抗体（蛋白分子量 120kDa）的方法来判断 *H.pylori* 感染。研究发现，在 57 例 *H.pylori* IgA 抗体阳性患者中有 25 例发生了 PU 的改变，而 19 例 *H.pylori* IgA 抗体阴性患者中未观察到溃疡改变，认为该蛋白与 PU 相关，同时观察到机体产生的针对 *H.pylori* 的 IgA 抗体与胃黏膜有很强的交叉反应。体外动物实验也证实了 *H.pylori* 免疫鼠可诱发与壁细胞的交叉反应，导致胃黏膜损伤。但是目前尚未发现抗体与十二指肠黏膜的交叉反应，关于抗体介导的 DU 尚需进一步研究。

5. 酸假说　从微生物学角度，此假说认为 *H.pylori* 在胃黏膜上定植，受胃黏膜局部酸度的影响。*H.pylori* 容易定植于近似中性的环境，在强酸和强碱的环境中很难生存。*H.pylori* 会选择适合其生存的环境，大量事实表明不同的胃酸浓度 *H.pylori* 的定植密度不同，引起的炎症程度也不同。临床上观察到胃酸水平较高的患者，因为胃体部酸度较高不适合 *H.pylori* 生长，所以 *H.pylori* 主要定植于胃窦部，以胃窦炎为主。胃窦炎可导致 D 细胞分泌生长抑素减少，促胃液素分泌增加，进而胃酸分泌增加。这种持续的高酸环境可导致十二指肠发生胃上皮化生，*H.pylori* 即可定植于化生的胃上皮，进而引起十二指肠炎和溃疡。胃酸分泌较低的患者，胃体部酸度适合 *H.pylori* 定植，故而 *H.pylori* 广泛定植引起全胃炎。胃窦和胃体之间移行部的壁细胞数量不等，形成了酸的梯度，这个移行部最适合 *H.pylori* 生长，因此移行部的炎症最重，同时是 GU 的易发部位。

尿素酶是 *H.pylori* 能在胃内生存的重要因素，也为 *H.pylori* 在酸性环境下的定植和生长提供了必要条件。目前研究发现，*H.pylori* 尿素酶的基因组具有 *ureA-ureI* 的开放阅读框架，一个具有催化活性的尿素酶至少需要包含 7 个尿素酶基因。其中 *ureA* 和 *ureB* 为尿素酶的结构基因，是尿素酶的活性部位；*ureE~ureI* 为尿素酶的辅助基因，其作用是将 Ni^{2+} 传递给尿素酶的活性部位。辅助基因与结构基因是表达尿素酶活性所必需的。*ureI* 在 *H.pylori* 的定植及致病机制中发挥重要作用。尿素酶可位于 *H.pylori* 的表面和 *H.pylori* 的细胞内，但两者的作用并不相同。菌体细胞内的尿素酶负责抵抗酸的侵袭，在酸性环境下 *ureI* 基因被激活，尿素通道开放，允许尿素通过并进入细胞，菌体细胞内被激活的尿素酶分解尿素产生氨，使菌体外周胞质的酸得到缓冲，并使菌体胞质的酸度维持到一定水平，从而使 *H.pylori* 能够适应酸环境。少量位于 *H.pylori* 表面的尿素酶作用机制尚不明确，此尿素酶对酸敏感，在酸性环境下无活性。在中性环境下，细菌表面的尿素酶被激活并产生氨，对 *H.pylori* 是有害的，不利于 *H.pylori* 的生存。

根据 *H.pylori* 尿素酶的分布特点从理论上分析：在人和小鼠的胃窦部，胃酸的 pH 水平可以激活尿素酶产生氨，氨可将过量的 H^+ 全部清除，但细菌表面的尿素酶却不参与。而在胃体部，由于存在壁细胞，H^+ 的浓度较高，细菌细胞内的尿素酶不能完全将 H^+ 清除。在这种情况下，即使 *H.pylori* 能存活，也只能存在于胃黏膜表面的黏液中，不会引起胃黏膜的炎症。但是如果胃酸的水平低到一定程度，*H.pylori* 的定植状态就会发生改变，此时胃窦部近似中性环境，*ureI* 把守的尿素通道关闭，细菌表面的尿素酶将被激活而产生氨，此时并没有 H^+ 需要清除，以至于周围环境为碱性，*H.pylori* 将自行破坏，不再引起胃炎。但在胃体部，当酸度下降到一定程度，*ureI* 把守的尿素通道开放，而细菌表面的尿素酶无活性，*H.pylori* 呈旺盛生长，导致胃体炎。特别是在移行部，因壁细胞数量的不同导致局部形成酸的梯度，最适合 *H.pylori* 的生长。因此，学者们预测 *H.pylori* 可选择适合其生长的环境引起炎症，最终导致溃疡的形成。

临床上也有很多实验结果支持此假说。法里德（Fareed）等对 150 人进行了前瞻性的研究，发现 *H.pylori* 的定植与中性粒细胞的浸润程度相关。胃窦部 *H.pylori* 的密度和中性粒细胞的浸润程度高于胃体部，认为和此处的酸碱度相关。还有学者对长期服用 PPI 消化道不适的 *H.pylori* 感染患者进行了 12 个月的前瞻性随访，结果显示 11 例 *H.pylori* 感染患者中有 5 例发展为胃体萎缩，显著高于 *H.pylori* 未感染组（$P<0.01$），故认为长期服用抑酸药物改

变了胃部的酸性环境，促使胃窦部的 *H.pylori* 向胃体部移动，由原来的胃窦炎变为胃体炎。

酸假说可以解释 *H.pylori* 在不同患者体内定植分布的不同，可以解释同样感染 *H.pylori* 为什么有人发生 GU，有人却发生 DU，但是要全面解释溃疡的发病机制还需要结合其他因素。

6. 漏屋顶假说 这个假说把有炎症的胃黏膜比喻成漏雨的屋顶，认为 *H.pylori* 相关的 PU 多发生于已有黏膜屏障损伤的部位，更多用于解释 GU 的发病机制。在 DU 的发病过程中，新近的研究认为碳酸氢盐屏障的破坏是导致局部损伤的重要因素之一。Wen 等研究发现 *H.pylori* 感染可下调 CFTR 和 SLC26A6 的表达和功能活性，CFTR 和 SLC26A6 是十二指肠黏膜上皮细胞两个关键的碳酸氢盐转运蛋白，与 DU 的发生密切相关。十二指肠黏膜碳酸氢盐的分泌是由位于十二指肠黏膜上皮细胞中的碳酸氢盐转运蛋白介导的，CFTR 和 SLC26A6 在十二指肠黏膜碳酸氢盐分泌的调节中发挥着重要作用。

以上六种学说并不是完全孤立的，它们之间存在着相互联系，每个学说都是从不同角度阐述了 *H.pylori* 诱发 DU 的发病机制。

（二）胃溃疡的发病机制

GU 和 DU 在发病机制上有许多相同之处，但仍然存在着一些差异。防御因素的损伤是 GU 发生的主要原因。防御因素主要是指正常胃黏膜表面黏液层和碳酸氢盐的分泌；胃黏膜上皮细胞间的紧密连接和脂蛋白层；胃黏膜丰富的血流和胃黏膜上皮细胞的更新等，它们对胃黏膜上皮发挥着重要的保护作用。*H.pylori* 产生的毒素、尿素酶、LPS、脂酶、蛋白酶及溶血素等均可使黏膜的屏障功能破坏，最终导致 GU 的发生。

1. 毒力因子 VacA 和 CagA 是 *H.pylori* 两个重要的毒力因子，在 DU 的发生机制中多有介绍，在 GU 的发生过程中这两个毒力因子也发挥着同样的作用。VacA 蛋白能使细胞产生空泡，提高胃上皮细胞的通透性，导致胃上皮损伤。CagA 可以延缓胃上皮细胞连接蛋白 32 的生成。*vacA/cagA* 阳性的 *H.pylori* 菌株可以促进细胞凋亡，减少溃疡周围微循环的血量，使炎症因子过度表达，延迟溃疡的愈合。

2. 尿素酶 前文叙述 *H.pylori* 产生的尿素酶对 *H.pylori* 具有保护作用，可以分解尿素产生氨，从而改变周围环境的 pH，使 *H.pylori* 免受酸的侵袭。同时，氨通过反应产生铵，铵和氨能够破坏细胞的能量代谢，损害胃黏膜，阻碍受损胃黏膜的修复重建，促进胃黏膜上皮细胞形成空泡，进而导致溃疡的发生，并破坏胶原的代谢，延迟溃疡的愈合。

3. 脂多糖 *H.pylori* 可以分泌 LPS。LPS 能够抑制层粘连蛋白（LN）与嵌有脂质体的 LN 受体结合，进而破坏胃黏膜上皮的完整性；LPS 可刺激胃上皮细胞产生 IL-8，在感染 *H.pylori* 的宿主上皮诱导炎症反应，刺激单核细胞释放 IL-8、上皮中性粒细胞激活肽 78（epithelial neutrophil-activating peptide，ENA-78）以及单核细胞趋化蛋白 1（monocyte chemoattractant protein 1，MCP1）；LPS 能抑制中性粒细胞的凋亡，强化炎症反应对胃黏膜上皮细胞的损害；LPS 还参与了胃黏膜上皮细胞胃蛋白酶原的分泌过程，促进胃蛋白酶的水解，造成胃黏膜上皮的损伤，促进溃疡的形成。

4. 蛋白酶和脂酶 *H.pylori* 能合成和分泌蛋白酶及脂酶，从而降解胃黏膜上皮的黏液层。蛋白酶可使黏蛋白多聚体解聚；而脂酶（尤其是 PLA_2）能降解黏液脂质，导致溶血卵磷脂生成和黏膜疏水性保护层丧失。溶血卵磷脂还能够抑制黏液细胞的分泌，削弱黏液对胃黏膜上皮的保护作用。在 *H.pylori* 慢性感染的小鼠模型中，*H.pylori* 可以破坏胃黏膜表面的碳酸氢盐屏障，改变其维持胃黏膜上皮表面中性环境的能力。

5. 基质金属蛋白酶　胃黏膜的损伤与细胞外基质（extracellular matrix，ECM）的降解直接相关，在这个过程中基质金属蛋白酶起着关键作用。基质金属蛋白酶是一种内肽酶（内切蛋白酶），在 ECM 重塑、炎症过程和细胞增殖中起着重要作用。一些研究表明，GU 的发生与基质金属蛋白酶对 ECM 的切割和重塑有关。有研究显示，*H.pylori* 和纤维母细胞共同培养可以诱导产生 MMP-1，MMP-1 可以破坏胶原及其他细胞外基质，促进溃疡形成。新近发现两个独特的成员，即 MMP-9 和 MMP-3，两者共同作用可以切割 I 、IV、V 、VII 和 XI 型胶原，弹性蛋白，纤维连接蛋白和 LN。MMP-9 主要由肺泡巨噬细胞、多形核白细胞、破骨细胞和恶性细胞表达，而 MMP-3 则由心脏成纤维细胞和巨噬细胞分泌。据报道，ECM 蛋白、生长因子和细胞因子均可以促进 MMP-3 和 MMP-9 的表达。巴盖里（Bagheri）等检测了 *H.pylori* 感染患者胃黏膜中 MMP-3 和 MMP-9 的变化及其与 PU 的相关性。结果显示，*H.pylori* 感染患者和未感染患者胃黏膜中 MMP-3 的水平无差异；在感染患者中，MMP-3 mRNA 的表达与毒力因子（CagA 和 VacA）及不同类型的疾病（胃炎和 PU）无相关性；但在 *H.pylori* 感染患者的活检中，MMP-9 mRNA 的表达则明显高于 *H.pylori* 未感染患者；此外，*H.pylori* 感染患者的黏膜中 MMP-9 mRNA 的表达与 *cagA* 阳性的 *H.pylori* 感染相关，与 PU 的发生显著相关。研究认为，MMP-9 可能参与了 *H.pylori* 的发病机制，PU 可能与 *cag*-PAI 依赖的 MMP-9 的上调有关。还有研究显示，*H.pylori* 感染可加重 GU 患者的胃黏膜病变，促进胃黏膜 COX-2 和 NF-κB p65 的表达，同时升高 MMP-9 和基质金属蛋白酶抑制剂-1（matrix metalloproteinase inhibitor-1，TIMP-1）的水平，加重炎性反应，进而参与GU 的发生发展。

6. 其他　*H.pylori* 可以分泌溶血素。溶血素能够破坏吞噬细胞的吞噬功能，对 *H.pylori* 具有一定的保护作用；同时溶血素还具有细胞毒性，能介导炎症反应，造成胃黏膜屏障的破坏。

H.pylori 能够诱导炎症介质表达的升高，在 GU 的发生中也发挥着重要作用。有研究显示，IL-6、IL-10、TNF-α、TNF-β 水平的升高和 CD3+、CD4+、CD8+、CD4+/CD8+ 水平的降低在 *H.pylori* 感染性 GU 的发病过程中也起着重要作用。

另外，免疫损伤同样与 *H.pylori* 感染 GU 密切相关。有研究显示，*H.pylori* 感染 GU 患者的 Th17/Treg 细胞失衡，因此临床可以考虑通过检测 *H.pylori* 感染 GU 患者的 Th17/Treg 细胞水平，来辅助评价患者胃黏膜的损害情况，并预测损害的进展风险，以指导早期的风险评估与防治，这可能对降低 *H.pylori* 感染 GU 患者的胃黏膜损害程度有积极意义。

H.pylori 与 PU 密切相关。尽管不同人群和地域的研究结果不尽相同，*H.pylori* 致溃疡的机制不完全清楚，但大量流行病学研究证实了根除 *H.pylori* 可降低溃疡及并发症的发生，这已成为现今治疗 PU 的理论依据。

（王旭光）

第四节　幽门螺杆菌相关性肠上皮化生

胃黏膜肠上皮化生（gastric intestinal metaplasia，GIM）可以使用抗 *H.pylori* 感染、奥美拉唑（omeprazole）、硫糖铝（sucralfate）等药物治疗，同时还应结合饮食护理。GIM 主要发生在 AG 和糜烂性胃炎，一旦出现就有可能发展为 GC。目前已明确，*H.pylori* 感染与胃黏膜萎缩和 GIM 关系密切。Correa 描述公认的肠型 GC 发生的自然病史是由慢性胃炎→

AG→GIM→ 异型增生发展而来，其中 AG 和 GIM 是由慢性胃炎到 GC 发生过程中重要的中间环节，是发生 GC 的高危因素，因此我们有必要深入认识 *H.pylori* 与 GIM 的关系。

一、胃黏膜肠上皮化生的概述

胃黏膜内出现肠型上皮时称为 GIM，又称肠上皮化生。肠上皮化生是一种比较常见的现象，特别是高龄人更为多见。肠上皮化生常常合并慢性胃炎，特别是慢性萎缩性胃炎。

（一）肠上皮化生的起源

肠上皮化生的发生发展与多种危险因素相关，包括 *H.pylori* 感染、胆汁反流、免疫紊乱、高龄、高盐饮食、过热饮食、低维生素饮食习惯以及遗传因素等。在各种危险因素的刺激下，胃窦边界产生一块假性黏膜，上面附着岛状或斑块状的肠上皮化生灶，随着时间的进展，肠上皮化生灶可以扩大甚至融合。目前研究认为，假性黏膜和肠上皮化生灶可能是可逆的。

肠上皮化生与正常的小肠黏膜类似，充满了杯状细胞、帕内特（Paneth）细胞、吸收细胞以及隐窝基底部的增殖分化灶。从形态学上来说，肠上皮化生更像是一块组织而不是细胞转分化。在动物实验中使用腺苷二磷酸核糖基化抑制剂，如奥拉帕尼（olaparib）和 PGE_2，可以抑制肠上皮化生的形成，同时在人体也证实了他莫昔芬（tamoxifen，TMX）可以减少 *H.pylori* 诱导的腺体萎缩。肠上皮化生的类型也可以作为 GC 发生风险评估的生物学标志物。根据形态学、细胞分化程度及分泌 MUC 的不同，人们将肠上皮化生分为三种类型：①Ⅰ型（完全型），特征是小肠型上皮；②Ⅱ型（不完全型），特征是具有分泌唾液黏蛋白的结肠型上皮细胞；③Ⅲ型（不完全型），特征是结肠型上皮细胞。Ⅱ型和Ⅲ型的出现增加了遗传的不稳定性，如基因甲基化。肠上皮化生和幽门腺上皮化生被定义为 GC 的癌前病变，有向上皮内瘤变转变的倾向。然而，并非所有的 GC 都发生在肠上皮化生区域，GC 也可能发生在没有肠上皮化生的区域，以及在距离肿瘤原发灶较远的没有肠上皮化生的出现多灶性上皮内瘤变的区域。肠上皮化生也可以存在于 GU 的边缘以及黏膜受损的非萎缩区域。肠上皮化生发病的分子机制尚未明确，故而严重限制了新的治疗手段的出现。

CDX2 的出现为肠上皮化生的研究指明了方向。研究认为，CDX2 作为肠道特异性转录因子是胃黏膜向肠细胞转分化的核心环节，主要依据如下：①胃黏膜肠上皮化生的组织中可以检测到肠道特异性的黏蛋白基因（*MUC2*）和蔗糖酶-异麦芽糖酶基因（*S-I*）的表达，而在正常的胃黏膜这些基因并不表达或很少表达。这些基因可以被 CDX2 转录激活，是 CDX2 的靶基因。此外，CDX2 还能诱导其他与肠道功能相关的基因表达，包括乳糖酶根皮苷水解酶、鸟苷酸环化酶 C、碱性磷酸酶，所有这些酶都表达在小肠细胞表面，对于肠道黏膜消化、吸收功能的维持至关重要。②正常胃黏膜不表达 CDX2，而肠上皮化生组织则高表达 CDX2。③CDX2 的表达所引起的小鼠胃组织学和分子学的改变与在人类肠上皮化生中观察到的变化极其相似，即小鼠胃黏膜上皮细胞出现了杯状细胞以及肠道特异性基因表达。④包括 *H.pylori* 感染以及胆汁酸反流在内的可以引起胃黏膜肠上皮化生的内源性因素，均可以诱导胃黏膜细胞表达 CDX2。综上所述，CDX2 可能在肠上皮化生阶段扮演着重要角色。抑制胃黏膜上皮细胞 CDX2 的表达有可能成为早期阻断肠上皮化生发生的有效治疗策略。

（二）肠上皮化生内镜下的分型

肠上皮化生内镜下主要分为4种类型：①淡黄色结节型：单发或多发的2～3mm大小的淡黄色结节，略呈扁平状突出于胃黏膜，表面呈绒毛状或细颗粒状；②瓷白色小结节型：孤立或多发的细小结节，瓷白色半透明状，表面光滑、柔软，镜反光较正常胃黏膜强；③鱼鳞型：胃小区呈条状扩大，排列呈鱼鳞状，一般呈条状或弥漫性分布；④弥漫型：黏膜弥漫性不规则性颗粒状不平，略呈灰白色。肠上皮化生内镜下主要表现为淡黄色结节型和弥漫型。

（三）肠上皮化生的程度与分级

不论大肠型化生还是小肠型化生，都可将化生的程度分为轻度、中度和重度三级。在400倍光镜下转动3～5个视野或整个视野，若肠上皮化生细胞占腺管1/3以下者则为轻度（+），占腺管1/3～2/3者为中度（++），占腺管2/3以上者为重度（+++）。有学者根据肠上皮化生的面积分为0～3级：0级，黏膜中不包含肠上皮化生病变；1级，肠上皮化生面积占黏膜面积的30%；2级，肠上皮化生面积介于30%～70%；3级，肠上皮化生面积大于70%。随着年龄的增长，肠上皮化生的程度亦呈递增趋势。

（四）肠上皮化生的组织病理学

正常胃黏膜从幽门起向上有幽门腺黏膜、胃体腺黏膜及贲门腺黏膜三种。而肠上皮化生是人在一定年龄才出现的，并随着年龄的增加其范围不断扩大，是一个动态过程。

为了阐述肠上皮化生范围的演变过程，首先要清楚这三部分不同胃黏膜的范围和交界状态。幽门腺黏膜和胃体腺黏膜、胃体腺黏膜与贲门腺黏膜的交界线与它们各自的名称并不一致。以幽门腺黏膜和胃体腺黏膜交界为例，若根据细胞学划分，胃体腺包含有壁细胞和主细胞，但平时在显微镜下也常常在幽门腺中看到壁细胞，因此不适用于胃黏膜的分区。如果从组织学水平划分，则两种不同胃黏膜的接壤区，即幽门腺与胃体腺相接壤的区域尚容易划分，但在交界带内既有胃体腺黏膜又有幽门腺黏膜，这种划分就没有太大的实际意义。但如果采用组织学划分的同时也考虑到肠上皮化生的因素，即幽门腺黏膜伴肠上皮化生区、胃体腺黏膜伴肠上皮化生区、胃体腺黏膜不伴肠上皮化生区，则可根据这三区在胃黏膜的分布考察出胃黏膜的年龄性变化以及肠上皮化生的变化规律，具有一定的临床价值。通常随着年龄的增加，伴有肠上皮化生的幽门腺黏膜区逐渐扩大，不伴肠上皮化生的胃体腺黏膜区逐渐缩小。

肠上皮化生的好发部位主要在胃窦部，并逐渐向移行带及体部小弯扩大，病变的程度也往往不同。轻度肠上皮化生是指在原有幽门腺小凹部仅见单个杯状细胞显现，特别是在胃小沟部。重度肠上皮化生则表现为肠上皮化生腺管成群出现，甚至代替了一大片胃黏膜原有的腺管。在组织病理学上，常将肠上皮化生按其所占胃黏膜腺管的多少分为轻度、中度及重度。轻度系指在胃小区内仅偶见肠上皮化生腺管，中度指约有一半的腺管发生了肠上皮化生，而重度指大部分腺管已经发生肠上皮化生，残存的原有胃腺仅占少数。

在胃黏膜内，肠上皮化生腺管往往起始于黏膜浅层，最早见于胃小沟或胃小区腺管的浅部。在腺管发生肠上皮化生的同时，也常向周围呈不规则分支样生长，且肠上皮化生腺管迂曲不规整。肠上皮化生之所以起始于黏膜浅部，并发生于黏膜上皮更新或上皮缺损再生的过程，是因为腺颈部干细胞新生增生，使上皮细胞分化成肠型上皮，并且发生肠上皮化生腺管的生长点位于腺管的生长先端，因此在该处常常可见不成熟的肠上皮化生腺管和上皮。肠上皮化生严重时黏膜全层均由肠上皮化生腺管所代替，这意味着原有的幽门腺全层萎缩甚至消失，这种情况多见于 AG。

肠上皮化生时主要为吸收细胞，该细胞呈高柱状，胞质呈粉红或嗜多色性，核呈长圆形或短杆状，位于细胞的基底侧，细胞游离面为密集绒毛构成的刷状缘，其主要功能是吸收作用，不分泌黏液物质。在吸收细胞之间散在分布着杯状细胞，这种细胞是小肠及大肠所特有的，由于细胞顶端胞质内充满大量黏液，因此胞质清、淡染，核位于细胞基底，分泌的黏液物质主要是酸性 MUC。在肠上皮化生腺管的隐窝部常常可见帕内特细胞，呈矮柱状，胞质内含有较多嗜伊红性具有折光性的颗粒，核位于细胞的基底，但也偶见细胞分泌极颠倒的现象，尚不了解其意义，一般形态学上的表现为内分泌细胞的特点。

（五）肠上皮化生的大体形态

肠上皮化生的大体形态根据肠上皮化生的范围及程度而表现不同。轻度肠上皮化生可使胃黏膜表面呈线毛状；重度肠上皮化生则在橘红色固有胃黏膜上形成一些苍白色隆起性病变，呈扁平的颗粒状，小的如粟粒，大的直径可达 0.5cm 及以上，或密集成群，或散在分布。颗粒的形成不单是有肠上皮化生，而且肠上皮化生的腺管还呈现增生现象。根据这种形态特点，在胃镜检查时即可做出诊断。由于肠上皮化生的上皮细胞所分泌的黏液性质不同，可以在胃镜下利用撒播染色法将肠上皮化生的病变进一步显示出来，常用的染料有亚甲兰及甲苯胺蓝等。一般将固有胃黏膜染成蓝色，而肠上皮化生处则呈蓝紫色。另外，根据肠上皮化生含有果糖酶（正常固有胃黏膜不存在），可以利用此酶水解果糖并使糖尿试纸呈绿色甚至蓝紫色，无肠上皮化生区的试纸仍为橙黄色。此法应用于手术切除新鲜标本时的检查，也可以利用碱性磷酸酶及氨基肽酶反应在大体标本上判断肠上皮化生的分布。

（六）肠上皮化生的模型

成熟的肠上皮化生模型将加速胃部疾病的研究进度，人类胃器官模型或许能帮助解答"肠上皮化生是否参与 GC 形成"这一问题。研究发现，在胃上皮干细胞的三维生长发育中调控 EGF、无翅型 MMTV 整合位点家族（wingless type MMTV integration site family，WNT）、骨形成蛋白（bone morphogenetic protein，BMP）、视黄酸和 EGF 信号通路将能产生人胃类器官，其经历了几乎与小鼠胃分子和形态发生进展相同的发育阶段，形成了原始的胃腺结构域有机体，包括增殖区含有 Lgr5+ 干细胞、胃窦黏膜和多种胃内分泌细胞。同时，也有学者研究应用基因敲除小鼠制作肠上皮化生模型。研究显示，Atp4a$^{-/-}$ 小鼠是目前较理想且稳定的 AG 小鼠模型，该小鼠模型通过敲除 Atp4a 基因（H$^+$-K$^+$-ATP 酶缺失），导致壁细胞缺乏分泌微管和管状囊泡，胃黏膜壁细胞减少、功能障碍，第 10 周出现胃黏膜腺体萎缩、肠上皮化生、上皮增生病变，可较好地模拟胃黏膜慢性萎缩性胃炎的病变。此外，还有学者对肠上皮化生的细胞模型做了探索，研究使用鹅脱氧胆酸（chenodeoxycholic acid，CDCA）在不同时间点以及不同浓度作用于胃黏膜上皮细胞（GES-1），qRT-PCR 结果显示 CDCA 诱导的肠上皮化生模型中 Kruppel 样因子 4（kruppel like factor 4，KLF4）、绒毛蛋白（villin）、MUC2 蛋白的表达水平明显升高。同时进一步检测了此模型中 CDX2 的表达情况，发现 CDX2 mRNA 和蛋白表达水平都明显增加，提示 CDCA 诱导的细胞模型可以作为模拟胃黏膜肠上皮化生的模型。

（七）肠上皮化生与异型增生的关系

异型增生分为两型，一型是胃黏膜固有上皮的异型增生，另一型是肠上皮化生黏膜的异型增生。由异型增生发生的 GC，前者为弥漫型 GC，后者为肠型 GC。不完全型肠上皮化生的细胞常呈现异型增生的表现。有的异型增生灶与不完全型肠上皮化生非常相似，两者甚难鉴别。从异型增生的肠型特点看，有理由认为肠型异型增生即是具有高度增殖活性、分化不良的肠上皮化生。学者们在分析不同类型肠上皮化生的细胞形态和组织结构时发现，Ⅲ型肠上皮化生的特点是既有肠上皮化生上皮的基本特点，又有细胞分化异常和结构紊乱。Ⅲ型肠上皮化生中无成熟的吸收细胞及帕内特细胞，柱状细胞有较明显的异型性，表现为呈高柱状或矮柱状，核排列不整齐，常见假复层结构，细胞排列不规则，小凹较长，腺体有出芽、分枝和扭曲等表现。黏液组化染色显示，不但杯状细胞显示硫酸黏液，柱状细胞亦见有大量的硫酸黏液。通常人们认为，Ⅲ型肠上皮化生可能是肠型 GC 的癌前病变。有人在慢性胃炎与 GC 关系的研究中亦发现，在 AG 的基础上，初始出现灶性肠上皮化生，以后腺体逐渐有异型增生，且肠上皮化生的程度与异型增生的发生频率相平行。还有人在胃黏膜癌前期病变形态的定量研究中，观察到了胃黏膜从单纯肠上皮化生→肠型异型增生→肠型 GC 演变过程中结构异型度的递增变化，以上这些研究均支持肠上皮化生与异型增生之间有着密切的联系。

二、肠上皮化生与幽门螺杆菌感染

我国不同地区肠上皮化生的发生率与 H.pylori 的感染率有所差异。肠上皮化生的发生率各地报道亦不一致，其与 H.pylori 的关系尚有争议。

引起肠上皮化生的原因众多。Jiang 等对我国东南地区 28 745 例接受上消化道内镜检查和内镜活检患者肠上皮化生危险因素的分析显示，年龄、性别、GU、胆汁反流、H.pylori 感染、慢性和急性炎症的严重程度均为肠上皮化生的危险因素。Ohkuma 等的研究显示，无论是否存在 H.pylori 感染，肠上皮化生的患病率随年龄增长而显著增加。这些结果均提示肠上皮化生是由衰老和 H.pylori 感染共同引起的。有研究显示，男性和有 GC 一级家族史患者患肠上皮化生的风险增加；未感染 H.pylori 的女性患者患肠上皮化生的风险降低。这与男性的饮食习惯、吸烟、饮酒、H.pylori 感染率高有直接关系。近 20 年来的研究表明，H.pylori 感染是肠上皮化生的主要病因。Fontham 等研究显示，H.pylori 感染者发生肠上皮化生的危险是非 H.pylori 感染者的 4.7 倍。H.pylori 是一种微需氧革兰氏阴性杆菌，通过定植在胃黏膜起致病作用。有研究认为，肠上皮化生的发生与 H.pylori 感染呈正相关。目前研究表明，H.pylori 作用于宿主细胞的毒力因子主要为菌体蛋白类毒力因子与外泌因子。其中与肠上皮化生相关的菌体蛋白类毒力因子主要包括 LPS、Urease、SabA、BabA 等，上述因子能激活宿主细胞内的凋亡信号与炎症反应，导致正常胃黏膜细胞的凋亡与炎症反应，使胃黏膜长期存在损伤与慢性炎症。而与肠上皮化生相关的 H.pylori 分泌型毒力因子主要包括 CagA、硫氧还蛋白、VacA 等，其中 CagA 成为近年来国内研究的热点。研究表明，CagA 能激活宿主细胞内的酪氨酸激酶，引起细胞的炎症。而硫氧还蛋白则是菌体内一种具有还原作用的氧化还原蛋白，可抑制宿主细胞产生氮氧化物，保护 H.pylori 菌体免受来自宿主细胞的应激损伤，为菌体的长期存在提供条件。研究还发现，肠上皮化生患者组织

中提取的 *H.pylori* 菌株的硫氧还蛋白在表达上明显高于胃良性病变患者，由此推断出硫氧还蛋白与 *H.pylori* 的毒力联系密切。综合众多研究及调查，目前人们认为 *H.pylori* 感染是肠上皮化生的独立危险因素之一，长期持续存在的 *H.pylori* 感染可使肠上皮化生的发生风险最高增加 9 倍，感染 *cagA* 阳性 *H.pylori* 菌株的群体发生肠上皮化生的比例显著高于感染 *cagA* 阴性菌株的群体。但是有一些学者认为，*H.pylori* 感染与肠上皮化生的关系并不确定。Hullt 等对 77 例 *H.pylori* 感染患者进行根除治疗，随访 1 年，未发现胃窦和胃体 AG 及肠上皮化生有所改变；在 7 年的随访过程中也未能发现根除 *H.pylori* 能减轻慢性萎缩性胃炎的严重程度。还有几项研究更认为，根除 *H.pylori* 不仅不能逆转萎缩和肠上皮化生，相反，部分患者的病情有加重的趋势。当然，根除 *H.pylori* 能够逆转肠上皮化生的报告也不在少数。所以，目前对于根除 *H.pylori* 能否逆转肠上皮化生或减轻其严重程度意见不一。

　　H.pylori 感染导致肠上皮化生的机制主要有以下几方面，① *H.pylori* 毒力因子：*H.pylori* 具有多种毒力因子，包括菌毛、鞭毛、尿素酶、黏液酶、脂酶、PLA、溶血素、LPS、CagA 及 VacA 等，其中 CagA 和 VacA 是主要的毒力因子，可能是肠上皮化生发生的始动因素。许多流行病学调查和动物模型研究均显示，CagA 及 VacA 能干扰胃黏膜上皮细胞中生长因子的调节机制，抑制细胞的修复，影响上皮的愈合，导致出现胃黏膜萎缩、肠上皮化生和异型增生，最终导致 GC 的发生。②基因突变：Leung 等的研究显示，与低风险基因型个体相比较，宿主炎性细胞因子和 *H.pylori* 基因型 *vacAm1* 的存在进一步增加了肠上皮化生的风险。有研究显示，*H.pylori* 感染肠上皮化生患者的胰岛素样生长因子-1 受体的表达明显高于慢性胃炎患者，胰岛素样生长因子-1 的持续过表达是使胃黏膜向肠上皮化生转变的诱导因素。还有研究显示，*H.pylori* 是诱导 CDX2 异位表达的重要诱因，慢性胃炎患者胃黏膜中 CDX2 的表达与肠上皮化生密切相关。还有研究发现，*H.pylori* 可以直接激活 GC 细胞的细胞外信号调节激酶通路，使细胞外信号调节激酶-1 和血清反应因子活化，分别诱导细胞外信号调节激酶-1 和血清反应因子与肠上皮细胞特异性标记物绒毛蛋白（villin）近端启动子的激活和协同结合，从而促进肠上皮化生的发生。③对细胞周期的作用：波拉特（Polat）等的研究显示，*H.pylori* 感染者的 Ki-67、P53、P21 和细胞周期蛋白 D1 等细胞周期调节因子过表达，这些因子的表达在胃黏膜萎缩和肠上皮化生患者中的升高更为明显，提示 *H.pylori* 感染可以促进细胞周期的进展从而导致肠上皮化生的发生。④细胞因子：*H.pylori* 感染后刺激机体产生 IL-8、IL-6、IL-1β、TNF-α 等细胞因子，参与了肠上皮化生及 GC 的发生。⑤端粒酶活化：相关研究显示，*H.pylori* 感染能使大量 ROS 和活性氮释放，促使胃黏膜上皮细胞端粒酶的异常活化，从而在肠上皮化生过程中启动"干细胞"的增殖。⑥激活 COX-2/PGE$_2$ 信号通路：Zhang 等对我国 GC 高发区山东临朐县具有癌前病变病理组织学诊断患者的研究显示，*H.pylori* 诱导的 COX-2/PGE$_2$ 通路在 GC 癌前病变的进展中起重要作用。大泽（Osawa）等的研究显示，肠上皮化生程度与抗 *H.pylori* 滴度呈负相关，抗 *H.pylori* 滴度在无肠上皮化生组为 75%，中度肠上皮化生组为 43%，广泛肠上皮化生组为 37%。虽然人们认为 *H.pylori* 感染是肠上皮化生发生的重要危险因素，但 *H.pylori* 却并不经常在肠上皮化生患者的胃黏膜中检测到。肠上皮化生区的环境改变，包括与正常胃黏膜相比分泌型 IgA 的增加和酸度的降低，可能是 *H.pylori* 在肠上皮化生黏膜中减少的原因。

三、肠上皮化生与胃癌

肠上皮化生是否为 GC 的癌前病变是研究肠上皮化生的中心课题。很早之前就有人注意到 AG（伴肠上皮化生）与 GC 的发生有关，并将 AG 视为癌前疾病之一。据临床观察，慢性萎缩性胃炎患者 10～25 年之后约有 10% 发生了 GC，而浅表性胃炎则为 1% 左右，且 GC 是先由浅表性胃炎发展到 AG 之后而恶变的。既往研究认为，肠上皮化生与 GC 的发生有着重要关联，其中大部分证据都源于动物实验，近年来也开始使用胃类器官进行研究。

越来越多的研究对肠上皮化生引起 GC 这一观点提出争议。*H.pylori* 感染和自身免疫性胃炎都可能发展为腺体萎缩并广泛假幽门腺化生和肠上皮化生。在自身免疫性胃炎中，不存在胃窦萎缩，除非合并 *H.pylori* 感染。此外，胃酸缺乏会获得含有肠道细菌在内的多样化胃微生物组群，这些胃微生物组群会产生致癌物，导致胃黏膜癌变。最近的一项研究表明，在 GC 发生的不同病理组织学阶段，包括健康对照者、胃炎、肠上皮化生和 GC 患者，*H.pylori* 感染与胃微生物群多样性的减少相关，而胃微生物群的多样性可以在 *H.pylori* 根除后恢复。但是 *H.pylori* 感染和自身免疫性胃炎在肿瘤发生风险方面却存在显著差异，*H.pylori* 感染主要引起腺癌发生，而自身免疫性胃炎则主要引起神经内分泌肿瘤发生。同时有研究证实，在自身免疫性胃炎中单纯的肠上皮化生或假幽门腺化生并没有增加胃腺癌的风险。然而，在 *H.pylori* 感染引起的慢性萎缩性胃炎中，肠上皮化生的程度和级别在 OLGA 的胃癌分期系统中是一种风险标记因子。

四、肠上皮化生的治疗

对于肠上皮化生，目前临床上采用保护胃黏膜、根除 *H.pylori*、促进胃动力、胃镜下治疗等西医治疗方法。肠上皮化生大多伴随慢性萎缩性胃炎，一般不支持再使用抑酸药，现代医学对根除 *H.pylori* 是否能真正逆转肠上皮化生存在较多争议。

（一）根除幽门螺杆菌

一些关于是否根除 *H.pylori* 对治疗肠上皮化生疗效的对比研究提示，根除 *H.pylori* 对减轻胃黏膜的炎症反应有着一定的作用，但对肠上皮化生的程度却未见明显好转，无法逆转其发展，甚至有人认为逆转肠上皮化生的发展过程可能存在不可逆的转点。而 Kong 等的 Meta 分析显示，根除 *H.pylori* 可显著改善胃窦部的肠上皮化生及胃体和胃窦部的慢性萎缩性胃炎，但对胃体部的肠上皮化生却没有改善。第四届全国幽门螺杆菌感染处理共识会议认为，目前现代医学要做到完全逆转肠上皮化生的确存在很大困难，但根除 *H.pylori* 可以减慢或停止萎缩的发展，并能使部分萎缩性胃黏膜得到逆转，且能预防 GC。对于这一结论，仍需要更多的研究来进一步证实。Mabe 等随访了北海道 4133 例患者发现，早期根除 *H.pylori* 的患者其 GC 的发生率低于未根除或根除失败的患者。目前，临床治疗肠上皮化生的药物以根除 *H.pylori* 为主要目的。陈雪峰等为了探讨治疗肠上皮化生的有效疗法，选取本院 72 例肠上皮化生患者进行分析，并对比阿莫西林与四环素治疗效果的差异性。结果显示，阿莫西林组与四环素组的 *H.pylori* 根除率以及不良反应的发生率均相当，提示铋剂、埃索美拉唑、呋喃唑酮联合阿莫西林或四环素治疗肠上皮化生合并 *H.pylori* 感染的疗效及安全性相当。值得注意的是，因为肠上皮化生的治疗周期较长，而长时间使用抗 *H.pylori* 药物进行治疗又极易出现腹胀、腹痛、食欲下降、味觉减退等不良反应，甚至会出现耐药菌株，因此应合理控制用药时间，在确保治疗效果的同时尽可能地降低耐药。

（二）抗氧化剂

2008 年第二十次全国脾胃病学术交流会上，李春雷提出在胃黏膜受损时，补充叶酸及维生素 B_{12} 可阻碍细胞突变，甚至能逆转肠上皮化生。叶酸为基因受损时修复的必需物质，在抑制细胞凋亡及基因突变中有着重要意义；而缺乏维生素 B_{12} 会加重胃黏膜萎缩。有研究报道，采用羔羊胃提取物维 B_{12} 胶囊治疗肠上皮化生的效果较好，组织病理学改善好转率较高，并可有效逆转肠上皮化生，值得临床推广，但其逆转机制尚无明确报道。目前研究表明，叶酸、维生素 B 族等作为抗氧化剂可逆转胃黏膜的不典型增生，其机制可能为参与维护 DNA 的甲基化状态，抑制癌基因的表达。故在治疗肠上皮化生时，适当补充叶酸、维生素 B 族等抗氧化剂有助于改善胃黏膜不典型增生的情况。

（三）内镜下干预治疗

为预防 GC 的发生，针对慢性萎缩性胃炎及 GIM 的患者，提倡每 3 年进行一次内镜监测。而针对有可能出现早期胃癌的中重度 GIM 患者，则主要有内镜黏膜切除术（endoscopic mucosal resection，EMR）、内镜黏膜下剥离术（endoscopic submucosal dissection，ESD）、内镜下高频电切治疗、内镜下氩气刀治疗、内镜下激光治疗、内镜下微波治疗等，可根据患者的不同情况进行选择，通过切除病变组织达到祛除病因、改善预后的目的。

综上所述，目前针对 GIM 的分型、流行病因素及发病机制以及防治手段的研究已经取得了一定的成果，但尚存很多问题有待进一步解决。随着多学科的发展，对该病病理转变的研究将会更加深入，进而提高临床对 GC 癌前病变的诊断及治疗水平，更好地预防 GC 的发生。

（薄　威）

第五节　幽门螺杆菌与异型增生

异型增生又称为不典型增生，是一种重要的癌前病变，与胃癌相关的其他癌前疾病（病变），如 AG、GU、肠上皮化生等，多需要经历异型增生才发展为 GC。胃黏膜异型增生的概念是由德国病理学家格伦德曼（Grundmann）于 1975 年首先提出，并被不同组织制订的诊断标准所采纳，目前 WHO 定义异型增生为具有恶性潜能的非浸润性肿瘤性上皮内病变。因此，在探讨 *H.pylori* 与 GC 的关系前，先介绍一下异型增生的分级和病理特点。

一、异型增生的分级

异型增生的分级比较复杂，国内学者依据形态特点将其分为轻、中、重三级，国际上采用 Padova 分级系统、Vienna 分级系统、WHO 分级系统、日本分级系统和欧美国家分级系统。各分级叙述如下。

（一）国内分级

1978 年全国将异型增生分为轻、中、重三级。

1. 轻度异型增生　属于良性范畴，黏膜结构和上皮细胞的异型性轻微，再生型异型增生多属于此型。主要病理特点为腺管结构呈轻度不规则、迂曲，排列紊乱且疏密不均。细胞核轻度增大、深染、呈圆形或卵圆形或杆状，位于基底部，排列尚整齐。分为胃型和肠型，胃型轻度异型增生上皮细胞呈高柱状，细胞质内残留黏液分泌物，甚至保持正常状态；肠型轻度异型增生，杯状细胞减少，少见帕内特细胞。

2. 中度异型增生　细胞的异型性较明显，腺瘤型不典型增生多属于此型。主要病理特点为腺管结构不规则，形状不整齐，大小不等，腺管迂曲，常表现为与周围界限清楚，深部常见囊状扩张的腺管，或为异型增生的腺管，或为残留的原有胃腺管。上皮细胞呈柱状，杯状细胞很少或仅见痕迹，帕内特细胞少见。细胞核多为长圆形或杆状，细胞核大，核密集，浓染，基本位于细胞的基底部，但排列稍显紊乱。

3. 重度异型增生　腺管和细胞结构异型性明显，判断良、恶性较困难者多属于此型。主要病理特点为腺管结构明显紊乱，腺管的大小和形状不等，可见"背靠背""共壁"现象，也可见"分支""出芽"现象。细胞呈柱状、立方形，明显增大，大小不一。细胞核大小不一、形状不一，核/浆比例增大，核浓染或呈网状，核仁明显，排列不整齐，多出现假复层排列。

（二）国际常用的分级系统

Padova 分级系统、Vienna 分级系统、WHO 分级系统、日本分级系统和欧美国家分级系统均将胃上皮异型增生/瘤变分为 5 级，具体如下：

1. Padova 分级

（1）1 级：无异型增生。

（2）2 级：未确定的异型增生。

（3）3 级：非浸润性异型增生/瘤变，又分为非浸润性低级别瘤变（低级别腺瘤/异型增生）和非浸润性高级别瘤变（高级别腺瘤/异型增生），后者又分为可疑为癌（未侵犯固有层）和非浸润性癌（原位癌）。

（4）4 级：疑似浸润性癌（伴固有层浸润）。

（5）5 级：浸润癌（黏膜内/黏膜下层癌）。

2. Vienna 分级

（1）1 级：无异型增生。

（2）2 级：未确定的异型增生。

（3）3 级：非浸润性低级别瘤变（低级别腺瘤/异型增生）。

（4）4 级：非浸润性高级别瘤变，其又分为高级别腺瘤/异型增生、非浸润性癌（原位癌）和可疑浸润癌。

（5）5 级：浸润癌，又分为黏膜内癌和黏膜下浸润癌。

修订后 Vienna 分级改为：

（1）1 级：无异型增生。

（2）2 级：未确定的异型增生。

（3）3 级：黏膜低级别瘤（低级别腺瘤/异型增生）。

（4）4 级：黏膜高级别瘤，其又分为高级别腺瘤/异型增生、非浸润性癌（原位癌）、可疑浸润癌和黏膜内癌 4 级。

（5）5 级：黏膜下浸润癌。

3. WHO 分级

（1）1 级：无上皮内瘤变/异型增生。

（2）2级：上皮内瘤变/异型增生的不确定性。

（3）3级：低级别上皮内瘤变/异型增生。

（4）4级：高级别上皮内瘤变/异型增生。

（5）5级：黏膜内浸润性肿瘤（黏膜内浸润性癌）/浸润性肿瘤。

4. 日本分级（Japanese Research Society for Gastric Cancer，JRSGC）

（1）1级：正常或良性病变。

（2）2级：良性伴有异型性。

（3）3级：交界性。

（4）4级：高度怀疑浸润癌。

（5）5级：明确的浸润癌。

5. 欧美国家分级

（1）1级：再生活跃的。

（2）2级：不确定的异型增生。

（3）3级：低级别腺瘤/异型增生。

（4）4级：高级别腺瘤/异型增生。

（5）5级：浸润癌。

在这些分级方法中，常用的是 Padova、Vienna 和 WHO 三个分级系统。Padova 分级系统中，低级别异型增生和高级别异型增生同归为第 3 级，即非浸润性异型增生/瘤变；在 Vienna 分级系统中，将高级别异型增生和原位癌、可疑浸润癌一同归入第 4 级；WHO 分级系统则将高级别异型增生单独归为第 4 级。由于高级别异型增生和原位癌、可疑浸润癌在病变性质、预后和处理方面都有一定的相似性，因此 Vienna 分级系统在国际上应用最为广泛。WHO 和 Vienna 分级十分相似，异型增生和上皮内瘤变可视为同义词，因此修订后的 Vienna 分级系统中的第 3 级和第 4 级分别对应于 WHO 分级中的低级别上皮内瘤变/异型增生（low-grade intraepithelial neoplasia/dysplasia，LGIN/LGD）和高级别上皮内瘤变/异型增生（high grade intraepithelial neoplasia/dysplasia，HGIN/HGD）。

WHO 第 4 版分级系统对 LGIN 和 HGIN 的形态结构进行了如下描述。LGIN 的黏膜结构和上皮细胞的异型程度较轻，可诊断为良性病变。镜下表现为腺管结构不规则，呈分支状，形状不整，迂曲，排列紊乱疏密不均，常呈一定的灶状，并且与周围组织有较清楚的界限。病灶深部常见囊状扩张的腺管，或为异型增生的腺管，或为残存的原有胃腺。弥漫型，上皮细胞呈高柱状，胞浆内可残存黏液分泌物，甚至保存着正常的状态；肠型，杯状细胞减少，核呈长圆形或杆状，体积增大，深染，核排列较密集，位于细胞基底部，但排列稍显紊乱，上皮细胞呈柱状，杯状细胞甚少或仅见痕迹，几乎不见帕内特细胞。

HGIN 的组织结构异型性和细胞形态异型性显著，结构严重紊乱，形状及大小不整，可见"背靠背""分支""出芽""共壁"现象。高级别异型增生的诊断需满足两个条件：一是组织结构和细胞形态具有高度异型性；二是无间质浸润的证据。重度异型增生与癌的鉴别十分困难。

二、异型增生的分型

异型增生的分型也较复杂，依据主要腺体形态和细胞形态的特点，第 4 版 WHO 的分型更强调分泌功能的不同，在第 5 版中又加入了免疫组化的指标进行分型。

（一）传统分型

异型增生主要分为以下 5 型：

1. 腺瘤型异型增生　多起源于肠上皮化生黏膜，发生于黏膜浅层，也可累及全层。病灶直径一般小于 2cm，呈扁平或半球形隆起，中心稍凹陷，有时呈分叶的息肉状，无蒂，与周围界限清楚。病灶由异型腺体组成，腺体密集排列，腺管的形状不一、大小不等，"共壁""背靠背"现象多见，深部常见腺体扩张。腺体上皮细胞为柱状上皮，分化较好的细胞游离缘可见纹状缘，类似肠上皮化生中的吸收细胞。杯状细胞和帕内特细胞少见，柱状细胞的核呈圆形或杆状，着色深，密集排列于细胞的基底部。异型增生较重者，核的异型性明显，大小形状不一，排列紊乱，可呈假复层结构，有时与高分化管状腺癌不易区分，此型异型增生约占 20%，癌变率高，平均约为 40%。

2. 隐窝型异型增生　多见，约占 40%。大体呈平坦、颗粒或结节性，多在肠上皮化生基础上发生，起始于肠上皮化生腺体底部的隐窝。肠上皮化生轻者，隐窝位于黏膜浅层；肠上皮化生重者，隐窝深至黏膜深层。隐窝处腺体增多，密集排列。腺体的大小和形状不规则，常出现分支及囊状扩张。上皮细胞呈柱状，分化较好者细胞的游离缘可见纹状缘，杯状细胞和帕内特细胞少见，上皮细胞的核呈圆形或杆状，深染，多位于基底膜。异型重者，腺管密集成团，核的异型性更明显，大小形状不一，排列不整齐，或形成假复层结构，核分裂常见，病灶的边界不清楚，与周围腺体呈移行。

3. 再生型异型增生　约占 30%，多见于糜烂及溃疡等损伤的边缘，上皮再生过程中出现的异型增生属于此种类型。多发生于黏膜浅层，常呈凹陷型，异型增生的程度多为轻度至中度，再生的腺管常有分支，形状不规则，疏密不等。根据形态特点进一步分为肠型和胃型上皮。胃型上皮细胞呈柱状或立方形，分泌中性黏液。如果上皮有纹状缘，且见分泌硫酸黏液的柱状细胞，则为肠型。不见杯状细胞及帕内特细胞，细胞核呈圆形或卵圆形，深染，位于细胞基底，具有异型性的细胞细胞核大小形状不一，排列不整齐，可形成假复层结构。

4. 球样异型增生　较少见，是印戒细胞癌的癌前病变，多位于印戒细胞癌旁或癌灶内，与癌细胞有移行。此型异型增生多来自腺颈部的增殖中心或肠上皮化生腺管隐窝部的增殖带，增生的细胞多呈球形或卵圆形，胞浆内充满黏液，核小，深染，常位于细胞一侧，被挤压呈扁圆形或月牙形。根据分泌的黏液不同，又分为 I 型和 II 型。分泌中性黏液的为 I 型，由腺颈部增殖中心发生；分泌唾液酸黏液及硫酸黏液的为 II 型，由肠上皮化生腺体隐窝发生，常伴有 AG 和肠上皮化生。

5. 囊性异型增生　多发生于早期胃癌的癌旁黏膜，单个散在或数个成群。主要特点是：腺体呈不同程度扩张，囊内壁由肠上皮化生上皮或非肠化生上皮构成，囊内可见脱落的上皮细胞，上皮细胞呈柱状或立方状，可分泌中性黏液或硫酸黏液。细胞核呈圆形或扁圆形，位于基底部，异型性不等，Lewis 和 CEA 免疫组化染色阳性，与癌细胞特性相似。

（二）WHO 分型

根据组织形态学及功能特点，异型增生可分为 4 种情况：① I 型，即肠型（intestinal phenotype），也称为腺瘤型（adenomatous phenotype）。② II 型，即胃型（gastric phenotype），也称为小凹型（foveolar phenotype）或幽门型（pyloric phenotype）。此两种类型异型增生分泌

的黏液有明显不同，肠型主要分泌 MUC2、CD10 和 CDX2，胃型主要分泌 MUC5AC 和（或）MUC6，可以通过黏液检测区分两者。③第 3 种情况是难以区分的混合型（hybirphenotype），兼有 I 型和 II 型的特点。④第 4 种是不能区分型（null phenotype）。学者们对异型增生的免疫表型和生物学特性进行研究发现，胃型异型增生在生物学上具有更强的侵袭性，可能代表了胃黏膜癌变过程中起源于胃固有黏膜的癌前病变，可进一步发展为 GC。

WHO 第 5 版进一步描述了隐窝型异型增生多沿着胃小凹（表面）黏液细胞呈线性生长，细胞呈现瘤样分化，通常呈管状绒毛上皮和（或）锯齿状腺结构，多为立方形矮柱状细胞，类似于胃小凹细胞。细胞核从圆形到椭圆形，并有明显的核仁。由于顶端中性黏蛋白的存在，这些细胞呈现出淡嗜酸性。低级别瘤变通常细胞核位于基底，核小，呈圆形/椭圆形或少量细长形，核分层现象不常见。而重度异型增生则表现为结构复杂，细胞核增大，核仁突出。

胃隐窝型异型增生的报道频率低于肠型异型增生，其中一个原因可能是因为胃隐窝型异型增生很容易被误认为是增生性息肉，因为在这些病例中通常细胞核的异型性较小。关于隐窝型异型增生的诊断，即使都是胃肠道病理学家，也较难区分低级别隐窝型异型增生、传统异型增生和再生小凹上皮。

三、幽门螺杆菌感染与异型增生

H.pylori 感染经历了胃炎、肠上皮化生、异型增生到 GC 的全过程。虽然异型增生是 GC 发展过程中的必经之路，但单独研究 *H.pylori* 感染与异型增生关系的文献却相对较少。

1. 异型增生与胃癌的关系　因缺乏设计精准、长期、以活检组织为研究对象的随访性研究，异型增生与 GC 的关系仍不确定。据报道，异型增生在西方国家的检出率为 0.5%～3.75%，而在哥伦比亚和中国等胃腺癌高发地区的检出率却为 9%～20%。异型增生主要发生于男性，发病年龄较 GC 患者提前约 10 年（胃异型增生 61.35 岁，GC 70 岁）。胃异型增生可见于胃的任何部位，但最常见的部位为胃窦部。大多数胃异型增生是在内镜筛查中偶然发现的。LGD 和 HGD 都具有发展为癌的潜力，因此在诊断这些病变时预测恶性转化的风险是非常重要的。恶变风险随着异型增生级别的增加而增加。大量研究显示，HGD 具有可进展为癌或与癌同时出现的高风险。据报道，HGD 的恶变率为 60%～85%，恶变的中位数时间是 4～48 个月。最近韩国一项队列研究表明，超过 25% 的 HGD 患者在最初诊断后 1 年内被诊断为 GC，进一步证实了 HGD 恶变的高风险。

与 HGD 相比，LGD 发展为癌的风险要低一些。据报道，38%～75% 的 LGD 可逆转，在 19%～50% 的病例中 LGD 可持续存在，0%～23% 的 LGD 在平均 10～48 个月内表现出恶性变化。新近的研究进一步证实，LGD 的恶变率为 3%～9%。

另外，人们认为异型增生恶性转化的可能性随病变范围的增大而增加。直径≥2cm 的腺瘤被认为是潜在的恶性肿瘤。一些研究已证实，病变直径≥2cm 是 LGD 病变组织学升级的独立预测因子。若病变直径<2cm，LGD 也可以发展为 HGD 或 GC。一项研究表明，直径<1cm 的病变中有 20% 的 LGD，以及直径为 1～1.9cm 的病变中约有 35% 的 LGD 发展为 HGD 或癌。此外，研究还表明活剪钳钳取标本直径≥1cm 的 LGD 是 HGD 或癌的独立危险因素。

2. 幽门螺杆菌感染与异型增生　哥伦比亚关于 *H.pylori* 亚型与异型增生关系的一项

病例对照研究显示，年龄 50 岁以上（OR=23.76，95%CI=8.40～67.17，$P<0.001$）和 *vacA s1m1* 基因型（OR=6.18，95%CI=1.25～30.51，$P=0.025$）与发生异型增生和胃癌的高风险相关。*cagA* 阳性的基因型与异型增生的关系是 OR=1.02、95%CI=0.39～2.62、$P=0.965$，认为 *H.pylori vacA* 基因型是胃癌发生发展的标志物。

来自印度的一项研究采用 PCR 技术检测 *H.pylori* Urease 基因（*ure C*）和 *cagA* 阳性在胃癌癌前病变中的分布，结果显示 *H.pylori ure C* 与肠上皮化生（75%）和异型增生（100%）密切相关，而在胃癌中的检出率降低（53%）；*cagA* 阳性菌株的检出率在肠上皮化生为 72.2%、异型增生为 75%、GC 为 26%，认为 *cagA* 阳性的 *H.pylori* 感染是异型增生发生的重要因素。

3. 根除幽门螺杆菌感染对异型增生的影响　胃黏膜的 LGIN 进展较为缓慢，发生癌变的可能性较低，有文献报道 LGIN 进展为癌的平均时间为 2.6 年。轻度 LGIN 的癌变率为 0.45%～8.18%，中度 LGIN 的癌变率为 14.3%～15.6%。随着异型增生程度的增加，其癌变程度也相应增加。对于伴有明显炎症、糜烂、溃疡、*H.pylori* 感染的病灶，通过内科治疗方法（如根除 *H.pylori*、胃黏膜保护、生活习惯调整等），可以促进 LGIN 出现逆转或消失。国内外随访资料显示，LGIN 的消退率为 38%～40%，持续存在率为 19%～28%，0～15%进展为 HGIN；HGIN 患者 5% 可消退，约 14% 持续存在，而有 81%～85% 的患者可进展为浸润性癌。国内一项关于 260 例 LGIN 患者的随访研究显示，轻、中度 LGIN 的消退率分别为 88.8% 和 68.4%，轻、中度 LGIN 的癌变率分别为 0.4%、10.5%，说明内科治疗在很大程度上可以实现 LGIN 的逆转，但仍有部分患者维持 LGIN，甚至进展为 HGIN，对于这部分患者应当密切随访或行镜下治疗。

关于根除 *H.pylori* 对内镜下胃异型增生切除后病变发展影响的研究也是有限的。Correa 等证实，根除 *H.pylori* 和补充膳食可使包括异型增生在内的癌前病变的消退率增加。然而，该研究存在一定的局限性，如患者数量少，异型增生诊断存在争议（即根据国际标准，大多数不确定为异型增生者都被归为"异型增生"）等。另一项长期随访（>12 个月）的研究显示，根除 *H.pylori* 显著改变了晚期癌前病变（异型增生）的发展。与 *H.pylori* 阳性的低级别非侵袭性肿瘤患者相比，*H.pylori* 根除的低级别非侵袭性肿瘤患者发展为高级别非侵袭性肿瘤或浸润性胃癌的风险显著降低。但是到目前为止，仍有大量的证据表明根除 *H.pylori* 对异型增生没有影响。

另外一些研究显示，根除 *H.pylori* 可以防止胃镜下切除异型增生后异时性病变的发展。在一项对 1872 例接受内镜切除胃异型增生患者的回顾性研究中，*H.pylori* 根除组的异时性病变累积发生率明显低于 *H.pylori* 持续组（未根除或失败组）。另一项回顾性研究分析了 1007 例接受内镜切除的早期胃癌（EGC）患者，发现根除 *H.pylori* 减少了胃肿瘤的异时性复发。此外，在一项包括 480 例 LGD 患者的分析中，这一结果仍然很明显。另一项回顾性研究评估了 129 例接受内镜下胃切除术 *H.pylori* 阳性伴异型增生的患者，发现 *H.pylori* 根除是降低术后胃异型增生发生率的独立危险因素。因此，根除 *H.pylori* 可能有助于预防胃异型增生患者内镜切除后的异时性病变。

目前，欧洲指南建议在内镜或手术治疗后既往有异型增生的患者应根除 *H.pylori*。美国消化内镜学会（American Society for Gastrointestinal Endoscopy，ASGE）除建议对异型增生的患者应根除 *H.pylori* 外，还提出对周围非息肉样胃黏膜应进行全胃取样，以评估是否存在多发性异型增生、*H.pylori* 感染以及伴 IM 性 AG 的情况。

四、幽门螺杆菌相关性异型增生的发病机制

在 *H.pylori* 感染后，许多与胃癌相关的癌基因、抑癌基因及细胞凋亡相关基因也发生了显著变化，特别是在癌前病变阶段。

1. 癌基因与抑癌基因 目前研究表明，与 *H.pylori* 感染相关的癌基因有 *c-erbB-2*、*ras*、*c-myc*、*c-met* 等，这些癌基因在异型增生的上皮中均有阳性表达，提示 *H.pylori* 感染可引起胃黏膜细胞癌基因 *c-erbB-2*、*ras*、*c-myc*、*c-met* 的活化或突变，使细胞增殖加快，促进胃癌的发生和发展。另外，最著名的抑癌基因 *p53* 编码的蛋白 P53 也异常表达于 *H.pylori* 阳性的异型增生组。我们的研究显示，异型增生阶段 *H.pylori* 阳性组的增殖指数高于对应的阴性组，P53 蛋白表达阳性率显著低于 *H.pylori* 阴性组，提示 *H.pylori* 抑制 P53 的表达，促进胃黏膜上皮细胞异常增殖。我们从胃癌高发区的咸猪肉中提取 *H.pylori* 菌株 X23 喂食蒙古沙土鼠，与来自胃黏膜的 *H.pylori* 菌株进行比较，发现 X23 菌株更易定植于蒙古沙土鼠的胃黏膜，在 52 周时出现重度 AG 和异型增生，且 PCNA 和 cyclinD 的表达水平均显著高于胃黏膜源的 *H.pylori* 组，而 P21 表达水平明显降低，认为咸猪肉源的 *H.pylori* 可通过上调 cyclinD 和下调 P21 以促进胃黏膜增殖。

2. 凋亡相关基因 Fas 和 FasL 在诱导细胞凋亡中的作用显著。Fas 与 FasL 相结合可触发凋亡信号的传递，导致细胞凋亡。若 Fas 和 FasL 同步高表达可促进黏膜细胞损伤或癌细胞凋亡，有利于抑制肿瘤的形成和发展。有研究显示，在慢性萎缩性胃炎的癌前病变中，随着肠上皮化生和（或）异型增生进展至中、重度，微环境的改变使 *H.pylori* 在胃黏膜上皮定植减少，感染率降低，使 *H.pylori* 诱导的 Fas 表达相对减少，细胞凋亡受到抑制，特别是 DNA 受损细胞的凋亡减少，导致细胞 DNA 损伤持续发展，从而使异常细胞数日益增多，最终导致胃黏膜细胞恶性转化。凋亡抑制基因 *Survivin* 是凋亡蛋白抑制因子家族的重要成员之一，它通过抑制细胞凋亡的中心环节 caspase 蛋白酶的活性而阻断凋亡过程。有研究表明，从胃黏膜肠上皮化生开始，*Survivin* 的阳性表达率明显上调，到胃黏膜异型增生达到最高，胃黏膜癌变时 *Survivin* 的阳性表达率维持在高水平，提示在胃癌演变过程中由 *Survivin* 介导的胃黏膜细胞凋亡抑制作用逐渐增强。有研究进一步表明，异型增生组织中 *Survivin* mRNA 的表达与 *H.pylori* 感染之间呈明显正相关。*Bcl-2* 是另一个重要的凋亡抑制基因，其蛋白表达可抑制多种组织细胞的凋亡，从而延长细胞寿命。另有研究表明，*H.pylori* 感染可通过 *Bcl-2* 途径破坏胃黏膜上皮细胞增殖和凋亡之间的动态平衡，使胃黏膜上皮细胞增殖增加，最终可导致肿瘤的发生。我们利用 DNA 缺口末端标记技术对正常胃黏膜、*H.pylori* 阳性和 *H.pylori* 阴性的胃良性病变及胃癌等 130 例活检组织进行细胞凋亡状态的研究，结果显示 *H.pylori* 阳性的浅表性胃炎和 AG 的凋亡指数明显增加，而 *H.pylori* 阳性的异型增生和 GC 的凋亡指数降低，认为从浅表性胃炎到 GC 的形成过程中 *H.pylori* 可能在前期诱导细胞凋亡，而进入异型增生后呈现抑制细胞凋亡的倾向。

3. 微卫星不稳定性 微卫星状态包括微卫星稳定性（microsatellite stability，MSS）和微卫星不稳定性（microsatellite instability，MSI），MSI 是 DNA 复制后错配修复系统缺陷的人类癌症的分子表型，胃癌中 MSI 的发生率在 25%～50%，目前在异型增生阶段的研究较少。评估体细胞拷贝数变化（assessing somatic copy number alterations，SCNAs）在研究激活癌症相关基因方面发挥着重要作用，SCNAs 的生物学和表型缺陷可能会在癌症诊断和治疗

方面取得重大进展。有学者对 100 例上皮内瘤变进行了 SCNAs，发现在 IGIN 和 HGIN 组 SCNAs 是不同的，主要表现为 MSS 频率降低，而 MSI 频率增高，认为可以用 MSI 的早期变化来解释胃癌的发生机制。另有学者检测 100 例异型增生（IGIN 50 例，HGIN 50 例）的 *H.pylori* 感染、长散在核元件（long interspersed nucleotide element-1，LINE-1）和微卫星状态，结果显示 *H.pylori* 阳性组 MSI 的比例高于 *H.pylori* 阴性组，且 LINE-1 甲基化水平高于对应的 MSS 组，认为 *H.pylori* 感染诱导了组织细胞的变化和基因的改变，至少部分通过影响 DNA 错配修复系统的缺失导致了 MSI 表型，认为 *H.pylori* 感染与 MSI 共存可能是胃癌发生的驱动力。

（张　忠）

第六节　幽门螺杆菌与胃癌

自 20 世纪 80 年代以来，国内外学者就对 *H.pylori* 感染与 GC 的关系进行了大量而深入的研究，其中 *H.pylori* 感染与 GC 不同病理类型的关系、与 GC 流行病学的相关性，以及不同基因型 *H.pylori* 感染致 GC 的机制等问题一直受到学者们的广泛关注。为此，首先介绍一下 GC 的病理分型。

一、胃癌的病理分型

目前，在临床和科研中 GC 常用的病理分型主要包括博尔曼（Borrmann）分型、劳伦（Lauren）分型和 WHO 分型。2014 年学者们在癌症基因组图谱（the cancer genome atlas，TCGA）计划的基础上，提出了胃癌的分子病理分型。

（一）常用的病理分型

GC 除了根据其发生部位分为贲门区胃癌和非贲门区胃癌外，还根据癌组织浸润的深度分为 EGC 和进展期胃癌。

1. 早期胃癌（EGC）　是指癌细胞局限于黏膜下层，无论是否有淋巴结转移。

（1）早期胃癌的大体分型

1）隆起型（Ⅰ型）：癌肿呈息肉型外观，其隆起高度超过正常黏膜厚度的 2 倍以上（＞5mm）。

2）浅表型（Ⅱ型）：癌灶比较平坦，不形成明显的隆起或凹陷，进一步又分为Ⅱa 型（浅表隆起型）、Ⅱb 型（浅表平坦型）和Ⅱc 型（浅表凹陷型）。

3）凹陷型（Ⅲ型）：癌灶较周围黏膜明显凹陷。

（2）早期胃癌的组织学分型：一直沿用着 1990 年 WHO 分型，将 GC 主要分为乳头状腺癌、管状腺癌、黏液腺癌、鳞腺癌、鳞状细胞癌、小细胞癌和未分化癌。

2. 进展期胃癌　是指癌组织侵达肌层或更深者，不论是否有淋巴结转移，也称为中晚期胃癌。

（1）大体分型：临床上常用的是 Borrmann 分型，包含以下 4 型。

1）Borrmann Ⅰ型：癌组织主要向胃腔内隆起，呈息肉状，也称为息肉状或巨块型。

2）Borrmann Ⅱ型：癌组织形成明显的溃疡，溃疡直径常大于 2cm，溃疡底部不规则，凹凸不平，溃疡的边缘明显隆起，似火山口状，但浸润现象不明显，也称为局限溃疡型。

3）Borrmann Ⅲ型：具有明显的溃疡，但溃疡边缘呈坡状，向周围浸润，也称为浸润溃疡型。

4）Borrmann Ⅳ型：胃癌呈弥漫性浸润，可浸润至黏膜下层、肌层及浆膜，向胃腔内突出不明显，黏膜皱襞多消失或不整，胃壁广泛增厚变硬，胃腔变窄，称为"革囊胃"。

（2）组织学分型：2019 年 WHO 继续沿用第 4 版的组织分型，同时对管状腺癌、乳头状癌、低分化黏液癌采用两级分型法，即低级别癌（高分化和中分化）和高级别癌（低分化）。将印戒细胞癌纳入低分化黏液癌中，同时还有一些稀有型，包括鳞癌、未分化癌、胃母细胞瘤、微乳头状腺癌、癌肉瘤、壁细胞癌等。

3. Lauren 分型 1965 年，劳伦（Lauren）等根据胃癌的组织结构和组织学特性将其分为肠型和弥漫型，特点如下：

（1）肠型胃癌：形成明显的腺体结构，即高分化的乳头状腺癌或管状腺癌，癌细胞呈高柱状，排列整齐，极性清楚，有时还可以看到清楚的刷状缘，形态上很像大肠癌。

（2）弥漫型胃癌：癌细胞分化较差，呈弥漫性生长，缺乏细胞连接，一般不形成腺管，主要包含低分化腺癌和印戒细胞癌。

（二）分子病理分型

随着基因芯片和二代测序等分子生物学技术的发展，基于肿瘤组织染色体、基因组、转录组以及表观遗传学水平的改变，专家们对 GC 进行了分子病理分型，目前较完整的包括新加坡-杜克分型、TCGA 分型、ACRA 分型和麻省总医院分型，广为应用的是 TCGA 分型，具体如下：

1. EB 病毒感染型 EB（epstein barr virus，EB）病毒感染型占 GC 患者 8.8%，男性多见，主要发生于胃底和胃体；具有 *PIK3CA*（80%）、*ARID1A*（55%）和 *BCOR*（23%）高频率突变，*TP53* 突变罕见；DNA CpG 岛和 *CDKN2A* 启动子高甲基化（*p16* 失活）；常见 *PD-L1* 高表达和扩增。

2. 微卫星不稳定型 MSI 占 GC 患者 21.7%，初诊年龄高（中位数年龄 79 岁），多见于女性，好发于胃窦或幽门；因 *MLH1* 基因启动子超甲基化，导致 *MLH1* 错配修复蛋白沉默表达，是造成 MSI 的主要原因；常见 *PIK3CA*、*ERBB3*、*ERBB2* 和 *EGFR* 的高频率突变。

3. 基因组稳定型 基因组稳定型（genomically stable）约占胃癌患者 20%，初诊年龄偏低（中位数年龄 59 岁），多对应低分化黏液型胃癌；*CDH1*（26%）和 *RHOA*（15%）基因突变频率高；可见 *CLDN18-ARHGAP* 融合现象。

4. 染色体不稳定型 染色体不稳定型（chromosomal instability，CIN）约占 GC 患者的 50%，好发于胃食管交界处和贲门，对应 Lauren 肠型，该型 *TP53* 基因突变率高，常出现异倍染色体和 RTK-RAS 通路的激活。

二、幽门螺杆菌与胃癌的流行病学

H.pylori 感染是 GC 发生的一个重要环境因素，宿主不同基因的多态性是 GC 发生的内在因素。另外，吸烟、饮酒、高盐饮食等生活方式亦是 GC 发生的危险因素。*H.pylori* 感染与 GC 的相关性，在不同地区报道不尽相同。关于 *H.pylori* 感染与这些因素的交互作用，研究结果亦不尽相同。

1. 幽门螺杆菌与胃癌的相关性　国内外研究显示，GC 的发生与长期慢性 *H.pylori* 感染有关，特别是高发区和高发国家。GC 主要发生于亚洲东部，特别是日本、韩国和中国。2019 年，Ji 等通过失能调整生命年（disability-adjusted life-years，DALYs，即生命数量和生命质量以时间为单位的综合度量）和归因分析（population attributable fraction，PAF）量化了 *H.pylori* 感染导致的 GC，5 个亚洲国家平均 DALYs 是 415.6 万，PAF 是 38.03%。其中，DALYs 在中国为 298.9 万，在马来西亚为 1.9 万；PAF 在日本为 58.00%，在中国为 30.89%，马来西亚介于日本和中国之间，明显存在地域差异。2022 年一项关于亚洲东部 *H.pylori* 感染的研究显示，中国 *H.pylori* 感染的总血清阳性率为 44.2%，日本为 37.6%～43.2%，韩国为 51.0%，整体水平显著高于欧洲、美洲国家，并认为 *H.pylori* 可引起 PU 和 GC。在日本多项队列研究显示，*H.pylori* 感染与 GC 的发生风险 RR=1.8～15。韩国对 11 项病例进行对照研究分析，*H.pylori* 感染与 GC 的总体相关性 OR=1.81，最高 OR 值可达 2.88，认为两者密切相关。

我们就 *H.pylori* 感染与 GC 的关系也进行了深入研究，检索了 1991～2001 年关于 *H.pylori* 感染与 GC 关系的国内外文章共 36 篇（亚洲 18 篇、美洲 4 篇、欧洲 14 篇），其中 19 篇认为 *H.pylori* 感染与 GC 密切相关，17 篇认为 *H.pylori* 感染与 GC 无关，采用 Meta 分析的随机效应模型，OR=2.37，95%CI=2.14～2.61。国内的另一项研究于 2002～2004 年采用血清学检测方法对中国 19 个省市一般人群的 *H.pylori* 感染状况进行了调查，总感染率为 56.2%。在 GC 的高发区（如山东省临朐县，福建省长乐市等）和经济欠发达地区存在较高的 *H.pylori* 感染率（63.58%），显著高于 GC 低发区（41.34%），与我国 GC 地区死亡率的高低分布相一致。另外一项涵盖 24 个地区 5105 名体检人群的调查显示，*H.pylori* 感染率为 49.50%，且年龄 <20 岁人群的 *H.pylori* 感染率高达 37.10%。同样在 GC 的高发区，*H.pylori* 的感染年龄也提前，1～5 岁儿童的 *H.pylori* 感染率可达 43.90%。另有研究显示，*H.pylori* 通过口-口或粪-口途径在人群中传播，多发生于儿童时期，如果不治疗将持续存在于宿主体内，年龄 <10 岁人群的 *H.pylori* 感染率达 70%～90%，在发达国家为 25%～50%，60%GC 患者与 *H.pylori* 感染有关。从这些报道可以看出，*H.pylori* 感染的日趋年轻化是不容忽视的问题。

H.pylori 感染不但与 GC 相关，而且与不同类型 GC 的关系也不同。目前认为，EGC 的 *H.pylori* 感染率高于正常对照组和晚期胃癌；非贲门区胃癌与 *H.pylori* 感染密切相关，OR=3.60，95%CI=1.25～10.36，高于贲门区胃癌；弥漫型胃癌与 *H.pylori* 感染的相关性弱于肠型胃癌。Plummer 报道了 127 万癌症患者中 65 万为非贲门区胃癌，这些非贲门区胃癌与种族、民族的关系更为密切，同时也报道全球 66 万癌症患者与 *H.pylori* 感染相关。

非贲门区胃癌的发病率主要发生于非白人种族，与非西班牙裔白人相比，韩裔美国人发生非贲门区胃癌的风险最高可增加到 14 倍以上（95%CI=12.5～16.9）。最近一项来自美国 13 个地区人群构成比的分析也显示，在 6 个不同亚裔美国人群体中，韩裔美国人患非贲门区胃癌的风险最高 [48.6 人/(10 万人·年)]。另一个 GC 高风险的群体是美国印第安人和阿拉斯加原住民，几乎每个美国地区的这些原住民非贲门区胃癌的发病率均高于白人，约阿拉斯加非西班牙裔白人的 4 倍。同时一项系统回顾和标准化发病率比的荟萃分析发现，从 GC 发病率较高的地区迁移过来的移民也是美国 GC 风险升高的群体。

综上大量的研究表明，*H.pylori* 感染与 GC 密切相关，因此根除 *H.pylori* 成为降低 GC

发病率的有效方法。大量研究显示，近年来 GC 发病率的降低与 *H.pylori* 的根除治疗密切相关，*H.pylori* 根除治疗的疗效更进一步反映了其与 GC 的相关性。一项 Meta 分析显示，根除 *H.pylori* 可使散发 GC 的发病率降低 50%。另一项就 10 项亚洲和美国南部病例的对照研究进行的 Meta 分析显示，根除 *H.pylori* 可使 GC 的发病率降低 46%。

2. 幽门螺杆菌相关性胃癌与生活方式的交互性 大量流行病学研究显示，吸烟、饮酒和高盐饮食等是发生 GC 的危险因素，而水果和蔬菜的摄入却是人体发生 GC 的保护因素。在研究过程中，学者们也发现 *H.pylori* 感染与这些因素存在交互性，但结果却不完全一致。

（1）吸烟：多项研究表明，吸烟者患 *H.pylori* 相关性 GC 的风险显著增加。日本一项匹配病例对照研究发现，*H.pylori* 阳性吸烟组患非贲门性胃癌的风险增加。经调整后，该组发生非贲门性胃癌的风险是无吸烟史感染者的 3 倍，但交互作用不显著（$P=0.52$）。瑞典的一项病例对照研究也得出了同样的结论，与不吸烟的感染组相比，吸烟的感染者患 GC 的风险也显著增加，然而因病例数量有限，没有显著的交互项。同样，在夏威夷进行的另一项匹配病例对照研究也显示，*H.pylori* 血清阳性的吸烟者（但只有那些每年吸烟超过 38 包的吸烟者），患 GC 的风险大约是不吸烟血清阳性者的 3 倍，并存在显著的交互作用（$P=0.0004$）。科拉图佐（Collatuzzo）汇集分析了来自世界各地 7 项病例对照研究的数据，共包含 1377 个病例，2470 个对照组。发现有 *H.pylori* 感染的吸烟史可增加 GC 的发病风险（OR=1.87，95%CI=1.42～2.46），且存在交互作用，特别是目前还吸烟患者的发病风险高于既往吸烟和不吸烟组，并与非贲门性胃癌密切相关。在我国进行的 3 项病例对照研究也证实了与从不吸烟者相比，*H.pylori* 感染的吸烟者患非贲门性胃癌的风险明显增加，且当吸烟者感染 *cagA* 阳性菌株时，风险显著增加（OR=19.5，95%CI=10.3～42.2），吸烟与 *cagA* 阳性反应之间存在显著的交互作用，两者具有协同效应（$P=0.021$）。

吸烟不但可以引起患 *H.pylori* 相关性 GC 的风险显著增加，同时也影响了 *H.pylori* 的根除效率。Yu J 对 39 项队列研究进行了 Meta 分析，结果显示吸烟增加了 *H.pylori* 根除治疗的失败率（OR=1.70，95%CI=1.49～1.93）。失败的风险也随着吸烟剂量（>5 支/天）（OR=2.59，95%CI=1.28～5.24）和当前吸烟状况（在治疗期间继续吸烟）（OR=2.49，95%CI=1.52～4.06）的增加而增加，但使用沃诺拉赞（Vonoprazan，VPZ，又称 P-CAB，是一种 K^+ 竞争性酸阻滞剂，通过竞争性阻断 H^+-K^+-ATP 酶中 K^+ 的活性来抑制酸分泌）治疗的患者，*H.pylori* 的根除效果不受吸烟的影响。

（2）饮酒：是 GC 发生的重要危险因素之一。一项荟萃分析调查了 59 项关于中度和过量摄入酒精与 GC 关系的研究，分析显示任何饮酒量都可增加 GC 的发病风险（RR=1.07，95%CI=1.01～1.13），且饮酒量越高，风险越高（饮酒大于>50 克/天，RR=1.14，95%CI=1.01～1.24）。2021 年一项关于 GC 和生活方式的报道显示，*H.pylori* 感染与酒精摄入量可增加 GC 的发生风险（OR=1.38，95%CI=1.07～1.77，$P<0.02$）。但在夏威夷进行的饮酒与 *H.pylori* 相关性 GC 交互作用的研究显示，每周最多饮酒一次并不增加患 *H.pylori* 相关性 GC 的风险，与已戒酒的个体相比，只是风险略有增加，但并不显著（OR=1.3，95%CI=0.8～2.1）。同样在韩国的一项队列研究中，也没有发现饮酒并 *H.pylori* 感染的居民与 GC 发展之间存在关联。在调整了年龄、性别、体重指数、教育水平和吸烟状况后，与感染 *H.pylori* 的戒酒者相比，饮酒的年限、频率和平均剂量都与 GC 无关。

（3）高盐饮食：可直接损伤胃黏膜，同时增加了 *H.pylori* 在胃内的定植。日本的一项前瞻性研究结果显示，盐摄入量＞10克/天显著增加了 *H.pylori* 感染个体患胃癌的风险（年龄和性别调整后 HR=2.4，95%CI=1.3～4.6，*P*＜0.01）。另一项日本病例的对照研究显示，盐的摄入量越高，患非贲门性胃癌的风险就越高。经过对 GC 的家族史、日本农业合作社成员以及蔬菜或水果总摄入量等因素进行调整，风险最高的是在高盐饮食且 *H.pylori* 阳性组，与低盐饮食且 *H.pylori* 阴性组相比，OR=14.2，95%CI=3.9～52.3，但交互作用的趋势并不显著（*P*=0.56）。一项欧洲病例的对照研究表明，盐的摄入与 *H.pylori* 感染者的 GC 风险之间存在显著的交互作用（*P*=0.045），然而这种显著的交互作用是通过关于食物摄入频率的相关问卷得出的结论。当使用其他方法，如视觉类比量表来验证膳食总盐摄入量时，GC 的发病风险增加了，但交互项不显著（*P*＞0.05）。2021 年一篇报道显示，高盐摄入量可增加 GC 的发病风险，且与 *H.pylori* 感染存在交互作用（OR=2.62，95%CI=1.88～3.65，*P*＜0.04）。

　　流行病学研究显示，高盐饮食增加了 *H.pylori* 相关性 GC 的发病风险。同时动物实验进一步证实，仅高盐摄入对 4-硝基喹啉 1-氧化物（4-MNU）诱导的 GC 发生的影响较小，但 *H.pylori* 感染与高盐摄入具有协同作用，促进了 GC 的发展。在 *H.pylori* 感染的沙鼠中，高盐饮食与抗 *H.pylori* 的抗体滴度、血清促胃液素水平和炎症细胞浸润的升高相关，且呈剂量依赖性。高盐饮食上调了表面黏液细胞分泌黏蛋白的数量，适合 *H.pylori* 定植，但减少了腺体黏液细胞分泌黏蛋白的数量，通过抑制细菌细胞壁的合成来对抗 *H.pylori* 感染。随着盐浓度的增高，NaCl 合并 *H.pylori* 感染组发生胃腺癌的比例高于对应的正常组，且呈剂量依赖性增加。因此，减少盐的摄入量可能是减少人类 GC 的最重要的策略之一。

　　（4）肉类摄入：欧洲的一项巢式病例对照研究探讨了肉类的摄入量与 *H.pylori* 感染的相互作用及与 GC 发生风险之间的关系，结果显示总肉类的摄入量和加工肉类与 GC 显著相关，特别是与非贲门性胃腺癌的发展有关。与对照组相比，每日增加 100g 总肉类摄入量，受试者患非贲门性胃癌的风险会增加 5.3 倍（调整后 OR=5.3，95%CI=2.1～13.4）。与加工肉类相比，红肉或家禽不增加 *H.pylori* 相关性 GC 的风险。每天摄入 50g 加工肉类患 GC 的风险是对照组的 2 倍（调整后 OR=2.0，95%CI=1.1～3.8）。更具体地说，加工肉类可导致患非贲门性胃腺癌的风险增加（调整后 OR=2.7，95%CI=1.2～5.9）。夏威夷的另一项病例对照研究发现，*H.pylori* 感染者 GC 的发生与加工肉类也有类似的关联，与每天摄入低于 8.7g 的肉类相比，每天摄入 8.7～25.4g（或更多）的加工肉类会增加患 GC 的风险（OR=2.7，95%CI=1.4～5.2）。日本的一项病例对照研究显示，日本 *H.pylori* 阳性受试者与肉类摄入量低的非感染受试者相比，*H.pylori* 感染与 GC 发病风险的增加相关（OR=3.0，95%CI=1.1～8.8）。值得注意的是，在上述所有调查肉类消费对 *H.pylori* 相关性 GC 发展影响的研究中，交互作用并不显著（*P*＞0.05）。

　　（5）水果和蔬菜：一项关于欧洲营养与癌症关系的前瞻性调查研究显示，水果或蔬菜的总摄入量与 GC 及 *H.pylori* 感染无关，这项重要的研究包括了 521 457 名受试者，年龄在 35～70 岁。葡萄牙的一项病例对照研究表明，水果和蔬菜中位摄入量组中 *H.pylori* 感染者患 GC 的风险显著降低，然而交互作用并不显著（*P*=0.25）。在瑞典的一项病例对照研究中也发现了类似的结论，他们基于食物数据库的计算，研究了水果和蔬菜的总抗氧化潜力与 GC 发病风险的关系，结果显示摄入的总抗氧化潜能超过平均水平的 *H.pylori* 感染者患 GC 的风险较低，且有显著的交互作用趋势（*P*＜0.05）。夏威夷的一项病例对照研究显示，食用更多的蔬菜后患 *H.pylori* 相关性 GC 的风险显著降低，交互作用趋势显著（*P*=0.02）。在另一项病例对照研究中，*H.pylori* 感染的日本受试者高摄入水果和蔬菜组非贲门性 GC 的发病风险较低，然而可信区间很宽，交互作用不显著（总蔬菜摄入量和水果摄入量的 *P* 值分别为 0.60 和 0.32）。β-胡萝卜素、维生素 C 和维生素 E 显著降低了 *H.pylori* 感染者患非贲门性胃癌的风险，与之前的研究相比，交互作用的趋势显著（*P*=0.03）。韩国的一项病例对照研究显示，维生素 C 和维生素 E 之间存在显著的相互作用（*P*=0.015，*P*=0.028），此类维生素的高摄入量对 *H.pylori* 感染者具有保护作用，可降低 GC 的发病风险，而其他维生素及叶酸与 GC 的发病风险无关（OR=0.6，95%CI=0.1～2.78）。另一项病例对照研究根据维生素 C 的摄入量进行了分层分析，结果显示高摄入维生素 C 略微降低了 *H.pylori* 感染人群 GC 的发生风险，认为其可抑制 *H.pylori* 活性，对胃黏膜具有保护作用，但是 *cagA* 毒力菌株与维生素 C 对 GC 发病风险却无显著的交互作用（*P*=0.874）。有研究认为，维生素 A 摄入量较高组比摄入量较低组患 GC 的风险更高，但维生素 A 的摄入量与 *H.pylori* 感染在 GC 的诊断中并没有显著的交互作用（*P*=0.27）。在 Epplein 等的研究中，维生素 A 的摄入量与 *H.pylori* 感染的交互作用也不显著（*P*=0.56），但他们观察到在感染者中摄入较高的维生素 A 与 *H.pylori* 感染呈负相关。一项探讨黄酮类物质与 *H.pylori* 感染病例的对照研究显示，在 *H.pylori* 感染的个体中总类黄酮摄入量最高组患 GC 的风险下降，然而经过调整后，大多数类黄酮的趋势并不显著，仅在女性组差异有统计学意义（*P*<0.05）。

在葡萄牙的一项病例对照研究显示了一种饮食模式与 GC 的关系，这种饮食模式包括较少的食用乳制品、鱼、水果、沙拉、蔬菜和肉类，在调整了年龄、性别、教育程度和总能量摄入后，*H.pylori* 感染者患 GC 的风险增加（OR=1.8，95%CI=1.3～2.41），但交互作用的趋势并不显著（*P*=0.166）。

（6）其他：一项欧洲的队列研究调查了在工作时间和休闲时间不同类型及不同强度的体育活动与 *H.pylori* 相关性 GC 之间的关系，但没有发现任何类型的体育活动与 *H.pylori* 相关性 GC 之间的联系。另外，研究显示经济收入和受教育程度较高者，*H.pylori* 的感染率较低，发生 GC 的风险也降低，但仍无交互作用。

3. 幽门螺杆菌与宿主基因的多态性 *H.pylori* 感染除了与生活方式等环境因素相关外，还与宿主内在的遗传易感性相关。大量研究显示，许多基因的 SNP 与 GC 的发生风险密切相关。

（1）白细胞介素-1β（IL-1β）：可放大炎症效应并强烈抑制胃酸的分泌，其基因转录的起始端存在 *511/31/+3945C/T* 的多态性。奥马尔（El Omar）等首先报道了白种人 GC 患者一级亲属中 *IL-1β* 基因的 SNP 与低胃酸症及胃萎缩的发生相关，且发现携带 *IL-1β-31C* 或 *511T* 片段的个体只有在 *H.pylori* 感染的情况下才会出现胃酸分泌显著减少。随后较多的研究也证实，*H.pylori* 感染携带 *IL-1β-31C*、*511T* 等位基因型的个体 IL-1β 的表达量显著增高。Furuta 等在日本及 Zeng 等在中国的研究显示，*H.pylori* 感染携带 *IL-1β-511T* 等位基因型的个体患 GC 的风险显著增高。菲格雷多（Figueiredo）等研究发现，携带 *IL-1β-511T* 等位基因型的个体联合感染 *CagA*+、*vacAs1*、*vacAm1* 型 *H.pylori* 菌株时，GC 的发病风险明显增加。另有部分研究与上述结果相反，认为携带该基因 SNP 等位基因 *31TT* 和 *511CC* 型的个体患 GC 的风险增加。这些差异可能是研究分组、人群饮食差异等因素干扰造成的。

（2）白细胞介素-8（*IL-8*）：基因的启动子区常见 *-251A/T* 的多态性。较多研究显示携带该位点 *A* 等位基因的个体 IL-8 的表达水平及胃黏膜中性粒细胞的浸润评分更高，罹患 *H.pylori* 相关疾病（包括胃炎、胃萎缩及 GC）的发病风险显著增加，但在白种人的研究中并未发现其直接与 GC 的发病风险有关。Ye 等的研究显示，*H.pylori* 感染的 *IL-8-251A* 型个体经年龄和性别调整后，胃萎缩的风险 OR=1.40（0.86～2.34），而 GC 的发病风险 OR=2.06（1.16～3.68），提示该基因的多态性可能与癌变有关；有研究报道，*IL-8-251A/A* 基因型携带者 AG 的发病风险 OR=2.35（1.12～4.94），GC 的发病风险 OR=2.22（1.08～4.56），提示 GC 发病风险的增高源于胃萎缩的形成。

（3）白细胞介素-10（IL-10）：是多功能抗炎因子，其基因启动子区常见 *592C/A*、*819C/T*、*1082G/A* 的多态性，其中 592/819 完全连锁。目前，关于该基因 SNP 易感基因型与 *H.pylori* 相关性 GC 的发病风险结论不一。有研究发现，*H.pylori* 感染联合 *IL-10-1082A*、*819T/592A* 型或 *ATA* 单体型（1082/819592）的个体 IL-10 的表达水平降低，且非贲门区 GC 的发病风险增加。拉德（Rad）等还从 mRNA 水平证实 *ATA* 单体型个体胃黏膜表达的 IL-10 mRNA 的水平比 *GCC* 单体型者低。然而东亚人群（包括日本、中国）的研究中报道，*H.pylori* 感染联合 *IL-10-1082G/-819C/-592C* 型的个体 GC 的发病风险增高，且 *ATA/GCC* 杂合型比 *ATA/ATA* 杂合型 GC 的发病风险高。还有研究显示该基因多态性与 *H.pylori* 相关性 GC 的发病无明显相关。

（4）环氧化物酶-2（COX-2）：可诱导前列腺素生成增多，促进炎症反应。有研究报道，该基因启动子区 *-765G/A* 的多态性与胃炎的严重程度有关。中性粒细胞的髓过氧化物酶（myeloperoxidase，MPO）可直接参与炎症反应。研究发现，*MPO-463G/A* 多态性的变异可改变 MPO 的表达和活性，其中 *G/G* 为低表达型，*A/G* 和 *A/A* 为中度表达型。研究证实，MPO 基因型的分布与 *H.pylori* 的感染结局有关，*G/G* 型者中性粒细胞的浸润水平高，并与胃萎缩强烈相关。还有研究发现，*H.pylori* 感染的 *A* 等位基因型个体 GC 的发病风险明显增加。

（5）肿瘤坏死因子 α（TNF-α）：也可抑制胃酸的分泌，但强度不如 IL-1β。关于其基因 *TNF-A-308G/A*、*857A/T* 及 *1031T/C* 多态性的研究发现，携带 *308A*、*857TT* 和 *1031TT* 型的个体 *H.pylori* 的感染率高，*H.pylori* 感染时胃酸的分泌减少且胃萎缩的风险增加。El Omar 等研究发现，*IL-IB511T*、*IL-1RN*2*2*、*TNF-A-308A* 促炎基因型组合合并 *H.pylori* 感染时 GC 的发病风险可增加 27 倍，但只与非贲门区 GC 有关，而与高胃酸分泌状态的食管腺癌、贲门区胃癌发病无关。

（6）其他：Kuraoka 等研究发现，日本人群中 *HER-2* 原癌基因的 SNP 与胃癌的发生发展和恶化有关，胃癌组 *Ile/Val* 和 *Val/Val* 基因型比对照组更常见，且与高度恶化的 GC 相关。Hilyama 等研究抑癌基因 *p53* 第 72 个密码子的 SNP（Arg/Pro）和弥漫型胃癌的相关性发现，*Pro/Pro* 比 *Arg/Arg* 个体患胃癌的风险高 29.8%。Goto 等研究显示，iNOS *C150T* 与胃萎缩和 *H.pylori* 感染率均无相关性，但 *C/T* 基因型个体高分化胃癌的发病风险增加（OR=2.02，95%CI=1.04～3.92），*C/T+T/T* 型者非贲门区胃癌的发病风险增加（OR=1.94，95%CI=1.00～3.78），提示该基因的多态性可能与癌变有关。

目前的研究多为单一基因位点或同类基因多个位点的 SNP 与 *H.pylori* 相关性 GC 发病风险的关联研究，尚未找到可作为 GC 预警标志物的高风险基因多态群。因此，寻找 *H.pylori* 相关性 GC 高风险基因多态群，建立 GC 高危人群有效的预警标志物，可为早期诊断以及有针对性的预防和个体化治疗提供应用基础。

三、幽门螺杆菌与胃癌的发病机制

大量研究显示，*H.pylori* 的致病机制主要是该菌能够定植于胃黏膜，并产生大量的毒力因子，特别是 CagA、VacA 和 OMPs，这些毒力因子进一步激活与肿瘤相关的靶标分子，引起 GC 的发生。

（一）细胞毒素相关基因 A 与胃癌

细胞毒素相关基因 A（cagA）是 H.pylor cag-PAI 上 cagA 基因的编码产物，是 H.pylori 致病的重要效应蛋白。cag-PAI 是大约 40kb 的 DNA 插入原件，包含 27～31 个基因，能够编码 CagA 等蛋白，这些蛋白共同构成 Cag-T4SS。H.pylori 通过 Cag-T4SS 进入胃黏膜上皮细胞，损伤胃黏膜。

1. 细胞毒素相关基因 A 的多态性与胃癌 CagA 磷酸化是 H.pylori 致病的起点，其磷酸化主要位于 3′ 端的可变区 EPIYA 基序的酪氨酸残基，EPIYA 基序的多态性导致了 CagA 的多态性。根据 EPIYA 的不同序列分为 EPIYA-A、EPIYA-B、EPIYA-C 和 EPIYA-D，依据 4 个片段可将 H.pylori 分为西方株和东方株。西方株常见的组合是 EPIYA-ABC，东方株常见的组合是 EPIYA-ABD，东方株比西方株的毒性更强。动物实验发现，东方株更容易损伤胃黏膜，刺激胃黏膜上皮增生。进一步的研究发现，西方株中多次重复 EPIYA-C 片段的菌株毒性高于仅有一个 EPIYA-C 片段的菌株。这种 CagA 蛋白的多态性影响了 GC 的发展，特别是在东亚人口中发现的 EPIYA-ABD 基因型，这可能是韩国 GC 发病率高的一个重要原因。

尽管大量的研究将 H.pylori 分为东方株和西方株，但是随着世界人口流动性的增加和 H.pylori 菌株间发生基因片段的同源重组，这种地域性的特点愈加模糊，亚洲国家也可检测出西方株的特异氨基酸序列，因此在今后的研究中充分认识和了解 H.pylori 菌株的多态性，对了解 H.pylori 菌株与宿主间的相互作用及致病性有着重要的意义。

2. 细胞毒素相关基因 A 的致癌机制

（1）磷酸化机制：H.pylori 通过 Cag-T4SS 进入宿主细胞，宿主 Src/Abl 酪氨酸激酶可使 CagA EPIYA 位点发生酪氨酸磷酸化，磷酸化的 CagA 与含 SH2 结构域的 SHP2、Csk、生长因子受体结合蛋白 2（growth factor receptor-bound protein 2，Grb2）和 CT10 调节蛋白（CT10 regulator of kinase，Crk）的 SH2 结构域相互作用。Higashi 等报道，具有 EPIYA-D 的东方株比具有 EPIYA-C 的西方株有更强的与 SH2 结构域结合的能力，该能力直接影响 cagA 的活性。

磷酸化的 CagA 可与含有 SH2 结构域的 SHP2 结合后并激活该酶。激活的 SHP2 诱导 Ras-细胞外信号调节激酶（extracellular signal-regulated kinases，ERK）信号通路激活，导致细胞发生有丝分裂反应。在细胞核中，ERK 磷酸化并激活转录激活因子 ELK1（E-26-like protein-1，ELK1），激活的 ELK1 与血清应答因子（serum response factor，SRF）和血清反应元件（serum response elements，SREs）结合，并诱导 c-Fos 和 c-Jun 表达于癌症早期。

c-Fos 和 c-Jun 组成 AP-1 的转录因子，可诱导与癌相关基因于癌症晚期表达及细胞增殖。AP-1 转录因子激活细胞周期蛋白 D（cyclin D）的转录，cyclin D 激活后使细胞周期蛋白依赖性激酶的活性增加，导致成视网膜细胞瘤蛋白（retinoblastoma protein，RB）的磷酸化，并诱导 pRB-E2F 复合物释放 E2F，E2F 可以通过表达 cyclin E 来诱导细胞进入细胞周期的 S 期，被激活的 cyclin-E-CDK2 复合物在复制起点磷酸化微型染色体维持（minichromosome maintenance，MCM）解旋酶，以启动 DNA 的复制，使细胞出现异常增殖，这是细胞转化的一个重要特性。

（2）非磷酸化机制：西方株主要通过非磷酸化途径致癌。H.pylori 进入胃黏膜上皮细胞后，非磷酸化的 CagA 与 E-钙黏蛋白（E-cadherin）相互作用，导致 E-钙黏蛋白和 β-连环蛋白复合物（β-catenin complex，包含 β-连环蛋白、α-链接蛋白、钙黏蛋白和肌动蛋白丝）解离，并导致 β-连环蛋白在细胞质和细胞核中积累。解离后的 β-连环蛋白又与 T 细胞因子（T cell factor，Tcf）结合形成新的复合物，该复合物可进一步激活编码细胞周期的蛋白 D1 和 c-Myc 的基因表达，从而导致细胞的异常增殖。另外，非磷酸化的 CagA 还与 Grb2 相关的 SOS（sonofsev7）、鸟嘌呤核苷酸交换因子相互作用，并激活 Ras/MEK/ERK 通路，导致细胞增殖。

另外，cagA 保守基因序列与 c-met 相互作用，然后与磷脂酰肌醇 3-激酶（phosphatidylinositol 3-kinase，PI3K）/ 激活蛋白激酶 B（protein kinase B，Akt）相互作用，导致 β-catenin 和 NF-κB 的激活以分泌 IL-8，引起炎症反应。注射 CagA 毒素也会导致鼠的胃上皮细胞拉长和扩散，出现"蜂鸟"表型，这种细胞表型具有 EMT 的特征，且 CD44 的表达增加，细胞迁移、细胞侵袭和肿瘤样细胞团的形成增加。在西方 CagA 菌株中，"蜂鸟"表型的百分比随 EPIYA-C 片段的增加而增加。对于东方 CagA 菌株，具有完整"蜂鸟"表型细胞 CagA 菌株的数量高于具有 CagA 片段的菌株。此外，CagA 也可增加与癌症相关干细胞标志物的表达。

（二）空泡细胞毒素 A 与胃癌

1. 空泡细胞毒素 A 基因的多态性与胃癌　所有的 H.pylori 都具有 vacA 基因，但不是所有的 H.pylori 都具有空泡毒素活性。研究认为，仅 50% 的 H.pylori 菌株能分泌 VacA，有毒性的 H.pylori 和无毒性的 H.pylori 主要区别在于 vacA 基因序列的不同。vacA 基因结构中存在信号 s、m 和 i 区。s 区又分为 s1a、s1b 和 s1c，m 区又分为 m1 和 m2，i 区又分为 i1、i2 和 i3。有的研究显示还有两个变异区，一个是在 i 区和 m 区，中间还有 d 区，含有 69～81 个碱基缺失的为 d1 区，没有缺失的为 d2 区；另一个是 vacA 的 3′端 c 区域，有 15 个碱基缺失的是 c1 区，没有缺失的为 c2 区。研究表明，在三个区域（s、m 和 i）上不同序列的组合增强了 VacA 的空泡化能力。具有 s1a、m1 和 i1 vacA 基因型 H.pylori 感染的个体，患胃部疾病的比率高于其他基因型。最近在西方人群中进行的一项 Meta 分析发现，具有 s1 或 m1 特定序列的 vacA 基因型 H.pylori 感染的人群，发生 GC 的风险升高；在中亚和中东，如果 H.pylori 菌株含有 vacA i1 基因型，则发生 GC 的风险更高（OR=10.9～15.0）。我们的研究显示，在 GC 患者中 vacAs1m1 基因频率高于其他基因型，认为其与 GC 的关系密切。大量研究表明，VacA 蛋白的 i1、i2、m1 和 m2 结构域序列的变化影响细胞的极性和毒性，可能是由于细胞受体结合能力改变造成的。Winter 等在一项体外研究中也发现，s1i1 突变株的 RK13 细胞广泛空泡化，而 s1i2 或 s2i2 突变株 RK13 细胞的空泡化最小，因而对胃黏膜的损伤也不同。

2. 机制　VacA 是一种形成孔的细胞毒素，与胃上皮细胞相互作用，在 H.pylori 损伤胃黏膜的过程中起着至关重要的作用。所有的 H.pylori 都能通过 V 型分泌系统分泌 VacA。VacA 首先以 140kDa 的蛋白形式产生，经过两步蛋白裂解，形成含有 p33（33kDa）和 p55（55kDa）的成熟的 88kDa 蛋白。该蛋白的 p33 结构域形成了一个由 6 个 VacA 亚基组成的通道，用于 Cl⁻ 的转运；而 p55 结构域负责将蛋白与 SHP、EGF、鞘磷脂、纤维连接蛋白和淋巴细胞相关抗原等细胞表面受体结合。VacA 在细胞质膜上形成通道，然后通过内吞囊泡进入核内体和线粒体膜。由于 VacA 蛋白可以分离胃黏膜上皮细胞的紧密连接，故 VacA 蛋白可以穿过上皮细胞。VacA 具有使宿主细胞空泡化、改变线粒体膜通透性、抑制 T 淋巴细胞的活化和增殖，以及激活细胞信号通路等作用。

从 VacA 产生的空泡中能够检测到核小体形成晚期核小体和溶酶体的标记物，由此人们认为 VacA 产生的空泡来源于溶酶体途径。也有人认为，内吞体膜上 VacA 阴离子通道的形成和 ATP 酶的激活导致了体细胞渗透性肿胀和空泡形成。故 H.pylori 致癌机制认为 VacA 可影响 β-连环蛋白（β-catenin）信号通路，VacA 通过 PI3-K/Akt 使糖原合酶激酶 3β（glycogen synthase kinase 3β，GSK3β）磷酸化，并且 Akt 被 3-磷酸肌醇依赖性激酶 1（3-phosphoinositide-dependent kinase 1，3-PDK1）和哺乳动物雷帕霉素复合物 2 的靶蛋白（mammalian target of rapamycin complex 2，mTORC2）磷酸化而激活，这两种蛋白激酶也与 PIP3 结合。磷酸化的 GSK-3β 可调节细胞的增殖和存活，但可被磷酸化的 Akt 抑制。在没有配体的静息条件下 GSK3β 具有持续活性，可激活 β-catenin，此时 β-catenin 已与生长素、腺瘤性结肠息肉（adenomatous polyposis coli，APC）蛋白以复合物的形式存在于细胞质。然后，磷酸化的 β-catenin 被泛素化并降解为蛋白酶体。在 VacA 存在的情况下，GSK3β 失活，并导致 β-catenin 在细胞质中的积累。β-catenin 进入细胞核，在细胞核内 β-catenin 是 Tcf 和淋巴增强因子（lymphoid enhancer factor，LET）转录因子的激活因子，β-catenin 被激活后可激活其他转录因子，如可激活与人类癌症密切相关的细胞周期蛋白 D1。

（三）幽门螺杆菌的外膜蛋白与胃癌

外膜是革兰氏阴性菌的外层屏障，由厚度不等的内外两层组成，内层只含磷脂，外层要由抵抗外部环境的外膜蛋白组成。外膜蛋白具有多种生物学功能，不仅维持外膜结构和保证材料运输，而且在与宿主接触的过程中也发挥着重要的作用。

1. 外膜蛋白的分类 H.pylori 的外膜蛋白主要包括脂蛋白、孔蛋白、铁调节蛋白、外排泵蛋白和黏附蛋白，它们的主要功能是黏附、穿透防御屏障和逃避免疫系统。人们进一步根据其功能将其分为 5 个同源基因家族，Hop（外膜孔蛋白）/Hor（Hop 相关蛋白）、Hof 家族、Hom 家族、铁调节外膜蛋白和外排泵外膜蛋白。Hop 家族是最著名的家族，主要包含 BabA/HopS、SabA/HopP、OipA/HopH、HopP 和 HopQ。

2. 功能和机制 BabA 能与胃上皮细胞表面的 Lewis[b]（Le[b]）、O 型血（H 抗原）、A 和 B 抗原的末端残基相结合，介导 T4SS 的激活，并促进毒力因子 CagA 的易位。SabA 能与富含碳水化合物的唾液酰 Lewis[x]（sLe[x]）和 Lewis[a]（sLew[a]）抗原结合。OipA 与细胞膜的结合部位尚不清楚，目前认为其主要与细胞膜上的整合素结合。HopQ 在 T4SS 的过程中也起着重要的作用，其可利用 CEACAMs 作为宿主细胞的受体，主要有 CEACAM1、CEACAM3、CEACAM5 和 CEACAM6。

oip 基因也具有"开/关"状态。当 OipA 表达时，CagA 通常是阳性，这意味着这两个蛋白之间存在一个紧密相连。OipA 刺激信号转录因子的磷酸化，并进而激活 STAT-1。细胞因子可激活 JAK/STAT 信号通路，即 JAK（Janus 激酶相关的非受体酪氨酸激酶）使 STAT1 磷酸化，磷酸化的 STAT 在细胞质中形成同型二聚体，然后转移到细胞核中，与 IFN-γ 激活序列（GAS）结合，刺激 IFN-γ 诱导基因表达。IFN-γ 信号通路也可导致 STAT3 磷酸化，并与 GAS 元件结合，诱导炎症相关基因的表达，继而可激活炎症反应。在炎症过程中，会产生一些活性氧和氮，它们一方面可对抗病原体，另一方面这些化学物质也会破坏 DNA，而 DNA 又可引发基因突变并促进癌症形成。HopQ 外膜蛋白与存在于胃黏膜上皮细胞表面的 CEACAM 结合，并使 CagA 蛋白能够转移到细胞中，这是 GC 发生的主要因素。*H.pylori* 通过相关的外膜蛋白 HomB 附着在胃黏膜上皮细胞上，与 GC 发生密切相关。此外，HomB 与胃黏膜上皮细胞的结合也可能参与了炎症反应。

关于 *H.pylori* 感染与 GC 在流行病学的相关性，还有许多尚未明确的地方，需要多中心大样本的流行病学前瞻性研究进一步明确，但是根除 *H.pylori* 能降低 GU、AG 等癌前疾病的发生，进而降低 GC 的发生率，特别是在 GC 高发国家这一点已经达成共识。关于 *H.pylori* 致 GC 的机制，虽然有尚未明确的地方，但随着人们对 *H.pylori* 认识的不断深入，会日渐完善。

（薄　威）

第七节　幽门螺杆菌相关性淋巴瘤

H.pylori 感染与胃的淋巴瘤密切相关，其中关系最为密切的是 MALT 淋巴瘤。MALT 淋巴瘤是一种起源于黏膜相关淋巴组织的 B 细胞淋巴瘤，现已被确认为是一种具有独特病因、病理和临床预后特征的低度恶性淋巴瘤，在淋巴瘤的国际分型以及以前的分型方法中归类于"小淋巴细胞、淋巴浆细胞样以及弥漫小裂细胞淋巴瘤"。而 2008 年和 2017 年版的 WHO 造血与淋巴组织肿瘤分类中将"MALT 淋巴瘤"作为一种独立的肿瘤类型列出。

胃 MALT 淋巴瘤属惰性淋巴瘤，病变可局限于胃部并持续较长一段时间，10 年生存率与疾病诊断时的临床分期无关，可高达 90%。然而，当胃 MALT 淋巴瘤一旦转化为高度恶性弥漫大 B 细胞淋巴瘤（diffuse large B cell lymphoma，DLBCL）时，10 年生存率则明显下降。

一、病因学及流行病学

MALT 淋巴瘤约占非霍奇金淋巴瘤（non-hodgkin lymphoma，NHL）的 8%，是最常见的原发结外的 B 细胞淋巴瘤。中位发病年龄为 60 岁，男女比为 1.0∶（1.2～1.6），女性稍多。MALT 淋巴瘤的好发部位以胃居多（40%），此外还可以发生在肺、头颈、眼及附属器、皮肤、肠道、甲状腺和乳腺等部位。胃 MALT 淋巴瘤的发生率可能存在地域特性，发病率最高的地区是意大利的东北部（13.2 人/10 万人·年）。

在胃 MALT 淋巴瘤的病例中 *H.pylori* 的感染率最高可达 90%，可以说原发性胃 MALT 淋巴瘤的发生与 *H.pylori* 的感染密切相关。研究者发现，胃 MALT 淋巴瘤能够保持在原发部位局灶性生长的原因可能是因为 *H.pylori* 感染，其刺激产生的 T 细胞往往呈局灶性分布，同样在 *H.pylori* 感染性胃炎中 T 细胞也较为丰富，而在胃外的器官内则很少出现。对胃 MALT 淋巴瘤的大体标本进行镜下观察，可以发现在正常部位的黏膜层内可见大量瘤细胞灶，这部分瘤细胞 Ig 轻链的表达与原发瘤体相同。用 PCR 技术检测非肿瘤部位的组织，也可以发现肿瘤细胞的存在。

正常的胃壁中并不含有淋巴组织，那么为何胃会发生 MALT 淋巴瘤，且其发病率还最高呢？研究发现，胃 MALT 淋巴瘤发生之前，往往有慢性炎症，且这些炎症引起的改变与黏膜相关淋巴组织有着非常相似的组织学表达。以 *H.pylori* 感染引起的 CG 为例，*H.pylori* 感染可以激活大量 T 细胞，在 T 细胞的作用下 B 细胞增殖，形成类似胃黏膜相关淋巴组织，最终导致胃 MALT 淋巴瘤的发生。

此外，个体的遗传因素、个体对炎症的反应、抗氧化能力基因多态性的不同以及 *HLA* 等位基因不同等因素均可影响 MALT 淋巴瘤的发生。

二、发 病 机 制

胃 MALT 淋巴瘤的发生与 *H.pylori* 感染密切相关，其相关机制已通过实验证实。

（一）幽门螺杆菌感染的作用

正常的胃黏膜缺乏有结构的淋巴组织，而 *H.pylori* 的感染则导致了局部有结构的淋巴组织产生，即 MALT。*H.pylori* 可通过分泌尿素酶中和局部 pH 而得以在胃内生存。

MALT 淋巴瘤的组织学特征包括生发中心母细胞的出现、浆细胞的分化以及滤泡的植入，这些均表明 MALT 淋巴瘤细胞保留了 B 细胞的特点，其生长可依赖抗原刺激。Isaacson 等将胃 MALT 淋巴瘤的肿瘤性 B 细胞、T 细胞、巨噬细胞和其他抗原呈递细胞进行培养，在加入热杀灭的 *H.pylori* 的整个细胞准备液（heat-killed whole-cell preparations of *H.pylori*）后肿瘤细胞呈聚集增生。实验表明，肿瘤细胞的生长伴随 IL-2 及肿瘤性 Ig 的释放和 IL-2 受体的表达，说明针对 *H.pylori* 释放的这些因子对胃 MALT 淋巴瘤的发生起着重要的作用。然而若在细胞培养时于 *H.pylori* 加入之前从细胞悬液中去除 T 细胞，则由 *H.pylori* 引发的效应消失，表明 *H.pylori* 通过其菌株特异性 T 细胞借助 CD40-CD40 配体来提供接触依赖性作用而使肿瘤细胞得以生长。

H.pylori 感染导致 MALT 的形成是发生胃 MALT 淋巴瘤的必要步骤。*H.pylori* 感染所致的慢性炎症可能引起 DNA 损伤，从而导致各种遗传学异常和肿瘤性 B 细胞克隆性产生，随后肿瘤细胞的生长依赖自身抗原和 *H.pylori* 特异性 T 细胞的接触刺激。

（二）黏膜相关淋巴组织淋巴瘤的分子遗传学改变

MALT 淋巴瘤有其特异的分子遗传学改变，部分可以通过 RT-PCR 的方法检测到。

1. t (11;18)(q21;q21)　分子遗传学的研究表明，t (11;18)(q21;q21) 是胃 MALT 淋巴瘤常见的且唯一的染色体异常。30%～40% 的胃 MALT 淋巴瘤可以用 RT-PCR 的方法检测到 t (11;18)(q21;q21) 易位。这种易位多发生在 MALT 部位，很少发生在结内的 B 细胞淋巴瘤、边缘区 B 细胞淋巴瘤等其他 NHL，由胃 MALT 淋巴瘤转化而来的 DLBCL 也很少检测到这种易位。

t (11;18)(q21;q21) 导致了 11q21 的 *API2*（apoptosis inhibitor 2）基因的 N 端与 18q21 的 *MALT1* 基因的 C 端融合，从而形成新的融合蛋白。*API2* 的断裂点大多数发生在第 3 个 BIR 之后和锌指结构之前，*MALT1* 的断裂点大多数发生在 caspase 样结构域之前的四个不同的内含子区域内。因此，API2-MALT1 融合转录常含有 N 端的 3 个 BIR 结构域和 C 端完整的 caspase 样结构域。在融合产物的形成过程中，*API2* 和 *MALT1* 基因中某些结构上的特异选择，表明了这些结构域在致瘤活性中的重要性及协同性。API2-MALT1 融合产物能激活 NF-κB。

t (11;18) 的发生可能受与 MALT 淋巴瘤相关肿瘤前期疾病的影响。Ye 等利用 RT-PCR 的方法，对不同部位的 MALT 淋巴瘤进行了分析，结果显示 t (11;18) 在肺脏及胃部 MALT 淋巴瘤中的发生率最高（38%，24%），其次为结膜及眼眶（19%，14%），在唾液腺中的发生率仅为 1%，而在甲状腺、皮肤、肝脏以及其他少见部位的 MALT 淋巴瘤和免疫增生性小肠病（immuno prolife-rative small intestinal disease，IPSID）中则缺乏这一染色体易位。

Liu 等在对经抗 *H.pylori* 治疗的胃 MALT 淋巴瘤的研究中发现，在抗 *H.pylori* 治疗无反应的病例中，67% 为 t (11;18) 阳性；而在抗 *H.pylori* 治疗有效的病例中，t (11;18) 阳性可在日后无 *H.pylori* 感染的情况下再次复发。表明 t (11;18)(q21;q21) 是包括Ⅰ期患者在内判断胃 MALT 淋巴瘤对抗 *H.pylori* 治疗无反应的一个可靠指标。t (11;18)(q21;q21) 通常发生在相对晚期的胃 MALT 淋巴瘤，但极少发生在转化成弥漫大 B 细胞淋巴瘤的胃 MALT 淋巴瘤。RT-PCR 或荧光原位杂交（fluorescence in situ hybridization，FISH）技术可以检测 t (11;18)。伴有 t (11;18) 的肿瘤细胞呈 Bcl-10 中等强度的核表达。

2. t (1;14)(p22;q32)　大约 5% 的 MALT 淋巴瘤发生 t (1;14)(p22;q32)。t (1;14)(p22;q32) 导致 *Bcl-10* 基因易位至 *IG* 基因的下方，使其表达异常。*Bcl-10* 基因突变大部分为 C 端的缺失和插入，造成了截短的 Bcl-10 蛋白的产生，表现出癌基因的活性。对从 t (1;14)(p22;q32) 胃 MALT 淋巴瘤中分离出的截短的 *Bcl-10* 突变物进行研究发现，其具有使细胞转化的能力。由于大约只有 1/3 伴有 t (1;14)(p22;q32) 的胃 MALT 淋巴瘤可以检测到 *Bcl-10* 基因的突变，这一研究结果提示 *Bcl-10* 基因突变只是 (1;14)(p22;q32) 致瘤活性的机制之一。

Bcl-10 蛋白在正常 B 细胞和瘤细胞的表达情况不一致，前者在胞质表达；而在伴有 t (1;14)(p22;q32) MALT 淋巴瘤的细胞中则呈强的核表达。其他类型 MALT 淋巴瘤 Bcl-10 呈中度核表达的比例约占一半以上。此外，伴有局部或者远隔部位转移的病例相比仅局限于胃壁者的 Bcl-10 的核表达率要高。伴有 t (1;14)(p22;q32) 淋巴瘤细胞增殖活跃的原因是 *Bcl-10* 通过与 *MALT1* 相互作用诱导 NF-κB 的激活。Bcl-10 的增高提高了肿瘤细胞对抗原-受体介导的 NF-κB 途径的敏感性。

3. t (14;18)(q32;q21) /IgH/MALT1　这种染色体易位常见于非胃肠道 MALT 淋巴瘤，其累及的基因不是 18 号染色体上的 *Bcl-2* 基因，而是 *MALT1* 基因。

4. 3 号染色体三倍体　在 60% 的 MALT 淋巴瘤中存在，是 MALT 淋巴瘤最多见的染色体异常。MALT 淋巴瘤多见的染色体异常包括 3p、6p、18p 和 del (6q23)(TNFAIP3/A20)。

5. 染色体易位之间的联系　以上几种染色体易位的致瘤活性是通过 *Bcl-10* 和 *MALT1* 的作用活化 NF-κB 途径联系起来的。NF-κB 在激活免疫、炎症及凋亡相关基因的过程中起重要作用，为淋巴细胞激活、细胞因子的产生、免疫应答及淋巴细胞的发育所必需。在 NF-κB 激活的过程中，*Bcl-10* 与 *MALT1* 的 Ig 样结构域相互结合而起协同作用。*MALT1* 和 *Bcl-10* 基因敲除可导致小鼠脾边缘区的 B 细胞明显减少，这表明它们在 B 细胞的发育及增生过程中起相互协同作用。

我国学者对不同部位 MALT 淋巴瘤的研究提示，并不是所有的 MALT 淋巴瘤都携带有染色体易位，MALT 淋巴瘤染色体易位的发生率与部位有关。同为胃 MALT 淋巴瘤，却有着不同的染色体易位，且发生率不同，其中最多见的染色体易位是 t (11;18)(q21;q21)/API2-MALT1。

三、临床表现

患者主要以消化不良、腹痛、恶心、疲乏、体重减轻、贫血等症状就诊。行消化道内镜检查往往肉眼仅为慢性炎症或溃疡，肿物不明显，需靠内镜活检明确诊断。

1. 临床检查　胃 MALT 淋巴瘤的检查应包括体格检查、症状、体能状态、实验室检查、胸腹盆腔 CT 等。"金标准"诊断是必须用内镜评估上消化道的情况，对可疑病变进行活检，进而进行常规病理、免疫组织化学检测、淋巴瘤基因重排检测等。可以运用

Giemsa、Warthin-Starry 染色法和分子病理学检测等方法对样本进行 *H.pylori* 检测。近年来开发的 *H.pylori* 免疫组织化学抗体，其特异性和敏感性更优。有些非典型淋巴细胞浸润且 *H.pylori* 感染阳性的患者，往往需要再次活检以排除淋巴瘤的可能后方可进行抗 *H.pylori* 感染治疗。而骨髓活检则是淋巴瘤患者接受治疗前必须接受的检查项目。在有超声内镜检查术（endoscopic ultrasonography，EUS）的医院，EUS 可以提示淋巴瘤胃壁浸润的深度和胃周淋巴结累及的情况，这对临床上的治疗和分期有着非常重要的作用。胃壁浸润的深度和淋巴结累及的多少都与抗 *H.pylori* 治疗的疗效有关。

2. 分期系统　应用于胃 MALT 淋巴瘤有几个不同的分期系统。Ann Arbor 分期系统是目前淋巴瘤的常规分期系统，但有局限性，应用于复杂的非霍奇金淋巴瘤各种亚型时，有缺陷。1993 年第 5 届国际恶性淋巴瘤大会（Lugano）对胃肠道淋巴瘤的分期系统进行了讨论，形成了胃肠道淋巴瘤的 Lugano 分期系统（又称 Blackledg 分期系统）。TNM 分期系统首先由法国人 Pierre Denoix 于 1943 年至 1952 年间提出，后来美国癌症联合委员会（American Joint Committee on Cancer，AJCC）和国际抗癌联盟（Union for International Cancer Control，UICC）逐步开始建立国际性的分期标准。"T"是肿瘤一词英文"tumor"的首字母，"N"是淋巴结一词英文"node"的首字母，"M"是转移一词英文"metastasis"的首字母。TNM 分期系统与胃癌相一致，胃壁的浸润深度可以经 EUS 测定。

四、病 理 诊 断

根据 MALT 淋巴瘤的组织学特征、免疫组化染色的特异性表达，以及分子遗传学特征对其进行病理诊断。

（一）组织学表现

在内镜下获得的标本往往组织小，如遇到溃疡坏死严重的病例，加之取材较浅，对淋巴瘤的诊断有一定的难度，往往需要免疫组织化学和基因检测来综合诊断淋巴瘤。如果是手术的大体标本，诊断就比较容易，但大部分病例往往不需要手术。光镜下显示，增生的淋巴细胞弥漫性或致密的片状浸润，淋巴滤泡可见。中心细胞样细胞细胞体积小到中等大小，较单一，胞质少，核类圆形或不规则，相似于滤泡中心细胞。可能有混合细胞，细胞核可呈单核细胞样，即胞质丰富淡染，细胞界限清晰，浆细胞样细胞常见，多少不等，还可看到散在的免疫母细胞、中心母细胞样大细胞等转化性母细胞。淋巴瘤细胞多沿反应性淋巴滤泡周围生长，也可形成滤泡植入现象。簇状的肿瘤细胞浸润并部分破坏黏膜腺体（淋巴上皮病变），数量不等的非肿瘤性反应性 T 细胞散在分布。

在 MALT 淋巴瘤的病理诊断中，当转化型母细胞呈实体样或片状增生时，应诊断为 DLBCL（伴或不伴 MALT 淋巴瘤成分）。所以说 MALT 淋巴瘤的术语往往是用于形容小细胞为主的淋巴瘤。

（二）免疫表型

MALT 淋巴瘤细胞的免疫表型表达全 B 细胞的标记物（CD19、CD20、CD79a），而不表达 CD5、CD10、CD23 和 cyclin D1，与边缘区 B 细胞非常相似，说明其瘤细胞起源于边缘区 B 细胞。CD21 和 CD35 的免疫组织化学染色标记物用于显示残余滤泡的存在及瘤细胞植入滤泡的现象。瘤细胞同时表达 IgM，并表现为轻链限制（k∶λ＞10∶1 或相反）。值得注意的是，淋巴瘤基因重排结果即使出现了轻链限制也不是淋巴瘤诊断的唯一依据，必须要结合多项检测结果综合分析。并且对于此类病例要做好长期随访工作，关注其走向。

由于 Bcl-10 的检测对抗 *H.pylori* 的治疗选择具有指导意义，故应作为典型胃 MALT 淋巴瘤的检测项目。如 Bcl-10 瘤细胞核（+），提示抗 *H.pylori* 治疗无效。

（三）遗传学改变

MALT 淋巴瘤所具有的三个特异性染色体易位，即 t (11;18)(q21;q21)、t (1;14)(p22;q32)、t (14;18)(q32;q21) 可作为 MALT 淋巴瘤的特异性分子标记物用于鉴别诊断。目前，通常采用间期荧光原位杂交（interphase fluorescence in situ hybridization，interphase FISH）来检测以上几种染色体易位的存在。

在 MALT 淋巴瘤的染色体易位中，最重要的特异性染色体易位是 t (11;18)(q21;q21) / API2-MALT1，因为它是发生于 MALT 淋巴瘤最常见的特异性染色体易位。董格红等针对中国人 MALT 淋巴瘤的研究结果显示，t (11;18) 检出率为 13%，t (1;14)(p22;q32) /IGH-Bcl-10 为第二位常见的遗传学异常，仅见于肺 12% 和胃 1%。

五、鉴　别　诊　断

胃 MALT 淋巴瘤需要与 *H.pylori* 相关性胃炎和其他类型的小 B 细胞淋巴瘤进行鉴别诊断。

1. *H.pylori* 相关性胃炎　早期及交界性的胃 MALT 淋巴瘤与 *H.pylori* 相关性胃炎形态差异不大，往往不易鉴别，需凭借免疫表型及基因学检测对胃 MALT 淋巴瘤做出诊断。*H.pylori* 相关性胃炎的反应性滤泡可由边缘区细胞部分围绕，甚至可侵入邻近胃黏膜腺上皮细胞之间，但上皮细胞无嗜酸性变及坏死，且慢性胃炎中的淋巴细胞在固有层内浸润，一般不会超越滤泡。

2. 其他类型的小 B 细胞淋巴瘤　虽然小细胞性淋巴瘤的形态都很相似，但生物学行为及治疗方案并不完全不同，因此 MALT 淋巴瘤与其他小 B 细胞淋巴瘤的鉴别诊断至关重要。

（1）套细胞淋巴瘤：细胞学特征同 MALT 淋巴瘤细胞非常接近，可通过免疫组化染色 CD5 和 cyclin D1、SOX11 的表达来进行鉴别。

（2）滤泡性淋巴瘤：通常在滤泡内和滤泡间表达 CD10 及 Bcl-6，而 MALT 淋巴瘤的转化性瘤细胞不表达 CD10 及 Bcl-6。

（3）慢性淋巴细胞白血病/小淋巴细胞性淋巴瘤：瘤细胞小而圆，表达 CD5、CD23 和 IgD，不表达 cyclin D1；此外，外周血淋巴细胞增多。这些特点可供其与 MALT 淋巴瘤相鉴别。

六、治　　疗

MALT 淋巴瘤的治疗可以通过多种手段进行。*H.pylori* 感染的胃 MALT 淋巴瘤可通过抗 *H.pylori* 治疗而获得治疗效果，对于其他部位以及全身播散的 MALT 淋巴瘤还可以通过放疗、化疗，及免疫治疗等获得疗效。

1. 胃 MALT 淋巴瘤的治疗　*H.pylori* 感染在胃 MALT 淋巴瘤的发生中起着重要作用。以此为研究方向，多个临床试验证明根治 *H.pylori* 后大部分的局限性胃 MALT 淋巴瘤可以达到完全缓解，但应做好长时间的随访，以防复发。

对于局限于胃的病变，初始治疗可给予抗生素联合 PPI（阻断胃酸分泌），肿瘤缓解可能比较缓慢，如果临床上没有恶化的证据，可以在治疗 3 个月后复查内镜进行疗效评

价。对于抗 *H.pylori* 治疗有效的病例，经过 10～14 天抗生素治疗，*H.pylori* 的清除率可达
85%～90%。常用根除治疗方案为标准三联疗法（PPI 联合 2 种抗生素）或含铋剂四联疗法。
然而在 *H.pylori* 感染患者中，肿瘤侵犯部位深、淋巴结受侵的患者则抗感染治疗疗效差，
提示胃 MALT 淋巴瘤疗效不好。

随着基因和分子生物学技术的发展，可以通过基因检测等手段提前预测治疗的反应和
恶变的风险，从而指导临床治疗或者说是进行个体化治疗的选择，进而帮助发展分子靶向
治疗。多个研究结果显示，一旦有 *Bcl-10* 基因、t (1;14)、t (14;18)(q32;q21) 等基因的易位，
则应提前做好单纯应用抗生素根治 *H.pylori* 疗效欠佳的预判，所以应首先考虑放疗等替代
治疗。Goda 等发现，t (11;18)(q21;q21) 和 *Bcl-10* 在恶性程度高的肿瘤中明显高表达，而在
肿瘤局限于胃壁内的病例表达则低得多，说明 t (11;18)(q21;q21) 或 *Bcl-10* 的表达是导致抗
H.pylori 治疗无效以及肿瘤高度进展的原因。胃 MALT 淋巴瘤中不存在 *H.pylori* 感染的比
例为 10%～35%，对于病变存在 t (11;18)、t (1;14) 或 t (14;18)(q32;q21) 易位，或者肿瘤侵
及肌层、经胃肠道转移到邻近器官的病例应及时予以放疗。值得注意的是，无 t (11;18) 易
位但经抗生素治疗未能达到完全缓解的淋巴瘤患者，应密切随访，因其有向 DLBCL 转化
的潜能，所以及时调整治疗方案是非常重要的。

根除 *H.pylori* 对 *H.pylori* 感染的胃 MALT 淋巴瘤患者虽然有效，但约 30% 的患者在治
疗后病灶仍可残留且局限于胃。抗生素治疗对无 *H.pylori* 感染的胃 MALT 淋巴瘤患者无效，
应采取其他治疗方案。外科手术对胃 MALT 淋巴瘤的治疗有待探讨，尤其是当胃 MALT 淋
巴瘤是多病灶，一旦进行广泛的胃切除，将影响患者的生存质量，且一旦有残留病灶还需
要接受放疗和（或）化疗。据报道，抗生素治疗无效或无 *H.pylori* 感染的胃 MALT 淋巴瘤患
者采取胃侵犯野放疗，效果较好。Toronto 和 Boston 等采用该放疗方式也证实了合适剂量
的侵犯野放疗是不依赖 *H.pylori* 的胃 MALT 淋巴瘤患者较好的治疗方式这一论断。

对全身播散的胃 MALT 淋巴瘤患者应采用化疗和（或）免疫治疗等手段。以往，化疗只
在手术或者放疗后才使用，但近年来化疗对胃 MALT 淋巴瘤患者的治疗作用得到了越来越高
的重视。临床研究发现，胃 MALT 淋巴瘤患者口服烷化剂取得了较好的疾病控制率，5 年无
事件发生率及总生存率分别为 50% 和 75%。近来，Ⅱ 期临床试验显示克拉曲滨（2-CDA，嘌
呤类似物）0.12mg/kg（2h 静脉输注）5 天，每 4 周重复 1 次，胃 MALT 淋巴瘤的完全缓解率
为 84%。Ⅱ 期临床研究报道利妥昔单抗单药对胃 MALT 淋巴瘤的有效率约为 70%，提示该药
可作为晚期患者的一种选择，但与化疗联合对该组织类型的治疗效果尚需进一步评价。

2. 放疗 在富田（Tomita）等做的一项回顾性研究中，对 48 例 Ⅰ 期和 2 例 Ⅱ 期的患者
进行分析，5 年总生存率为 96.6%（95%CI=90.8%～100%）。放疗副作用极少，无 Ⅳ 级放
射损伤，Ⅱ 级和 Ⅲ 级放射反应患者仅占患者总数的 6% 和 2%。放射治疗是 Ⅰ～Ⅱ 期结外
MALT 淋巴瘤最重要的治疗手段。胃 Ⅰ E～Ⅱ E 期 MALT 淋巴瘤的照射靶区包括胃及周围
淋巴结。放疗极少引起胃穿孔或出血及肾毒性和第二原发肿瘤。

2012 年美国国家综合癌症网络（National Comprehensive Cancer Network，NCCN）每年
发布的各种恶性肿瘤临床实践指南对放疗在胃 MALT 淋巴瘤的适应证做出了明确的界定：
① *H.pylori* 阴性病变累及肌层或侵犯到胃邻近器官的 Ⅰ E 或 Ⅱ E 期患者，特别是有染色体
t (11;18)、t (1;14) 或 t (14;18)(q32;q21) 易位的患者；② *H.pylori* 阳性患者经抗菌治疗后 3 个
月 *H.pylori* 转阴性但肿瘤仍进展者，可开始放疗；③ *H.pylori* 阳性患者经抗菌治疗后 3 个月

进行复查，如 *H.pylori* 转阴性而肿瘤却仍然存在，若患者无症状，可在第二次复查仍证实肿瘤存在时就开始放疗；④ *H.pylori* 阳性患者经抗菌治疗后 3 个月复查，若 *H.pylori* 仍阳性且肿瘤明显进展，此时也应该开始放疗。NCCN 指南对其他部位的 Ⅰ E 或 Ⅱ E 期 MALT 淋巴瘤患者的治疗建议也是局部放疗。

随着影像学技术的发展，正电子发射断层成像（positron emission tomography，PET）和计算机断层扫描术（computer tomography，CT）组合而成的多模式成像系统 PET-CT 可以对肿瘤部位进行特殊标记，这对放射治疗靶区的设定产生了较好的帮助，对正常组织起到了一定的保护作用，从而减少了放疗的副作用，但对生存获益方面的影响则尚待进一步的研究。

综合上述各项研究，放疗在 MALT 结外边缘带 B 细胞淋巴瘤的治疗中有着重要的作用。放疗一般采用钴-60 或 4～6MV 的 X 线，其靶区主要是受累野，当病变位于胃和结膜时，则应包括整个靶器官。大多数正常组织可以耐受放疗的剂量，因此引发的急慢性反应非常少。

七、随　访

随访对于抗 *H.pylori* 治疗后的胃 MALT 淋巴瘤患者是非常重要的。对于抗 *H.pylori* 治疗没有反应的患者，应在初始抗生素治疗后 3 个月再行胃镜和活检进行再分期，对于病变有缓解的患者进行随访观察。如果患者病变显著进展且无 *H.pylori* 感染，可给予放疗；无症状的患者可进行观察 3 个月，在观察 3 个月后无好转者可进行局部区域放疗；持续存在 *H.pylori* 感染且病变消退或稳定的患者，可换用二线抗生素治疗；*H.pylori* 阳性持续存在而淋巴瘤病变进展的患者，需进行放疗。患者 6 个月时可再次行内镜和活检进行监测：如果肿瘤完全缓解且 *H.pylori* 为阴性者，可继续进行观察；如果患者 *H.pylori* 阳性，则可给予其他抗生素治疗，在抗生素治疗后，如果持续存在淋巴瘤或淋巴瘤复发且以前未行放疗者，无论 *H.pylori* 状况如何均给予局部区域放疗；对于放疗没有缓解的患者，可给予类似滤泡性淋巴瘤的单药或联合化疗。在二线抗生素治疗或放疗后，再次给予内镜和活检进行评价以排除转变为大细胞性淋巴瘤的可能。在放疗或抗生素治疗后完全缓解（complete response，CR）的患者再次复发或对于先前的放疗无反应者，推荐采用全身性药物治疗。

（柳云恩）

第八节　幽门螺杆菌相关的功能性消化不良

所谓消化不良（dyspepsia）包括了临床上的上腹部疼痛或不适，不适又包括早饱、上腹烧灼感、上腹胀气、嗳气、恶心、餐后饱胀和呕吐等症状。消化不良在生活中非常常见，往往被忽略，10%～25% 的人都有消化不良，每年我国消化内科门诊约有一半的患者均是因消化不良就诊。处理好消化不良，可以节约大量的医疗资源，有着非常重要的意义。

对就诊的消化不良（uninvestigated dyspepsia）进行胃镜、上腹部超声等必要检查后，可将其分为器质性消化不良（organic dyspepsia，OD）和功能性消化不良（functional dyspepsia，FD）两大类，大多数消化不良为 FD。FD 不像 OD，可以从器质性、系统性或代谢性疾病等方面找到解释症状的原因。由于大多数 CG 患者可以无症状，就是即使有症状，其症状的严重程度也与 CG 的严重程度相关度不高，因此在传统的消化不良原因归类中，一般不将 CG 作为 OD 的原因。

一、消化不良基本概念中存在的误区

由于中英文翻译的差别，"消化不良"一词在英文中可对应多个含义，应分析其具体含义，再决定是否用补充消化酶来治疗 FD。

1. 功能性消化不良的治疗　在英文中，"maldigestion""indigestion""dyspepsia"三个词均有"消化不良"之意。"maldigestion""indigestion"多用于慢性胰腺炎、慢性肝病、乳糖不耐受、胆道疾病等原因所致的"消化功能低下"，应为 OD，对这部分患者消化不良的治疗应补充消化酶，而非根除 *H.pylori*。"dyspepsia"有紊乱的意思，指功能的"增加"或"降低"，为 FD，国内相关指南推荐用消化酶治疗 FD 是错误的，国际相关共识/指南均未推荐。

2. 功能性消化不良的症状　人们对 FD 症状的理解是不同的。罗马Ⅱ标准定义的 FD 症状是上腹痛或不适，而罗马Ⅲ和Ⅳ标准定义的 FD 症状仅限于上腹痛、上腹烧灼感、餐后饱胀和早饱四个症状。我们认为国内指南应遵从罗马Ⅱ的标准定义，FD 症状应等同于一般所指的消化不良症状，而不应仅限于上腹痛、上腹烧灼感、餐后饱胀和早饱四个症状，范围应更广一些。上腹不适包含的症状范围较广，在临床对主诉为上腹不适而讲不清楚是何种不适的消化不良患者，应对其进行相关检查，将符合条件者作为 *H.pylori* 的根除对象，而不应该将他们排除在功能性消化不良范围之外。

3. 非溃疡性消化不良　对未经检查的消化不良患者行胃镜等检查，将仅有 CG 而未发现 PU、RE、上消化道肿瘤等明显病变的病例诊断为非溃疡性消化不良（non-ulcer dyspepsia，NUD）。NUD 患者中，如有上腹疼痛、上腹烧灼感、餐后饱胀和早饱症状以及病程符合罗马Ⅲ和Ⅳ标准，即可诊断为 FD。但罗马Ⅲ和Ⅳ标准关于"最近 3 个月症状符合标准"的要求太过严格，故而排除了绝大多数缺乏可解释症状原因的消化不良患者。NUD 的诊断对症状和病程无严格限定，由于这类患者缺乏可解释症状的原因，所以均视为广义的 FD。

只有两种患者有可能达到"最近 3 个月症状符合标准"：① 3 个月内未行治疗者。消化不良是很多疾病可能发生的症状，甚至可能是肿瘤的主要表现，所以临床医生一定会对就诊患者进行检测和治疗，因此 3 个月未治疗者基本不可能。② 3 个月内治疗无效者。3 个月内治疗无效者属于难治性消化不良，发生率很低，不应归为一般的 FD。因此，临床实践中所指的 FD 应弃用标准过于苛刻、不符合标准患者的狭义的 FD，而应采用广义的 FD，即 NUD。《Maastricht Ⅲ幽门螺杆菌感染处理共识》（2007 年发表）推荐将非溃疡性消化不良作为根除指标。

4. 功能性消化不良的临床标准　罗马Ⅲ标准选择了上腹痛、上腹烧灼感、餐后饱胀和早饱四个症状，弃用了上腹不适作为 FD 的定义，本意是进行科研研究，研究 FD 的发病机制和评估药物疗效，因此需要降低研究入选患者的异质性，而并不是主要用于临床。在 FD 罗马Ⅲ标准一文中虽然提到了这一观点，但在罗马Ⅳ标准中又重新解释了这一观点，建议临床医生要清晰这一点，即将严格的"科研标准"用于临床，使绝大多数符合"缺乏可解释症状原因的消化不良"排除在外，会影响这些患者的诊断和治疗。

5. 功能性消化不良与慢性胃炎　消化不良是指临床症状，而 CG 是指病理光镜下显示胃黏膜有炎症细胞浸润，并不完全相等。但实际上，大多数 FD 患者存在 CG，所以往往被误认为相等。同样发现，多数 CG 患者往往无症状，部分 FD 患者也无 CG。《Maastricht Ⅲ幽门螺杆菌感染处理共识》将 *H.pylori* 阳性 NUD 作为根除 *H.pylori* 的指征，而我国的相关共识则将 CG 伴消化不良作为根除 *H.pylori* 的指征。所以"*H.pylori* 感染的 NUD"（CG+消化不良）与伴消化不良症状的 CG（消化不良+CG）实质上是等同的，概念是相等的。但"CG 伴消化不良症状"的概念更容易被我国学者和患者所接受。

二、幽门螺杆菌胃炎是部分非溃疡性消化不良患者症状的原因

几乎所有人感染 *H.pylori* 后均可引起慢性活动性胃炎（*H.pylori* 胃炎），但大部分感染者无症状。在此基础上，约 1/5 的感染者可发生 PU。随访我国 *H.pylori* 感染者，终身发生 GC 的风险为 4%～5%，极个别感染者还可发生胃 MALT 淋巴瘤等恶性肿瘤。

由于大多数 *H.pylori* 胃炎患者可无消化不良症状，而无 *H.pylori* 胃炎的患者却可产生消化不良症状，针对 *H.pylori* 胃炎是否为产生消化不良症状的原因，2015 年《幽门螺杆菌胃炎京都全球共识》指出，*H.pylori* 胃炎是部分患者消化不良症状的原因。其主要原因如下：

1. 志愿者中的研究　Marshall 等曾吞服实验室培养的 *H.pylori*，感染 *H.pylori* 后均有消化不良症状和胃炎。因为动物模型难以描述消化不良症状，因此志愿者的研究数据非常宝贵且有说服力。

2. 根除 *H.pylori* 对消化不良症状的影响　Meta 分析结果显示，根除 *H.pylori* 对 *H.pylori* 胃炎患者消化不良症状的缓解率比使用安慰剂高约 30%。此外，根除 *H.pylori* 可使部分患者消化不良症状获得长期缓解。

3. 相关机制研究　*H.pylori* 胃炎患者存在促胃液素、胃促生长素和生长抑素等胃肠激素水平的变化，这些胃肠激素均可影响胃酸分泌；胃十二指肠的黏膜炎症可导致胃十二指肠的运动改变和高敏感性。这些改变均可引起消化不良症状的产生。

4. 感染与功能性胃肠病的类比分析　感染可以引起多种副作用，如可诱发肠易激综合征，即感染后肠易激综合征（post-infectious irritable bowel syndrome）；还可诱发消化不良，即感染后消化不良（post-infectious dyspepsia）。这些感染引起的功能性胃肠疾病均已受到关注。*H.pylori* 感染会引起慢性胃炎进而导致消化不良，还需我们找到更多的佐证证据，进一步达成共识。

众所周知，并不是所有的 *H.pylori* 胃炎患者均产生消化不良症状，这是由于 *H.pylori* 胃炎患者产生消化不良症状或 PU 除 *H.pylori* 感染外，尚需遗传、环境、精神-心理等因素的参与。这种情况类似于 *H.pylori* 感染诱发的 PU，并不是所有的感染者都会发生 PU。

三、幽门螺杆菌相关消化不良属于器质性消化不良

2015 年，《幽门螺杆菌胃炎京都全球共识》首次提出了 *H.pylori* 相关消化不良（*H.pylori*-associated dyspepsia）是一种器质性消化不良的概念。临床上基于 *H.pylori* 胃炎伴消化不良症状患者在根除 *H.pylori* 后的症状变化，将其总结为三类：①消化不良症状得到持久缓解（＞6 个月）者；②症状无改善者；③症状短时间内改善后又复发者。依据《幽门螺杆菌胃炎京都全球共识》，症状得到持久缓解的患者属于 *H.pylori* 相关消化不良，这部分患者的 *H.pylori* 胃炎是引起其消化不良症状的原因。这一类别的消化不良被排除在罗马Ⅲ标准定义的 FD 范围外。另外两类效果不佳的 *H.pylori* 感染患者，在根除 *H.pylori* 后症状无改善或仅仅短时间改善（可能与根除方案中的 PPI 有关），为 FD。由此可见，*H.pylori* 相关消化不良与另外两者不同，应该归于 OD 的范畴，这一归类方法更科学和客观。这一概念同样得到

了 2016 年发表的《功能性胃肠病罗马Ⅳ标准》的认可。因此，目前国际上研究学者在研究 *H.pylori* 感染和功能性胃肠病的领域内均已达成共识，即必须先排除 *H.pylori* 相关消化不良后才能诊断 FD。

四、根除幽门螺杆菌应该作为消化不良处理的一线治疗

早在 2005 年，美国胃肠病学会《关于消化不良处理方案全面评估报告》中就指出：根除 *H.pylori* 和 PPI 治疗在 FD 治疗中疗效显著（与安慰剂治疗相比）。根除 *H.pylori* 治疗对于 *H.pylori* 阳性患者来说是最经济且有效的方法，因为一次治疗甚至有可能获得长期疗效。在 2015 年，《幽门螺杆菌胃炎京都全球共识》学者们又再次强调了根除 *H.pylori* 对消化不良症状的疗效高于安慰剂这一事实，并且提出了将根除 *H.pylori* 治疗作为一线治疗的观点。

中国研究学者曾在 2008 年《重视根除幽门螺杆菌在消化不良处理中的应用》中详细阐述了根除 *H.pylori* 应作为消化不良一线治疗的观点，2015 年《幽门螺杆菌胃炎京都全球共识》发表后又再次进行了强调。实际上，包括美国、欧洲等全世界多个国家均已制订相关指南，强烈推荐将根除 *H.pylori* 作为消化不良的一线治疗，并且都有相关试验数据支持。"一线治疗"体现在：①未经检查的消化不良患者采用 *H.pylori* 的"检测和治疗"策略，对消化不良者用 UBT 进行 *H.pylori* 检测，如发现阳性即行根除治疗。②消化不良症状的患者如果行内镜检查，对诊断为 NUD（CG）者检测 *H.pylori*，如为阳性，则行根除治疗。

我国 2012 年和 2017 年的《幽门螺杆菌感染处理共识》和《中国慢性胃炎共识意见》中均推荐对 *H.pylori* 阳性 CG 伴消化不良者行根除治疗。根除 *H.pylori* 作为治疗消化不良的一线治疗方案，在疗效好的同时，还可以减少传染源，预防 PU、GC、恶性淋巴瘤的发生。但在中国，由于内镜普及率高、检查费用低、上消化道肿瘤发病率又高，所以一部分人对"检测和治疗"的策略并不特别认可，尤其对不愿行内镜检查的 GC 低风险个体，也可适当放开。

五、具体实施中需要注意的问题

综上所述，根除 *H.pylori* 作为消化不良一线治疗的理由充分，而且疗效确定，一次治疗可能会获得长期效果。但由于个体差异的原因，所以在实施这一策略时也需制定个体化方案。

1. 在高龄或伴有严重疾病等消化不良患者中不适合作为一线治疗 根除 *H.pylori* 的治疗存在一些抗衡因素和药物副作用，如高龄、伴有严重疾病等这些消化不良患者不适合根除 *H.pylori*，因此无理由作为一线治疗。

2. 根除治疗前恶心、食欲减退等症状显著者宜先采用其他药物治疗 根除 *H.pylori* 的方案中包含的抗生素或多或少可引起消化不良的副作用，当患者已有的消化不良症状与药物潜在的副作用叠加时，短时间会加重消化不良症状。正确的方案应该是先用其他药物对症治疗，待症状缓解后再行根除治疗。

3. 根除 *H.pylori* 后症状未缓解者尚需其他药物治疗 根除 *H.pylori* 治疗仅能缓解一部分患者消化不良症状或者长期有效，对于那些根除 *H.pylori* 治疗后症状仅有短时间缓解或症状持续的患者则仍需要继续治疗，这部分患者已排除了 *H.pylori* 相关消化不良，属于真正的功能性消化不良。这些患者的后续治疗可依据其主要症状应用 PPI 和（或）促动力剂（二线治疗）。

（朱丽波）

第八章 幽门螺杆菌的治疗

H.pylori 与胃肠道疾病的关系密切而复杂，对 *H.pylori* 感染的处理也存在不少的争议或分歧。2012 年以来，国际上先后发表了 3 个重要的相关共识，分别是"京都共识"、"多伦多共识"和"Maastricht V 共识"。我国也先后 6 次召开全国性会议发布了关于 *H.pylori* 若干问题的共识意见，如 1999 年的"海南共识"、2003 年的"桐城共识"、2007 年的"庐山共识"、2012 年的"井冈山共识"、2016 年的"杭州共识"，2021 年的"南昌共识"，其中"杭州共识"和"南昌共识"借鉴了上述国际共识并结合我国国情和科研成果，先后发布了《第五次全国幽门螺杆菌感染处理共识报告》和《第六次全国幽门螺杆菌感染处理共识报告》，对 *H.pylori* 的根除治疗给出了科学性强、适合我国实际情况的指导性意见。

第一节 幽门螺杆菌的根除治疗

H.pylori 胃炎是一种感染性或传染性疾病，理论上所有感染者均应得到治疗。但我国有将近 50% 的人口感染了 *H.pylori*，基数庞大，全面筛查 *H.pylori* 阳性者并给予治疗难以实现。因此，我国仍需要明确根除 *H.pylori* 的指征，以便筛查出获益较大的个体来进行针对性的检测和治疗。

一、*H.pylori* 根除指征

随着学者们对 *H.pylori* 的关注和深入研究，数以万计的有关 *H.pylori* 的研究论文相继发表，伴随着对 *H.pylori* 认知的不断更新，在过去的几十年里 *H.pylori* 的根除指征也在不断地发生变化。自从 1994 年美国国立卫生研究院（NIH）关于 *H.pylori* 的共识提出"消化性溃疡应根除 *H.pylori*"，到"Maastricht I ～ V 共识"，再到 2015 年"京都共识"提出"治疗所有 *H.pylori* 阳性者，除非存在抗衡因素"，*H.pylori* 的根除指征不断扩大。2016 年，结合我国现实情况，《第五次全国幽门螺杆菌感染处理共识报告》（"杭州共识"）明确提出了我国 *H.pylori* 的根除指征，见表 8-1。

表 8-1 幽门螺杆菌的根除指征

幽门螺杆菌阳性	强烈推荐	推荐
幽门螺杆菌阳性	√	
胃黏膜相关淋巴组织淋巴瘤	√	
慢性胃炎伴消化不良症状		√
慢性胃炎伴胃黏膜萎缩、糜烂		√
早期胃肿瘤已行内镜下切除或胃次全手术切除		√
长期服用质子泵抑制剂（PPI）		√
胃癌家族史		√
计划长期服用非甾体消炎药（NSAID）（包括低剂量阿司匹林）		√

续表

幽门螺杆菌阳性	强烈推荐	推荐
不明原因的缺铁性贫血		√
特发性血小板减少性紫癜		√
其他幽门螺杆菌相关性疾病（如淋巴细胞性胃炎、增生性胃息肉、Ménétrier 病）		√
证实有幽门螺杆菌感染		√

2021 年 12 月 17 日，由中华医学会消化病学分会幽门螺杆菌学组主办的第六次全国幽门螺杆菌感染处理共识会议在江西南昌召开。采用《牛津循证医学中心分级 2011 版》评估陈述的证据等级，根据推荐等级的评估、制定与评价（grading of renommendations assessment，developmengt，and evalution，GRADE）系统的指导原则对陈述的推荐强度进行分级，并使用德尔菲法达成相关陈述的共识。其中 *H.pylori* 根除指征与"杭州共识"相比有了较大的改动，见表 8-2。

表 8-2 幽门螺杆菌感染者行根除治疗的指征

幽门螺杆菌根除指征	证据等级	推荐强度	共识水平（%）
消化性溃疡（不论是否活动和有无并发症史）	A	强	100
胃黏膜相关淋巴组织淋巴瘤	A	强	100
早期胃癌接受内镜黏膜下剥离术或胃次全切除术	A	强	100
有胃癌家族史	A	强	95
计划长期服用非甾体消炎药（包括低剂量阿司匹林）	A	强	98
幽门螺杆菌胃炎	A	强	91
胃增生性息肉	B	强	83
幽门螺杆菌相关性消化不良	B	强	91
长期服用质子泵抑制剂（PPI）	B	强	88
不明原因的缺铁性贫血	B	强	100
原发免疫性血小板减少	B	强	100
维生素 B_{12} 缺乏	B	强	100
证实幽门螺杆菌感染（无根除治疗抗衡因素）	B	强	100

二、幽门螺杆菌根除治疗方案

自从 1983 年澳大利亚学者发现并成功分离出 *H.pylori*，进而证明其与多种上消化道疾病有关以来，众多学者和临床医生致力于根除 *H.pylori* 的研究，不断优化根除治疗方案，以达到缓解甚至治愈相关疾病的目的。通过几十年针对性防治，全球 *H.pylori* 的感染率逐年下降，我国 *H.pylori* 的感染率由最早报道的 50%～80% 降至目前的 40%～60%，降幅显著。与此同时，*H.pylori* 对克拉霉素、甲硝唑和左氧氟沙星的耐药率（包括多重耐药率）呈上升趋势，传统的三联疗法因根除率太低已不被临床接受，目前推荐含铋剂四联（PPI+铋剂+2 种抗菌药）疗法作为主要的根治方案。

经典铋剂四联方案由 PPI+铋剂+四环素+甲硝唑组成，这一方案确立于 1995 年，先于

1996 年确立的标准克拉霉素三联方案（阿莫西林 + 克拉霉素 + 奥美拉唑）。由于后者疗效高、服用药物少和不良反应率低，因此很快就替代前者作为一线方案。随着克拉霉素耐药率上升，后者疗效不断下降，前者重新受到重视。目前已有将铋剂、四环素和甲硝唑置于同一胶囊中的新型制剂（Pylera），在全球推广应用。

我国的相关研究拓展了铋剂四联方案，在《第四次全国幽门螺杆菌感染处理共识报告》中推荐了包括经典铋剂四联方案在内的 5 种方案。此后，我国的研究又拓展了 2 种铋剂四联方案，2016 年《第五次全国幽门螺杆菌感染处理共识报告》中推荐了 7 种方案，*H.pylori* 的根除率均可达到 85%～94%。绝大多数研究采用 14 天疗程，标准剂量（PPI+ 铋剂）（2 次/天，餐前半小时口服）+2 种抗菌药物（餐后口服）。标准剂量 PPI 为艾司奥美拉唑 20mg、雷贝拉唑 10mg（或 20mg）、奥美拉唑 20mg、兰索拉唑 30mg、泮托拉唑 40mg、艾普拉唑 5mg，以上选一；标准剂量铋剂为枸橼酸铋钾 220mg（果胶铋标准剂量待确定）；其具体抗菌药物的组成、药物剂量和用法见表 8-3。

表 8-3　推荐的幽门螺杆菌根除四联方案中抗菌药物的组成、药物剂量和用法

方案	抗菌药物 1	抗菌药物 2
1	阿莫西林 1000mg，2 次/天	克拉霉素 500mg，2 次/天
2	阿莫西林 1000mg，2 次/天	左氧氟沙星 500mg，1 次/天或 200mg，2 次/天
3	阿莫西林 1000mg，2 次/天	呋喃唑酮 100mg，2 次/天
4	四环素 500mg，3 次/天或 4 次/天	甲硝唑 400mg，3 次/天或 4 次/天
5	四环素 500mg，3 次/天或 4 次/天	呋喃唑酮 100mg，2 次/天
6	阿莫西林 1000mg，2 次/天	甲硝唑 400mg，3 次/天或 4 次/天
7	阿莫西林 1000mg，2 次/天	四环素 500mg，3 次/天或 4 次/天

三、幽门螺杆菌的根除治疗策略

胃肠道疾病的就诊患者中有 50% 以上是消化不良。消化不良的初始处理有短期经验治疗、*H.pylori* "检测和治疗" 以及内镜检查三种策略。我国《第五次幽门螺杆菌感染处理共识报告》中明确指出：*H.pylori* "检测和治疗" 策略对未经调查消化不良处理是适当的。

H.pylori "检测和治疗" 是一种用非侵入性方法（UBT 或 SAT）检测 *H.pylori*，阳性者即给予根除治疗的策略，国际上广泛用于未经调查消化不良的处理。这一策略的优点是无须胃镜检查，缺点是有漏检上消化道肿瘤的风险。此策略的具体实施应取决于当地上消化道肿瘤的发病率、成本-效益比和患者意愿等因素。在胃镜检查费用高和上消化道肿瘤发病率低的地区实施 "检测和治疗" 策略有较高的成本-效益比优势，排除有报警症状和胃癌家族史者，并将年龄阈值降至＜35 岁，可显著降低漏检胃癌的风险，是消化不良处理最经济、有效的策略。但此策略却不适用于年龄＞35 岁、有报警症状、有胃癌家族史或胃癌高发区患者。

我国上消化道肿瘤发病率高、内镜检查费用低，内镜检查在总体上应是消化不良处理的主要策略。

（王一维）

第二节　幽门螺杆菌的其他治疗

尽管以"PPI + 铋剂 +2 种抗生素"为核心的方案在临床实践中取得了较好的根除 *H.pylori* 的效果，但是 *H.pylori* 对治疗方案中部分抗生素的耐药率也在逐渐上升。同时抗生素的使用常常引起胃肠道菌群失调，伴发恶心、呕吐、味觉异常、消化不良、腹痛、腹泻等不良反应，从而导致患者依从性下降。因此，合理使用微生态治疗、免疫治疗、中医治疗等其他治疗方法对提高 *H.pylori* 根治率、减少耐药性的发生率、降低胃肠道不良反应具有积极的临床意义。

一、微生态治疗

人体与微生物之间的关系是相互依赖共生并存的关系。人体为菌群提供充足的营养物质，满足菌群增殖和生长的需要，反过来菌群的生理功能也维系着人体的健康。健康人胃肠道内有多种微生物定植，其中绝大多数是细菌，主要分为 5 个门，即厚壁菌门、变形菌门、放线菌门、拟杆菌门和梭杆菌门。两者之间保持互生或拮抗关系，通过稳定的菌群结构及多种调控系统去维护胃肠微环境的相对稳定和平衡，抑制致病菌的生长，与人类的健康及胃肠道的疾病密切相关。

H.pylori 是胃内微生态环境中重要的致病因子。《第六次全国幽门螺杆菌感染处理共识报告》中指出：*H.pylori* 感染降低了胃内微生物种群的丰度和多样性。*H.pylori* 感染造成胃内微生态环境的变化，并与胃肠其他菌群竞争，占据了胃内大多数的生态位，成为优势菌群，比例最高可达 95%，显著影响细菌群落的构成。*H.pylori* 常引起所属变形菌门相对丰度的显著增高，而放线菌、拟杆菌和厚壁菌的生存空间被挤压而减少，导致胃内微生物的多样性显著下降。根除 *H.pylori* 短期可改变肠道微生物种群的多样性和结构，可使菌群 α 多样性明显降低，β 多样性也发生显著改变；肠道内条件致病菌如大肠埃希菌、志贺菌和肺炎克雷伯菌等的比例上升；大肠埃希菌的耐药率和红霉素耐药基因的表达水平增高；停药 8 周后肠道菌群失衡开始逐渐恢复。

"以菌制菌"是治疗 *H.pylori* 感染较好的策略，《第五次全国幽门螺杆菌感染处理共识报告》指出：益生菌菌株可能有助于减少根除疗法的副作用，提高治疗的依从性。益生菌是微生态制剂的重要组成部分，除此之外微生态制剂还包括益生元和合生元。根据世界卫生组织的定义，益生菌是指适量摄入的对人体健康有益的、活的、安全的微生物，具有恢复肠道菌群平衡，抑制肠道病原微生物生长，合成机体所需微量元素，调节肠道免疫等作用，主要包括乳酸杆菌、双歧杆菌、粪球菌、芽孢地衣杆菌、酵母菌等。益生元是指被人体摄入的不被消化的、具有促进体内益生菌生长的食物成分，主要包括低聚果糖（fructooligosaccharides，FOS）、菊糖等。益生菌和益生元共同构成合生元，主要有双歧杆菌与 FOS，乳酸杆菌 GG（lactobacillus rhamnosus gg，LGG）和菊糖，双歧杆菌、乳酸杆菌与 FOS 或菊糖等组合。

近年来，许多学者开始通过体外实验、动物实验来研究微生态制剂对 *H.pylori* 生长及胃肠道不良反应的影响。

（一）以双歧杆菌为主的微生态治疗

李丹等选用的微生态制剂是双歧杆菌四联活菌片，是由婴儿双歧杆菌、嗜酸乳杆菌、粪肠球菌、蜡样芽孢杆菌组成的复方制剂，其中前三种是健康人体肠道中的正常菌群，可对肠道中部分致病菌发挥抑制作用，促进肠道蠕动，调整菌群平衡；蜡样芽孢杆菌可在肠道定植，降低肠道内氧气含量，可促进双歧杆菌等厌氧杆菌的生长繁殖。研究表明，口服微生态制剂结合抗 *H.pylori* 三联方案（阿莫西林 + 克拉霉素 + 奥美拉唑）治疗儿童 *H.pylori* 阳性腹型过敏性紫癜的临床疗效确切，可有效改善肠道菌群，进而促使 Th1/Th2 细胞趋于平衡，提高肠道黏膜的屏障功能。

马熙淼选用的微生态制剂，其成分包括瑞士乳杆菌和双歧杆菌，这两种益生菌可在肠道黏膜定植，分泌热稳定活性蛋白，并竞争性抑制 *H.pylori* 在胃黏膜定植，争夺胃黏膜结合位点，使 *H.pylori* 的繁殖、生长受到影响，继而使 *H.pylori* 的菌落浓度下降。研究表明，微生态制剂联合抗 *H.pylori* 四联方案（阿莫西林 + 克拉霉素 + 奥美拉唑 + 枸橼酸铋钾）治疗老年 GU 的疗效理想，能促进 GU 的吸收，有效改善患者腹痛、反酸等 PU 症状，促进 *H.pylori* 根除率提升。

文宠佩选用的微生态制剂是双歧杆菌乳杆菌三联活菌片（长型双歧杆菌、保加利亚乳杆菌和嗜热链球菌），可促进乳杆菌、双歧杆菌等有益菌的数量增长，直接补充胃黏膜的正常菌群，同时和 *H.pylori* 竞争与胃黏膜的结合位点。研究表明，微生态制剂联合抗 *H.pylori* 四联方案（泮托拉唑 + 枸橼酸铋钾 + 阿莫西林 + 克拉霉素）治疗 *H.pylori* 阳性 GU 患者的疗效明确，可促进 *H.pylori* 转阴，减轻炎症反应，调节肠道菌群，改善免疫应答，降低复发率。

李常娟选用的微生态制剂是双歧杆菌三联活菌胶囊，可抵抗细菌毒素，其代谢产物有机酸能刺激肠胃的蠕动，降低吸收各种毒素。研究表明，C 组（埃索美拉唑 + 克拉霉素 + 阿莫西林 + 枸橼酸铋钾胶囊 + 双歧杆菌三联活菌胶囊）和 D 组（埃索美拉唑 + 呋喃唑酮 + 阿莫西林 + 枸橼酸铋钾胶囊 + 双歧杆菌三联活菌胶囊）对 *H.pylori* 感染患者的临床症状缓解、*H.pylori* 根除率、不良反应的发生率和复发情况的效果均优于含铋剂四联疗法，且 D 组的成本效果比更具有经济学优势。

（二）以嗜酸乳杆菌为主的微生态治疗

周羽翔选用的微生态制剂是复方嗜酸乳杆菌片，是由中国株嗜酸乳杆菌、日本株嗜酸乳杆菌、粪链球菌和枯草杆菌组成的复方片剂。嗜酸乳杆菌在一定程度上可重塑胃内微生态的平衡，通过增加 MUC 的合成，竞争性结合 *H.pylori* 在胃黏膜上皮细胞的结合位点，拮抗 *H.pylori* 在胃内的定植，并可分泌乳酸。研究结果显示，益生菌辅助铋剂四联疗法（阿莫西林 + 克拉霉素 + 雷贝拉唑钠 + 胶体果胶铋胶囊 + 复方嗜酸乳杆菌片）与经典铋剂四联疗法相比，能在一定程度上提高 *H.pylori* 的根除率，对于抗生素耐药率较低的地区有可能缩短用药时间，并且益生菌辅助治疗可能降低了抗菌药使用过程中耐药性的发生率。

但另一些研究成果却显示，以嗜酸乳杆菌为主的微生态治疗对提高抗生素的 *H.pylori* 根除率无任何辅助作用。孙方利在研究复方嗜酸乳杆菌片联合三联方案（埃索美拉唑 + 阿莫西林 + 克拉霉素）根除 *H.pylori* 的疗效及不良反应的过程中发现，三联方案加用 10 天、20 天的复方嗜酸乳杆菌片未能提高 *H.pylori* 的根除率，但可降低不良反应发生率。何星等比较了三种不同的微生态制剂（酪酸梭菌活菌片、复方嗜酸乳杆菌片复合乳酸菌胶囊）联合四联方案（雷贝拉唑＋胶体果胶铋＋阿莫西林＋呋喃唑酮）与标准四联方案根除 *H.pylori* 感染的疗效，发现抗生素根除率的变化无统计学意义。

（三）以布拉氏酵母菌为主的微生态治疗

布拉氏酵母菌是一种非致病性的真菌类微生态制剂，因抗生素不能与其核蛋白体结合，而具有天然的耐抗菌药物性和耐酸性，易定植于胃肠道。秦凌云等比较了标准三联治疗（雷贝拉唑钠肠溶片，10mg，2 次/天＋阿莫西林分散片，1000mg，2 次/天＋克拉霉素分散片，500mg，2 次/天）和布拉氏酵母菌联合三联治疗（另加布拉酵母菌散，1 袋，2 次/天），疗程均为 14 天。结果表明，布拉氏酵母菌联合的三联治疗不仅在根除 *H.pylori*、改善患者症状方面疗效显著，还可以显著降低药物不良反应的发生率。

周本刚进行了国内布拉氏酵母菌增效治疗 *H.pylori* 感染的疗效及安全性的 Meta 分析，结果显示布拉氏酵母菌联合标准疗法有利于提高 *H.pylori* 的根除率和降低总不良反应的发生率。此外，布拉氏酵母菌联合标准疗法还能降低腹泻、腹胀、恶心、呕吐及味觉紊乱的发生率。

（四）以粪球菌为主的微生态治疗

刘志鹏选用的微生态制剂是美常安胶囊（二联活菌肠溶胶囊），含 2 种益生菌，即屎肠球菌及枯草杆菌，是肠道的正常菌群，且对青霉素类、红霉素类抗生素存在耐药性。屎肠球菌对致病菌的抑制作用强，繁殖迅速；枯草杆菌能产生多种消化酶和溶菌酶，可抑制致病菌的生长。研究结果表明，三联疗法（埃索美拉唑 40mg，1 次/天＋克拉霉素 500mg，2 次/天＋阿莫西林 1000mg，3 次/天）和微生态制剂美常安联用三联疗法在根除 *H.pylori* 的治疗中效果相近，但美常安虽不能显著提高 *H.pylori* 的根除率，却能够显著降低胃肠道的不良反应，提高患者的依从性，增加治愈人数。

汪莹进行了相似的研究，分别应用三联疗法（泮托拉唑肠溶 40mg，2 次/天＋克拉霉素片 500mg，2 次/天＋阿莫西林克拉维酸片 1500mg，2 次/天）和枯草杆菌屎肠球菌二联活菌肠溶胶囊（500mg，3 次/天）联合标准三联疗法治疗 *H.pylori* 感染，结果却显示微生态制剂的使用有利于提高 *H.pylori* 的根除率，减少不良反应的发生。

目前微生态制剂治疗 *H.pylori* 感染机制的研究尚无定论，商燕燕在相关综述中总结为以下方面：增强黏膜屏障功能，抑制 *H.pylori* 定植，抑制 *H.pylori* 生长，调节宿主免疫反应，维持天然微生态平衡。

综上所述，相关研究显示了矛盾的结果。由于各项研究中应用的益生菌种类不同，采用的剂量、时机、疗程不一，且与益生菌合用的根除 *H.pylori* 的方案不同，因此基于目前报道难以得出可信的结论。如果要真正探讨其作用，应该从益生菌单一治疗入手进行筛选，包括种类、剂量、给药时机等，在证实益生菌单一应用有效后再与其他药物结合进行研究，这样的系列研究才能得出可信的结论。

二、免疫治疗

免疫治疗是根据免疫学原理，在机体免疫功能低下或亢进时，利用生物学、化学、物理学手段人为地增强或抑制机体的免疫功能，使免疫系统恢复稳态，充分发挥功能，以达到治疗疾病的目的。*H.pylori* 从进入宿主胃部到导致不同临床疾病主要经历三个重要阶段：

①定植于胃黏膜上皮细胞；②逃避宿主免疫系统的攻击；③释放毒素损伤胃黏膜。每个阶段都有发挥关键调控作用的特殊物质，如果能从这些物质中筛选出能够发挥免疫治疗优势的特定靶点，那么免疫疗法或开发有效的疫苗将具有广阔的前景。

（一）免疫治疗的分类

根据治疗对免疫应答的影响，可分为免疫增强疗法和免疫抑制疗法。前者主要治疗免疫缺陷、感染、肿瘤等免疫功能低下的疾病；后者用于治疗自身免疫性疾病、超敏反应、炎症、移植排斥等免疫功能亢进性疾病。

根据治疗的特异性，可分为特异性免疫治疗和非特异性免疫治疗。特异性免疫治疗主要包括三种方式：①接种疫苗，特点是见效较慢，但维持作用的时间长；②输注特异性免疫应答产物，特点是见效快，但维持作用的时间短；③利用抗体特异性地导向治疗或者剔除免疫细胞亚群，此疗法可以提高疗效，降低药物的毒副作用。非特异性免疫特点是对机体的免疫功能呈现广泛的抑制或增强，易导致不良反应，包括非特异性免疫抑制剂和增强剂的应用。

根据治疗所用制剂的特点，可分为主动免疫治疗（如给机体输入疫苗等抗原物质）和被动免疫治疗（即将对疾病有抵抗力的供者的免疫应答产物输注给受者，或将自身免疫细胞在体外处理后回输给自身，以达到治病目的）。

（二）幽门螺杆菌感染后的黏膜免疫应答

H.pylori 作为致病性病原微生物，从口鼻而入，与胃黏膜表面直接接触后产生一系列免疫反应，即黏膜免疫。黏膜免疫是 *H.pylori* 引起机体免疫反应的重要组成部分，其结构基础由黏膜组织屏障、MALT 及共生菌群组成。*H.pylori* 感染后，固有免疫反应和适应性免疫反应共同发挥免疫效应。

1. 固有免疫 又称"天然免疫"，是 *H.pylori* 及其产物与胃黏膜直接接触后机体的第一道防线。*H.pylori* 基因中的 *cag*-PAI 负责编码 T4SS。T4SS 通过针刺样结构将 *H.pylori* 相关毒力因子转运至宿主胃黏膜细胞内，激活 NF-κB，诱导促炎细胞因子 IL-8 释放。IL-8 具有较强的趋化性，可以募集抗原提呈细胞（antigen-presenting cells，APCs），如中性粒细胞、DCs、巨噬细胞、肥大细胞、自然杀伤（natural killer，NK）细胞、固有淋巴样细胞等。这些天然免疫细胞通过不同的模式识别受体家族分子，介导识别 *H.pylori* 表面的肽聚糖、LPS、鞭毛蛋白等，启动免疫应答。

2.适应性免疫 可分为细胞免疫和体液免疫。

（1）细胞免疫：*H.pylori* 感染后，T 细胞活化，CD_4^+ : CD_8^+ 约为 3 : 1。CD_4^+ T 细胞来源的细胞因子影响 *H.pylori* 抗体的产生。T 细胞根据其产生细胞因子的功能不同，大体被分为 Th1、Th2、Th17、Treg 等。Th 细胞和 Treg 细胞之间的平衡与 *H.pylori* 感染后的免疫应答和相关疾病的发生密切相关。

Th1 和 Th17 促进炎症反应，发挥抗菌作用。*H.pylori* 感染后，诱导 CD_4^+ T 细胞向 Th1 分化，释放 IFN-γ；IL-1、IL-6、TGF-β 可促进 CD_4^+ T 细胞向 Th17 分化，Th17 分泌的 IL-17a、IL-17f、IL-21、IL-22 均具有抗 *H.pylori* 感染的作用。Th2 细胞介导体液免疫，具有抗炎作用。Th2 细胞可分泌 IL-4、IL-5、IL-6、IL-13 等，其中 IL-4 对 CD_4^+ T 细胞分化为 Th1 细胞和 Th2 细胞起关键性的调控作用。Th2 可拮抗 Th1 细胞，调控机体抗炎/促炎反应。

Th1/Th2 细胞的消长和平衡是免疫调节的核心环节。Treg 细胞可释放抑炎细胞因子，同时抑制 Th1、Th17 细胞的活化，减少促炎细胞因子释放，调节炎症。

可见，*H.pylori* 感染后，促炎细胞因子（如 Th1、Th17）可抑制 *H.pylori* 定植，但持续的慢性炎症又可诱导癌变；抑炎细胞因子（如 Th2、Treg）可减轻组织因炎症反应而受到的损伤，但持续的抑炎作用可能导致病原体的长期定植。因此，调节免疫状态失衡十分重要。

（2）体液免疫：*H.pylori* 感染后，血清中特异性 IgG 上升。IgG 是 *H.pylori* 感染的标志性抗体，在免疫应答中起着激活补体、中和多种毒素的作用，具有重要的免疫效应。分泌型 IgA（secretory IgA，sIgA）是黏膜免疫系统的主要抗体，发挥清除病原体或中和毒素的作用。

（三）幽门螺杆菌感染后的免疫逃逸

免疫识别是免疫反应的桥梁。*H.pylori* 感染宿主后，首先被宿主胃黏膜上皮细胞的天然免疫细胞 PRRs 所识别。已知的 PRRs 有 4 种：胞质以及胞膜上的 TLRs、C 型凝集素受体（C-type lectin receptors，CLRs）以及胞质中的 NOD 样受体（NOD-like receptors，NLRS）和 RIG 样受体（RIG-like receptors，RLRs）。*H.pylori* 通过修饰自身结构、调控固有免疫细胞和 T 淋巴细胞，来逃避宿主免疫系统的识别、监视及清除。通过免疫逃逸实现在胃黏膜的长期定植。

1. 修饰自身结构 LPS 是存在于革兰氏阴性菌外膜上的糖脂类物质，具有 O 抗原和脂质 A 结构。TLRs 家族成员中，TLR_2 能特异性识别 LPS。与其他革兰氏阴性菌不同，*H.pylori* 能够通过合成低酰化和去磷酸化的类脂 A，逃避宿主细胞 TLR_2 的识别。*H.pylori* 的鞭毛蛋白有两个螺旋结构域 D_0 与 D_1，组成 *H.pylori* 鞭毛的核心部位。TLR_5 能识别 *H.pylori* 的鞭毛蛋白。*H.pylori* 可改变鞭毛蛋白 D_1 结构域的第 89～96 位氨基酸序列，导致与 TLR_5 和鞭毛的结合力下降，同时 D_0 结构域与特定的氨基酸残基相互作用进而规避 TLR_5 的识别。

2. 调控固有免疫 *H.pylori* 感染一方面可以激活巨噬细胞内的 iNOS，诱导巨噬细胞凋亡；另一方面还会促使 DCs 分泌较多的抑制性细胞因子 IL-10，同时减少促炎细胞因子 IL-1β 的分泌。

3. 调控适应性免疫 *H.pylori* 的毒力因子既可以抑制 T 细胞的增殖、成熟，促进 T 细胞的凋亡，规避 T 细胞的攻击，又可以影响 Th17/Treg 的分化平衡，诱导 *H.pylori* 的免疫耐受形成，导致慢性感染。

4. 获取胃黏膜胆固醇，阻断细胞信号转导 *H.pylori* 可通过摄取宿主胃黏膜上的胆固醇，破坏胃黏膜上皮细胞富含胆固醇的微域，阻断 IFN-γ、IL-22 及 IL-6 受体的组装，抑制 NF-κB 的激活等多种途径，阻断 IFN-γ-JAK/$STAT_1$ 细胞信号转导过程，从而抑制 T 细胞介导的免疫反应，促进免疫逃逸。

（四）幽门螺杆菌感染后的特异性免疫治疗

H.pylori 感染是慢性感染，是促进炎症和限制炎症之间不断调节的复杂平衡。Th1 和 Th17 促进炎症发展，调动了机体对 *H.pylori* 的抵抗作用；而 Th2 和 Treg 则限制炎症，有利于 *H.pylori* 在体内的定植，它们在维持平衡的过程中发挥了重要作用。如果通过免疫学方法限制 *H.pylori* 感染后的免疫逃逸，增强免疫应答，调节此平衡向 Th1 和 Th17 增殖分化方

向倾斜，则有利于 *H.pylori* 感染的治疗。因为非特异性免疫治疗易导致不良反应，所以大多数研究集中在特异性免疫治疗。

1.接种疫苗　通过分析 *H.pylori* 的感染过程发现，*H.pylori* 借助菌体表面的黏附素蛋白可成功定植于胃黏膜，这是致病的关键环节。黏附素 Hp1188 蛋白大量表达于 *H.pylori* 表面，有黏附能力，免疫原性强。韩飞等通过纯化 *H.pylori* 重组 Hp1188 蛋白，小鼠口服免疫后显示体内 IgG、IgA、sIgA 含量高于 PBS 对照组，*H.pylori* 的活菌定植量、RUT 及病理学检查指标均提示 Hp1188 蛋白可有效抑制 *H.pylori* 活菌在小鼠消化道内的定植和生长，具有免疫保护作用。柯鸿等构建口服重组 *H.pylori* 多价疫苗 CTB-HpaA-UreB-CagL（CTB-HUUL），纯度为 93.1%，具有良好的免疫原性和免疫反应性，BABL/c 小鼠口服 CTB-HUUL 后，体内 *H.pylori* 的定植量和病理损伤程度均明显降低。

T4SS 结构将以 CagA 为主的毒力因子转入上皮细胞，是 *H.pylori* 致病的重要机制，阻止 CagA 进入上皮细胞有利于治疗 *H.pylori* 感染。赵翠等将 *H.pylori* 抗原基因 *lpp20* 和 *cagA* 直接连接，构建重组质粒，转染乳酸球菌后对小鼠灌胃，结果表明小鼠血清中 IgG、IgG1、IL-4 水平显著升高，*H.pylori* 的定植密度及 Urease 活性下降，提示以关键毒力因子为对象构建的载体疫苗用于 *H.pylori* 感染预防的可能。

2.抗体特异性地导向治疗　孙礼进等纯化重组 *H.pylori* BabA2、UreB 和鞭毛蛋白 A 亚单位（flagellin A subunit，FlaA）三种抗原等比例混合免疫产蛋鸡，取其所产鸡蛋的蛋黄，采用水溶盐析法纯化 IgY。体外将 IgY 与 *H.pylori* 菌液共培养后测定 A_{600} 值，发现 5mg/ml 的多价 IgY 可显著抑制 *H.pylori* 的生长。采用多价 IgY 联合阿莫西林的方法，发现在保持阿莫西林含量 10μg/ml 不变的情况下，增加多价 IgY 的含量可显著抑制 *H.pylori* 的生长；且 10μg/ml 阿莫西林联合 5mg/ml 多价 IgY 抑菌效果与单独使用 40μg/ml 阿莫西林的效果一致。提示多价抗体联合抗生素后抑菌效果显著，且可减少抗生素的用量。

近年来，免疫治疗的发展日新月异，相信随着生物信息学和分子生物学技术的进一步发展，*H.pylori* 的免疫治疗必将取得更好的疗效。

三、中 医 治 疗

中医是我国所特有的、几千年来被反复验证的、曾为中华民族繁衍昌盛做出重要贡献的科学体系。中医底蕴深厚，并随着科技的进步和人类对健康和疾病认识的不断深入而蓬勃发展，具有旺盛的生命力。中医药作为中华文明的瑰宝，以整体观念、辨证论治、因人施治为特点，在扶正祛邪、调理脏腑功能等方面具有独到之处，在我国 *H.pylori* 感染的特色诊疗中发挥着重要的作用。

中医药治疗幽门螺杆菌感染的基本原则。将西医的"病"和中医的"证"整合处理，"病-证"整合、分阶施治"病-证"结合、辨证论治是当今中医治疗 *H.pylori* 感染相关疾病的基本原则。辨证论治包括辨证和论治两个过程，是中医认识疾病和治疗疾病的基本原则，是中医学对疾病的一种特殊研究和处理方法。辨证就是将四诊（望、闻、问、切）所收集的资料、症状和体征（如脉象、舌象）四诊合参，通过分析和综合辨清疾病的病因、性质、部位，以及邪正之间的关系，并加以概括、判断为某种性质的证型。论治，又称施治，则是根据辨证的结果酌情确定相应的个体化治疗方法。辨证是决定治疗的前提和依据，论治是治疗疾病的手段和方法。通过辨证论治的效果可以检验辨证论治的正确性。

（一）医药辨证论治方案

2018 年《全国中西医整合治疗幽门螺杆菌相关"病-证"共识》指出，*H.pylori* 感染属于中医"邪气"范畴，"邪之所凑，其气必虚"。治疗的核心是"扶正祛邪"，根据其虚、实分治，虚则补，实则泻，虚实夹杂补泻并用。虚者以脾虚为主，扶正重在健脾和胃，补中益气。实者以湿热为主，祛邪重在清热祛湿。

1. 证治分类 主证必备，次症≥2 项，参考舌象。

（1）脾胃湿热证：①主症：上腹痞满或疼痛，口干或口苦。②次症：口干不欲饮水，食欲减退，恶心或呕吐，小便黄。③舌象：舌红，苔黄厚腻。④治法：清热化湿，理气和中。⑤主方：连朴饮（《霍乱论》）。⑥药物：厚朴 10g、黄连 5g、石菖蒲 10g、法半夏 9g、淡豆豉 10g、栀子 10g、芦根 15g。

（2）脾胃虚弱（寒）证：①主症：上腹隐痛或痞满，喜温喜按。②次症：口吐清水，食欲减退，疲乏，手足不温，大便溏泻。③舌象：舌淡边有齿痕，苔白。④治法：健脾益气，和胃安中。⑤主方：香砂六君子汤（《古今名医方论》）。⑥药物：木香 6g、砂仁 3g（后下）、陈皮 10g、法半夏 9g、党参 15g、白术 10g、茯苓 10g、炙甘草 6g。

（3）寒热错杂证：①主症：上腹痞满或疼痛，遇冷加重；口干或口苦。②次症：食欲减退，恶心或呕吐，肠鸣，大便溏泻。③舌象：舌淡，苔黄。④治法：辛开苦降，和胃消痞。⑤主方：半夏泻心汤（《伤寒论》）。⑥药物：法半夏 9g、黄芩 10g、黄连 5g、干姜 10g、炙甘草 6g、党参 15g、大枣 6g。

2. 成人 *H.pylori* 感染所致胃炎的证治分类 根据 2020 年《成人幽门螺杆菌引起的胃炎中西医协作诊疗专家共识》。

（1）脾胃湿热证：①治法：清热化湿。②主方：连朴饮加减。③主要药物组成：黄连、厚朴、石菖蒲、法半夏、芦根、薏苡仁、栀子、蒲公英、茯苓、竹茹、甘草。

（2）寒热错杂证：①治法：平调寒热。②主方：半夏泻心汤加减。③主要药物组成：法半夏、黄连、黄芩、干姜、甘草、人参、大枣。

（3）肝胃不和证：①治法：疏肝理气和胃。②主方：柴胡疏肝散加减。③主要药物组成：北柴胡、陈皮、白芍、川芎、枳壳、甘草、香附。

（4）脾胃气虚证：①治法：健脾益气。②主方：香砂六君子汤加减。③主要药物组成：党参、白术、茯苓、甘草、木香、砂仁、陈皮、法半夏。

（5）脾胃虚寒证：①治法：温中健脾。②主方：黄芪建中汤加减。③主要药物组成：黄芪、桂枝、白芍、生姜、大枣、茯苓、陈皮、法半夏、木香、砂仁、甘草。

（6）胃络瘀阻证：①治法：活血通络。②主方：失笑散合丹参饮加减。③主要药物组成：五灵脂、蒲黄、丹参、檀香、砂仁、三七粉、延胡索、川楝子、甘草。

（二）中西医结合治疗方案的疗效

按照传统的中医理论，同一疾病在不同的发展阶段可以出现不同的证型，而不同的疾病在其发展过程中又可能出现同样的证型。因此在中医临床实践中，中医师往往分别采取"同病异治"或"异病同治"的原则。所谓"同病异治"，就是指对同一疾病不同阶段出现的不同证型采用不同的治法。目前，临床研究中治疗 *H.pylori* 感染的中药药物组合多种多样，这就需要临床医生从疗效入手认真思考，回顾分析，不断积累经验，针对不同情况选择最佳的治疗方案，提高辨证施治的能力。已有随机平行对照的全国多中心临床研究显示，中西医结合治疗方案的疗效主要表现为以下两点：

1. 提高幽门螺杆菌的根除率，减少药物的不良反应 多年来，众多学者先后研究了温胃舒、养胃舒、除幽颗粒、清胃止痛微丸、荆花胃康胶丸、半夏泻心汤、加味青蒲饮等中成药或方剂联合经典的三联方案（奥美拉唑＋阿莫西林＋克拉霉素），以及黄连素、连朴饮、荆花胃康胶丸、柴胡疏肝散、半夏泻心汤、香砂六君子汤、黄芪建中汤、抗幽合剂等中药汤剂和中药固定方剂联合经典的四联方案（PPI＋含铋制剂＋两种抗生素）对 *H.pylori* 感染所致相关疾病的疗效。结果均显示，与单纯的三联或四联疗法相比，三联或四联疗法联合中药可以明显提高 *H.pylori* 的根除率，减少三联或四联疗法药物的不良反应，提高患者的依从率。

2. 缩短抗生素的疗程 全国多中心临床研究显示，铋剂四联 10 天疗法联合中药（荆花胃康胶丸）在 *H.pylori* 感染相关疾病的补救治疗中疗效显著，不仅缩短了抗生素的疗程，减少了抗生素的用量，还获得了比较理想的 *H.pylori* 根除率。

（三）中医治疗的地位

尽管中医已经是临床治疗 *H.pylori* 感染相关疾病的重要手段，但由于我国西医医院的数量和从业人数均远高于中医，且大部分西医医生不具备中医师辨证施治的能力，故西医在诊治过程中很难抓住主症、选择适宜的中成药，因此未能充分发挥中医药的优势。同时，现有研究显示中药体外抗 *H.pylori* 的效应低于敏感抗生素，而且中药单独体内抗 *H.pylori* 的作用尚未形成共识，目前临床研究多是基于药效思维，而缺少中医理论、中医规律的指导，这就要求我们在选择中医药诊疗时既要着眼近期疗效，又要关注远期复发，在实践中进一步发现中医药物的特长，探究中医药物的作用机制。因此，目前整体治疗原则仍为总体以西医治疗为主，中医药发挥辅助作用。

党的二十大报告提出推进健康中国建设，"促进中医药传承创新发展"是其重要的一环，基于中医体质理论的"治未病"体系已被纳入国家公共卫生服务体系。中医学的动态生命观、养生理论与临床实践、"治未病"的早期干预思想、以人为本的个体化诊疗模式、整体调节的综合治疗观念以及丰富多彩的诊疗方法等，都让中医在防病治病中呈现出效果确切且不可替代的作用，必将为我国抗 *H.pylori* 感染的特色诊疗增添新的助力。

第三节 幽门螺杆菌抗生素耐药

作为世界上最流行的病原体之一，*H.pylori* 已感染了世界上 50%～70% 的人口，在发展中国家感染的流行率已达到 90%。大量研究表明，*H.pylori* 感染与慢性胃炎、PU、GC 等疾病的发生发展密切相关。针对 *H.pylori* 的根除治疗方案几经修改，多次达成共识，也取得了不错的疗效。但抗生素耐药的问题始终存在，大大制约了 *H.pylori* 的防治效果。

一、幽门螺杆菌耐药的现状

我国根除 *H.pylori* 抗菌药物的耐药率未纳入相关权威机构的系统监测，因此耐药率的资料主要来自各项研究报道。《第五次全国幽门螺杆菌感染处理共识报告》指出：*H.pylori* 对克拉霉素、甲硝唑和左氧氟沙星的耐药率（包括多重耐药率）呈上升趋势，其中克拉霉素为

20%～50%，甲硝唑为40%～70%，左氧氟沙星（氟喹诺酮类）为20%～50%，克拉霉素和甲硝唑的双重耐药率＞25%。这些抗菌药物的耐药率均已较高，但仍存在一定的地区差异。

目前 *H.pylori* 对阿莫西林（0～5%）、四环素（0～5%）和呋喃唑酮（furazolidone）（0～1%）的耐药率仍很低，应用这些抗菌药物根除 *H.pylori* 时尚无须顾虑其是否耐药，且这些抗菌药物应用后不容易产生耐药，因此治疗失败后仍可再使用。

二、幽门螺杆菌耐药的检测

H.pylori 根除成功的主要决定因素是应在治疗前了解其对抗生素的耐药性。高效、快速、准确地检测出 *H.pylori* 抗生素的耐药性，筛选针对于特定 *H.pylori* 的敏感药物和及时监控群体耐药的发生率对提高临床治疗效果具有重要意义。

（一）幽门螺杆菌耐药检测的常用方法

《第六次全国幽门螺杆菌感染处理共识报告》（非根除治疗部分）指出：*H.pylori* 表型耐药的检测方法包括琼脂稀释法、E-test 法、K-B 法和微量肉汤稀释法，可以对阿莫西林、甲硝唑、左氧氟沙星、克拉霉素、四环素等目前用于根除 *H.pylori* 的抗生素进行耐药检测。随着 *H.pylori* 耐药机制的研究，又出现了分子生物学方法。

1. 琼脂稀释法 该法是定量试验，结果准确、可靠、重复性好，可确定被检菌株对某抗菌药物的 MIC。琼脂稀释法可在一个平板上同时做多株菌株 MIC 的测定，还可直接肉眼观察被检菌落的生长是否良好，易发现是否有杂菌污染。特别是在 2000 年，美国 CLSI 将其作为 *H.pylori* 体外药敏试验的标准参考方法后，琼脂稀释法被誉为"金标准"，其他方法必须用该方法作为标准参考比较才能确定可靠性。但目前 CLSI 制定的标准只限于菌悬液的浊度、点种的菌液量和标准菌株对特定药物的质控范围。用药物的 MIC 来判断敏感耐药的折点也仅限于克拉霉素，其他药物均无标准。琼脂稀释法操作烦琐，费时费力又耗材，在实际日常工作中一般不用，不是临床微生物的首选。

2. E-test 法 该方法是综合了稀释法和扩散法原理对细菌药敏试验进行直接定量的技术，检测出来的 *H.pylori* 对多种抗生素的药敏试验结果与琼脂稀释法有很好的相关性，且结果准确、重复性好。但 CLSI 至今没有该法的 *H.pylori* 操作和耐药的标准，而且含抗生素试剂条的价格较高，限制了它的应用。

3. K-B 法 是目前应用最广泛的药敏测试方法。

4. 微量肉汤稀释法 目前具有商品化供应，此法与其他几种方法均有较好的相关性。若使用接种器、阅读工具和计算机，且操作规范，该法是可以信赖的。该法的优点是一块板可同时测定多种抗生素。缺点是 *H.pylori* 在肉汤培养基中生长不良，若肉汤中有杂菌污染很难发现，对设备要求高，操作较烦琐，不适合常规试验应用。

5. PCR 法 是建立在分子生物学基础上的新方法，主要用于 *H.pylori* 耐药基因型的检测，对 *H.pylori* 的根除治疗具有重要的指导价值。PCR 法快速、即时、灵敏度和特异度高，可在诊断是否有 *H.pylori* 感染的同时检测其耐药性，这是其他方法所不具备的突出优点，且所需要实验条件比较简便，应用日益广泛。

（二）分子生物学方法检测幽门螺杆菌的主要耐药基因

1. 检测与核酸合成相关的基因突变 应考虑 3 个因素，即检测 *gyrA* 突变预测喹诺酮类

（quinolones）耐药，检测 *rpoB* 突变预测利福平耐药，检测 *rdxA* 突变预测甲硝唑耐药。

2. 检测与蛋白质翻译相关的基因突变 应考虑 2 个因素，即检测 23S rRNA 基因突变以预测大环内酯类药物（macrolides）耐药，检测 16S rRNA 基因突变以预测四环素类（tetracyclines，TCS）耐药。

3. 检测与细胞壁合成相关的基因突变 应考虑 2 个因素，即检测 *pbp1A*、*pbp3* 基因突变以预测阿莫西林耐药。

三、幽门螺杆菌耐药的影响因素

药物可通过多种机制根除 *H.pylori*。喹诺酮类（左氧氟沙星）、利福平和硝基咪唑类（nitroimidazoles）（甲硝唑）主要是阻断细菌核酸的合成；大环内酯类（克拉霉素）和四环素类主要是阻断细菌核糖体的合成；β-内酰胺类（β-lactams）（阿莫西林）主要是影响细菌细胞壁的合成。如果药物作用于 *H.pylori* 上的靶基因发生了突变，*H.pylori* 就可能逃避抗生素的杀伤。此外，细菌屏障功能的改变、某些耐药相关酶或毒力因子的分泌，以及 *H.pylori* 的形态变化或诱导自噬均可以影响 *H.pylori* 的耐药。

（一）基于幽门螺杆菌的影响因素

1. 细胞靶点突变以逃避抗生素活性

（1）与核酸合成相关的基因突变：一些抗生素可以阻断细菌 DNA 的复制和转录，抑制细菌的分裂和繁殖。在耐药的情况下，*H.pylori* 基因的突变可能会使 *H.pylori* 逃避抗生素的活性。① DNA 促旋酶（DNA gyrase）基因的突变：DNA gyrase 是由 *gyrA* 和 *gyrB* 基因编码，属于细菌裂解酶类，是维持 DNA 螺旋结构的必要酶，在 DNA 的复制、重组和转录中发挥作用。因此，*gyrA* 和 *gyrB* 的基因突变可以阻止抗生素和酶的结合，这是 *H.pylori* 喹诺酮类耐药的主要原因。导致喹诺酮类耐药的主要事件是 *gyrA* 基因喹诺酮类耐药决定区域的突变。在该区域发现了两个喹诺酮类的耐药热点，分别是 87（Asn-Lys，-Tyr，-Ile）和 91（Asp-Gly，-Asn，或-Tyr）。低水平喹诺酮类耐药可能与 91 位点的突变有关，而 87 位点的突变可能导致高水平的耐药。②依赖 DNA 的 RNA 聚合酶基因突变：依赖 DNA 的 RNA 聚合酶是一种由多种蛋白质亚基组成的复杂酶，负责将 DNA 转录成 RNA。*rpoβ* 基因编码依赖 DNA 的 RNA 聚合酶的 β 亚基，利福平能与依赖 DNA 的 RNA 聚合酶 β 亚基结合，干扰细菌 RNA 的合成。*rpoβ* 基因突变后，利福平无法与突变后的 RNA 聚合酶 β 亚基结合，从而导致 *H.pylori* 对利福平的耐药。迄今为止鉴定的 *rpoβ* 突变有 526-545、585、586、701 和密码子 149。③编码基因的氧化还原酶的突变：氧化还原系统在微生物的生长发育中起着重要作用。氧化还原系统通过电子转移完成一系列反应，维持病原体的生长和存活。在 *H.pylori* 中，氧化还原酶编码的基因包括 *rdxA*（编码氧不敏感的 NADPH 硝化还原酶）、*frxA*（编码 NADPH 黄素氧化还原酶）和 *fdxB*（编码铁氧还蛋白样蛋白）。这些氧化还原酶编码基因的移码、插入和删除的突变可导致酶活性的下降，这是 *H.pylori* 对甲硝唑耐药的主要机制。

（2）与蛋白质翻译相关的基因突变：① 23S rRNA-编码基因 V 结构域的突变：核糖体RNA（ribosomal RNA，rRNA）作为 mRNA 的支架，促进肽链的合成。原核 rRNA 包括5S、16S 和 23S。23S rRNA 是核糖体 50S 大亚基的一部分，其 V-结构域具有肽酰基转移酶的活性。一些抗生素可与 23S rRNA 的 V-结构域结合，抑制细菌蛋白质的合成。23S rRNA

基因 V-结构域的点突变已被证明可降低克拉霉素等大环内酯类抗生素与 H.pylori 23S 核糖体亚单位的结合能力。23S rRNA 的 V-结构域的 3 个点突变导致了 90% 的克拉霉素耐药菌株，包括腺嘌呤取代 2143 位的鸟嘌呤（A2143G）和腺嘌呤取代 2142 位的鸟嘌呤或胞嘧啶（A2142G 或 A2142C）。② 16S rRNA-编码基因的突变：16S rRNA 是原核 30S 核糖体小亚基的一部分，具有与 23S rRNA 相似的功能。16S rRNA-编码基因的突变可降低抗生素对核糖体的亲和力，这是导致 H.pylori 对四环素等抗生素耐药的主要原因。与 H.pylori 耐药相关的 16S rRNA 的突变主要位于 926～928 位点。

（3）与细胞壁合成相关的基因突变：青霉素结合蛋白（penicillin-binding proteins，PBPs）是一组具有糖基转移酶和酰基转移酶活性的蛋白质，参与细菌细胞壁主要成分肽聚糖合成的最后阶段。一般来说，抗生素和 PBPs 的共价结合阻断了肽聚糖的合成，从而抑制了细菌细胞壁的形成。PBPs 包含 3 个结构域，分别是 SXXK、SXN 和 KTG（其中 X 是可变氨基酸残基）。H.pylori 的 PBP 基序发生各种突变均可降低阿莫西林与 PBP 的亲和力，减弱阿莫西林对 H.pylori 细胞壁形成的抑制作用。有研究表明，在 H.pylori 编码 PBPs 的基因中，pbp1A 基因突变和 pbp3 基因突变是导致 H.pylori 对阿莫西林耐药的常见机制。

2. 外排系统或细胞膜的改变降低抗生素的抗菌活性 抗生素首先需要通过细胞壁和细胞膜的通透性屏障，然后才能进入细胞内，并通过与靶标结合来发挥抗菌作用。H.pylori 可以通过改变其外排系统或细胞膜来减少细胞内抗生素的积累，从而降低抗菌活性，产生耐药性。

（1）细胞膜通透性降低：研究表明，H.pylori 外膜蛋白在耐药过程中也起着重要作用。高表达的外膜蛋白形成了一个天然屏障，以减少细胞内抗生素的积累。有学者对克拉霉素耐药菌株和敏感菌株中肌氨酸（不溶性外膜蛋白）进行了蛋白质组学的比较分析，发现在耐药菌株中 HopB（BabB）、HofC 和 OMP31 的表达上调，表明外膜蛋白的改变可能是 H.pylori 对克拉霉素耐药的另一种机制。HopB 和 HopE 是 OMPs 家族的成员，它们构成的狭窄孔道调节小分子溶质的渗透。H.pylori 可引起控制合成 HopB 和 HopE 的基因发生突变，导致菌株内阿莫西林积累减少，从而对阿莫西林耐药。

（2）形成生物膜：生物膜最显著的特征是丰富的胞外聚合物质，由多糖、蛋白质、核酸、脂类和一些保护性底物组成。生物膜可以形成一个特殊的通道，将营养物质传递给生物膜深处的细菌，并清除细菌细胞排泄的代谢废物，从而增强细菌对外界环境应激的抵抗力。形成生物膜的病原体显示出 10～1000 倍的抗生素耐药性，生物膜的形成是 H.pylori 反复顽固性胃肠道感染的主要促成因素。研究表明，形成生物膜使 H.pylori 对克拉霉素的耐药性提高了 4～16 倍。

（3）外排泵：由一系列转运体组成，也称为多药转运体，在细菌细胞向外排泄有毒物质的过程中发挥作用。有 5 种类型的外排泵家族：ATP-结合箱家族（ATP-binding cassette，ABC）、主要催化剂超家族（major catalyst superfamily，MFS）、耐药结节细胞分化家族（resistant nodular cell differentiation，RND）、小型多药耐药家族（small multidrug resistance，SMR）、多药和毒素复合挤压家族（multidrug and toxin-compound extrusion，MATE），其中属于 RND 家族的 AcrAB-TolC 外排泵是多药耐药最重要的外排系统。hefABC、hefDEF 以及 hefGHI 是 3 种编码 AcrAB-TolC 外排泵系统的同源基因。有学者研究了克拉霉素对敲除 hefABC、hefDEF、hefGIH 基因 H.pylori 菌株的影响，与野生株 Hp26695 相比，敲除基因菌株的 MIC 明显降低，证实了外排泵系统在克拉霉素耐药中的作用。*H.pylori* 外排泵主要介导对阿莫西林、甲硝唑、克拉霉素和四环素的耐药性。

3. 表达灭活抗生素的酶或分泌影响抗生素活性的毒力因子 *H.pylori* 可分泌灭活抗生素的 β-内酰胺酶和影响抗生素活性的毒力因子 CagA、VacA、DupA 等。

（1）产生 β-内酰胺酶：β-内酰胺酶是一种最常见的细菌修饰酶（或灭活酶），可特异性地打开药物分子结构中的 β-内酰胺环，导致药物抗菌活性完全丧失。2009 年，Tseng 等首次在耐受阿莫西林的 *H.pylori* 中检测到 β-内酰胺酶基因，而在阿莫西林敏感菌株中未检测到 β-内酰胺酶基因，推测 β-内酰胺酶可由耐药的 *H.pylori* 产生。Horii 等比较了克拉维酸（β-内酰胺酶抑制剂）+ 阿莫西林与单用阿莫西林在体外抗 *H.pylori* 的疗效，他们发现克拉维酸的加入可以提高阿莫西林对 *H.pylori* 的抗菌活性。随后，Ojetti 等也证实 β-内酰胺酶抑制剂可以提高 *H.pylori* 的根除率。

（2）分泌毒力因子：*H.pylori* 可分泌 DupA。DupA 是由位于 *H.pylori* 基因组可变区域的 *dupA1*（功能性）和 *dupA2*（非功能性）基因编码的毒力因子。具有 *dupA1* 基因型的 *H.pylori* 菌株可能更容易发生耐药相关基因的突变。研究表明，*dupA1* 基因型与克拉霉素耐药相关基因 *A2147G* 的突变存在显著相关性。Shiota 等认为，*dupA1* 阳性菌株可诱导大量促胃液素和胃酸分泌。*dupA* 基因的存在被认为是 *H.pylori* 根除失败的一个独立危险因素。

4. 启动耐药逃逸机制以防止抗生素清除 在抗生素治疗期间，以球状或细胞内形式存在的 *H.pylori* 通过提供耐药逃逸机制增加了存活率。

（1）球状 *H.pylori*：大量研究表明，*H.pylori* 在不利条件下可以发生形态变异，从螺旋形态转变为可存活但不可培养的状态，即所谓的球虫形态。这种 *H.pylori* 的球虫形态仍然能够感染小鼠和猪，但对抗生素治疗不敏感。在 *H.pylori* 根除过程中，胃黏膜中可见大量球虫形态的 *H.pylori*，在停止抗生素治疗后 2～4 周或更长时间内能够恢复生长。这是根除失败的重要原因。

（2）诱导自噬：一般情况下，*H.pyloir* 感染人体后黏附于胃上皮细胞表面，是一种细胞外非侵袭性病原体。急性感染时易被细胞外抗生素杀灭，但在慢性感染时 *H.pyloir* 可以在胃上皮细胞或巨噬细胞中存活和繁殖，提示 *H.pylori* 有可能介导自噬的发生，形成自噬体。越来越多的人认为，*H.pylori* 诱导的自噬为细菌提供了一种保护机制，能够使存在于宿主细胞内的 *H.pylori* 完美地避开细胞外抗生素的杀伤，促进 *H.pylori* 的持续感染。由此推测，细胞内作用的抗生素可有效对抗慢性 *H.pylori* 感染，并最大限度地减少 *H.pylori* 诱导疾病的发生。然而，特定类型的抗生素耐药性与 *H.pylori* 相关的自噬之间的关系仍有待阐明。

（二）基于宿主的影响因素

从宿主角度来看，药物的转运与代谢、抑制胃酸分泌的程度、免疫状态、基础疾病等方面的差异都可能影响 *H.pylori* 的根除效果。

1. 参与药物转运和代谢基因的多态性影响抗生素的活性 参与药物转运和代谢的宿主基因通常具有多态性。此外，体内药物的摄取、分布和排泄也可能受到基因多态性的影响。转运蛋白 Pgp 是 ABC 家族的一员，能够通过将底物泵出细胞来保护细胞。在人类，Pgp 由位于 7 号染色体上的 *mdr1* 基因编码。有研究发现，*mdr1 3435 C/C* 或 *C/T* 基因型患者 *H.pylori* 的根除率分别为 82% 和 81%，而 *T/T* 基因型患者 *H.pylori* 的根除率为 67%。

细胞色素 P450s（cytochrome P450s，CYP450）是人体主要的药物代谢酶之一。*CYP2C19*

是 *CYP450* 基因家族成员，参与 PPI 的药物代谢。根据外显子 5 上 CYP2C19*2 和外显子 4 上 CYP2C19*3 两个单核苷酸多态性的组合，将 *CYP2C19* 的主要基因型分为强代谢者（CYP2C19*1/*1）、中间代谢者（*1/*2、*1/*3）和差代谢者（*2/*2、*2/*3、*3/*3）。这些 *CYP2C19* 多态性对药代动力学和药效学的个体间差异起着主要作用。在循环系统中，强代谢者的 PPI 代谢速率比差代谢者或中间代谢者快。此外，强代谢者组的血浆 PPI 浓度和 24h 胃内 pH 均低于差代谢者组和中间代谢者组。在标准的三联治疗中，强代谢者的治愈率明显低于差或中间代谢者。

2. 参与胃酸分泌的基因多态性影响抗生素的活性 许多用于根除 *H.pylori* 的药物是酸敏感的，因此在治疗过程中必须抑制胃酸的分泌，以防止药物在酸性环境中降解。动物研究表明，增加 IL-1β 水平可以抑制胃酸分泌。IL-1β 是一种重要的促炎细胞因子，在 *H.pylori* 感染诱导的炎症免疫应答中起主要的调节作用。人类 *IL-1β* 基因含有 3 个多态位 -511，-31 和 +3954 bp，不同 *IL-1β* 基因型胃黏膜 IL-1β 的表达差异显著。与其他基因型相比，*IL-1β-511T*、*-31C* 和 *IL-RN*2* 基因型显著提高了 IL-1β 的表达，从而更明显地抑制了胃酸的分泌。*IL-1β-511 T/T* 基因型个体的 *H.pylori* 治愈率显著高于 *C/C* 基因型个体。

3. 宿主免疫状态的差异影响抗生素的活性 宿主对 *H.pylori* 的免疫反应决定了抗生素能否成功根除 *H.pylori*。在 TLR 和 NLR 的帮助下，*H.pylori* 抗原被上皮细胞、巨噬细胞和树突状细胞识别，这些细胞的激活导致了 *H.pylori* 的特异性免疫反应。与对抗生素治疗敏感的 *H.pylori* 菌株相比，来源于多次抗生素根除失败患者的 *H.pylori* 菌株中树突状细胞表达的 HLA、CD86 和 IL-8 水平更低。可见，宿主的免疫状态与根除治疗的成功相关，通过调节宿主的免疫反应，可以促进 *H.pylori* 的根除。

4. 宿主疾病背景的差异影响抗生素的活性 不同 *H.pylori* 感染者之间基础疾病的差异也可能是影响 *H.pylori* 根除的重要因素之一。一项对来自法国 2751 名受试者的荟萃分析显示，25.8% 的 *H.pylori* 根除失败与特定类型的胃肠道疾病有关。DU 患者的 *H.pylori* 根除失败率为 21.9%，显著低于 NUD 患者（33.7%）。药敏试验显示，NUD 患者对 *H.pylori* 克拉霉素的耐药率显著高于 DU 患者，这有助于解释 NUD 患者 *H.pylori* 根除率较低的原因。

四、幽门螺杆菌耐药的逆转

精准医疗的实施为感染性疾病治疗提供了新的视角和临床路径。基于 *H.pylori* 的分子机制，研究人员设计了针对病原体和宿主因素的策略，选择有效的靶标药物，旨在实现对这种感染性疾病的精确诊断，降低甚至逆转 *H.pylori* 的耐药率，提高根治率。

（一）通过以宿主耐药为基础的精准治疗实现耐药逆转

随着基因组测序的出现，人们对人类生理学的理解在过去二十年中取得了突飞猛进的进展，诊断和治疗的重点已从疾病的特异性转移到患者的特异性。从患者本身的身体情况出发，找到 *H.pylori* 耐药的原因并给予针对性的治疗是实现耐药逆转的关键。

1. 宿主药物代谢相关基因的分子检测 PPI 是治疗方案的核心，一直是根除 *H.pylori* 策略的重点。*CYP2C19* 是 *CYP450* 基因家族成员，其诱导的蛋白质是与人体药物代谢密切相关的酶。宿主 *CYP2C19* 基因的多态性与 PPI 的药代动力学和药效学差异相关，通过明确 *CYP2C19* 基因的多态性来确定根除药物的类型和剂量，可为 *H.pylori* 根除提供个性化治疗方案。通过使用 *CYP2C19* 多态性来确定根除药物的类型和剂量，为 *H.pylori* 根除提供个性化治疗方案。在日本，根据 *CYP2C19* 多态性制定的个体化方案 *H.pylori* 的根除率为97.7%，而标准一线治疗的根除率仅为70.4%。Sugimoto 等报道，在 *CYP2C19* 多态性检测的指导下，使用高剂量 PPI 方案，根除率高达96.7%。为了逆转根除失败，在具有强代谢基因型患者中，也可以增加给药频率。例如，与每天一次的治疗相比，强代谢基因型患者在进行每天4次的治疗后可以使胃 pH 在24h 以上保持高水平。此外，使用不依赖 CYP2C19 代谢的新型 PPIs 是强代谢基因型患者的另一种策略。例如，雷贝拉唑虽然也是苯并咪唑衍生物，但在较小程度上由 CYP2C19 代谢，主要通过非酶途径代谢。埃索美拉唑是一种新型 PPI，虽然部分由 CYP2C19 代谢，但主要通过 CYP3A4 途径分解。目前，雷贝拉唑和埃索美拉唑的实际疗效尚无大样本数据证实。

2. 调节宿主免疫功能 免疫系统是保护生命体免受外来病原体入侵的防护系统。在免疫调节中，益生菌的佐剂治疗引人关注。益生菌是对宿主健康有益的微生物，它们可以在胃肠道中存活，并通过改变胃肠道的微生态来促进宿主的健康。研究发现，抗生素与益生菌的联合治疗可以通过调节免疫反应减少常规治疗的副作用，并保护胃肠道。例如，用含乳酸杆菌的酸奶进行为期4周的佐剂治疗，可以使 *H.pylori* 感染患者三联疗法的疗效从69.3%提高到82.6%。Narayana 等发现，一种抗菌肽 epinecidin-1（Epi-1）可以通过体内 CD_4^+-$FOXP_3^+$ T 调节细胞和 Th17 亚群的消耗来抑制感染，并有助于清除持久性 *H.pylori* 的定植，这也可能有助于根除耐多药的 *H.pylori*。

（二）通过以病原体抵抗为基础的精准治疗实现耐药逆转

在开始根除治疗之前，了解 *H.pylori* 的各种特征，如突变表型、膜透性、耐药相关酶、毒力因子和逃避机制等，有助于选择有效的靶标药物，降低病原体耐药的可能性。

1. 根据幽门螺杆菌耐药突变基因型的分子检测结果筛选有效药物 如前文所述，根除治疗前，患者通过检测 *gyrA* 突变预测喹诺酮耐药，检测 *rpoB* 突变预测利福平耐药，检测 *rdxA* 突变预测甲硝唑耐药，检测 23S rRNA 基因突变预测大环内酯类耐药，检测 16S rRNA 基因突变预测四环素类耐药，检测 *pbp1A* 和 *pbp3* 基因突变预测阿莫西林耐药，选取 *H.pylori* 根治方案，合理结合微生态治疗、免疫治疗和中医治疗，精准打击 *H.pylori*，以达到良好疗效。

2. 检测细菌膜渗透性异常和改善抗生素活性 *H.pylori* 可以通过形成生物膜有效地穿透屏障进入细胞，逃避细胞外抗生素的杀伤；通过降低对细胞壁和细胞膜的渗透性来阻止抗生素进入细胞；或通过外排泵系统将药物从细胞中排出。根据这些耐药机制，研究者试图通过破坏生物膜形成、允许敏感药物进入细胞或使用外排泵抑制剂（efflux pump inhibitors，EPI）来阻止药物释放等方法逆转细菌耐药。

（1）有利于抗生素进入的膜渗透性的变化：过去的十余年，研究者探索了破坏细菌生物膜的新策略。其中，脂质聚合物纳米颗粒备受关注。脂质聚合物纳米颗粒的外层脂质双分子层具有与生物膜类似的结构，可以与生物膜的细胞外聚合物融合，破坏这种保护膜，从而将抗生素直接输送到 *H.pylori* 躲藏的细胞中。Cai 等开发了脂质聚合物纳米颗粒（RHL-PCLPN），其外部混合脂质可以通过溶解细胞外聚合物来破坏生物膜。然后，通过暴露的果胶硫酸盐和阿莫西林很容易根除从破坏的生物膜中暴露出来的游离 *H.pylori*，从而抑制 *H.pylori* 的黏附，利于阿莫西林直接发挥杀菌作用。

H.pylori 的外膜对许多化合物起着渗透性屏障作用，增强剂分子可以破坏这一屏障，

允许其他不渗透的分子进入，从而提供了一种策略，使耐药病原体对更广泛的抗生素敏感。查克拉伯蒂（Chakraborti）证明，应用聚乙烯亚胺（polyethyleneimine，PEI）功能化氧化锌（zinc oxide，ZnO）的纳米颗粒可以严重损伤 *H.pylori* 的细胞膜，抑制了甲硝唑耐药 *H.pylori* 菌株的生长。

（2）给予外排泵抑制剂以防止药物释放：有研究报道，*H.pylori* 的外排泵基因 *hefA* 在多药耐药中起重要作用。然而，目前还没有外排泵相关基因用于预测 *H.pylori* 的耐药性。在 *H.pylori* 中，普遍存在的染色体编码的药物外排机制极大地促进了抗生素的耐药性。因此，给予 EPI 有可能取得辅助治疗效果。值得注意的是，在沙门氏菌中，EPI 已被证明可以抑制生物膜的形成，这为在革兰氏阴性菌中开发临床有用的 EPI 提供了更多的激励。

（3）检测与耐药有关的酶或毒力因子并使用抑制药物：*H.pylori* 可产生 β-内酰胺酶灭活抗生素或秘密毒力因子，促进炎症因子释放，引起抗生素耐药相关基因的突变。对抗这种耐药机制的治疗策略是灭活 β-内酰胺酶，重新赋予灭活药物的抗菌活性，或抑制毒力因子分泌。

H.pylori 产生的 β-内酰胺酶含有丝氨酸的活性位点，可与抗生素的 β-内酰胺环结合并打开，从而抑制 β-内酰胺抗生素与 *H.pylori* 细胞壁的结合。克拉维酸是 β-内酰胺酶抑制剂，阿莫西林和克拉维酸联合使用比单独使用阿莫西林对 *H.pylori* 的根除率更高，且没有任何副作用。

尽管我们对 *H.pylor* 耐药性的了解取得了重要进展，但仍有许多挑战有待解决。①外排泵、膜渗透性、毒力因子、球形 *H.pylor*、细胞内自噬对 *H.pylor* 耐药性影响的机制尚不清楚。②特异性突变与临床耐药水平之间的定量关系缺乏标准化分析。③评估宿主的免疫状态和考虑患者的背景疾病缺乏标准化分析。④细菌和宿主耐药相关基因的检测都需要标准化的实验室设备和实验条件。相信随着科技的进步和研究者的持续努力，以上问题会逐步找到答案。

第四节　幽门螺杆菌疫苗的研究进展

人类与病原微生物长期斗争的历史表明，有效控制和彻底消灭某种传染病的最佳途径是疫苗接种。应用有效的 *H.pylori* 疫苗预防和控制 *H.pylori* 感染，不仅能克服现行抗生素疗法存在毒副作用、耐药性等不足，还能大幅度降低 *H.pylori* 相关疾病的发病率，节省个人的防治费用，取得更好的群体防治效果，具有重大的社会效益和经济效益。

一、疫苗的分类

疫苗是指用各类病原微生物制作的生物制品，具有抗原性。将疫苗接种至人体，可使机体产生针对该病原微生物的特异性抗体和细胞的免疫反应，并获得免疫记忆能力。当机体感染这种病原微生物后，其产生的免疫回忆反应可以有效地抵抗病原微生物的侵袭，防止相应疾病的发生或流行。

（一）根据用途分类

根据用途疫苗可分为 2 类，即预防性疫苗和治疗性疫苗。前者主要用于疾病的预防，接受者为健康个体或新生儿；后者主要用于患病的个体，接受者为患者。

（二）根据生产过程分类

根据生产过程，疫苗可分为以下几类：

1. 减毒活疫苗　是将病原微生物（细菌或病毒）在人工训育的条件下产生定向变异，使其极大程度地丧失致病性，但仍然保留一定的毒力、免疫原性和繁衍能力（如脊髓灰质炎疫苗）。减毒活疫苗进入机体后，减毒株在宿主体内复制和增殖，引起宿主产生免疫反应，此免疫反应往往强于灭活疫苗，且由于免疫记忆而维持终身。减毒活疫苗的抗原数量、性质、位置和作用类似于自然感染，可同时引起体液免疫和细胞免疫，在全身和局部产生免疫效果。减毒活疫苗含毒力较低的"活病毒"，其优点是接种剂量小，接种次数少（甚至不需要加强免疫），免疫作用强，维持时间长；缺点是安全性较差（疫苗突变可能恢复毒力，在免疫功能低下或特殊体质的个体，可出现类似感染的症状或超敏反应等现象，孕妇不宜接种），不稳定（需要冷藏保存和运输，室温下易失活，免疫效应降低）。

2. 灭活疫苗　是用化学、物理方法杀死的病原微生物或提取、纯化的病原微生物组分（如复合亚单位、类毒素、多糖聚合物）制成（如百日咳疫苗）。灭活疫苗含无生命力的"死病毒"，其优点是安全性好，可用于免疫缺陷患者；缺点是免疫作用弱，引起的免疫通常为体液免疫，持续时间较短，必须多次接种加强免疫，才能达到所需的保护性抗体水平。

3. 亚单位疫苗　是通过化学分解或有控制性的蛋白质水解方法提取细菌、病毒的特殊蛋白质结构，筛选出具有免疫活性的片段制成的疫苗，也称为组分疫苗。亚单位疫苗含引入的几种主要抗原，避免引入无关抗原，其优点是安全性高，没有病毒活性，减少了疫苗的不良反应；缺点是免疫原性弱，预防接种效果差。

4. 基因工程疫苗　是指利用 DNA 重组技术，用人工复制的方法合成核酸片段，再把目的基因插入载体 DNA 分子中，然后导入原核或真核细胞表达系统合成、纯化抗原（蛋白）而制成的疫苗。基因工程疫苗含"人造"的病毒蛋白，其优点是人工合成，培育的比例高，可控性和安全性高；缺点是价格较高。

5. 核酸疫苗　分为 DNA 疫苗和 mRNA 疫苗两种。DNA 疫苗是将重组的 DNA 直接注射到机体内，使其在活体内表达出蛋白抗原，激发机体产生保护性免疫应答。mRNA 疫苗是指编码抗原蛋白的 mRNA 进入细胞质即可实现靶抗原的表达。因此，核酸疫苗（含病毒的遗传物质）具有安全、有效、生产快捷的特点，但目前仍在研究中，国内尚无已经上市的核酸疫苗，它是疫苗的一个发展方向。

为更好地区别基因工程疫苗与核酸疫苗，我们将病毒体内可引起人类疾病的蛋白称为"坏蛋白"，可以刺激人类免疫系统产生保护效应的蛋白称为"好蛋白"。核酸是病毒的遗传物质，指挥着病毒寄生的细胞合成蛋白质。基因工程疫苗与核酸疫苗的主要区别在于：①基因工程疫苗制作中用于指挥合成"好蛋白"的核酸片段是人工合成的；而核酸疫苗中使用的是截取病毒本身的核酸片段。②基因工程疫苗使用人工条件下培养的细菌来合成"好蛋白"，将"好蛋白"用于预防接种；而核酸疫苗是将截取的病毒核酸片段接种入人体后，由人体自身合成"好蛋白"。

二、幽门螺杆菌疫苗的研究与应用

H.pylori 自然感染虽然在宿主体内可引起较强烈的免疫反应，但这种免疫反应其实是一种不能清除 *H.pylori* 感染的无保护性免疫应答。自从确定 *H.pylori* 是多种胃肠疾病的关

键致病菌以来，国内外众多科学家便致力于 *H.pylori* 疫苗的研制，希望 *H.pylori* 疫苗能够刺激机体产生强烈的细胞免疫和体液免疫应答，从而有效地抑制 *H.pylori* 的定植和预防由 *H.pylori* 感染所引起的疾病。经过多年不懈的努力，*H.pylori* 疫苗的研制陆续取得了阶段性成果，特别是随着 *H.pylori* 全基因组测序工作的完成，大量 *H.pylori* 的保护性抗原被应用到疫苗的研发之中，新型疫苗层出不穷，其中部分优质疫苗已经进入到 II 期或 III 期的临床试验之中，前景令人期待。

1. 幽门螺杆菌灭活疫苗 杨钰欣等分别用 PBS、灭活 *H.pylori*、灭活 *H.pylori* 加大肠杆菌不耐热肠毒素（labile entero toxin B subunit，LTB）对出生 24h 内的新生 BALB/c 鼠进行灌胃免疫，末次免疫 2 周后用 *H.pylori* 悉尼株 1（Sydney strain 1，SS1）进行活菌灌胃攻击。结果显示，灭活 *H.pylori* 加 LTB 组的炎症评分和活菌定植量均显著低于 PBS 对照组和灭活 *H.pylori* 组。证明口服灭活 *H.pylori* 与 LTB 能诱导机体产生免疫反应，发挥疫苗作用。

2. 幽门螺杆菌亚单位疫苗 卿蕊等通过生物信息学软件 DNAStar 分析预测了 *H.pylori* OMP18 的潜在优势表位，并合成相应的优势片段（OMP18-1～OMP18-4）；取未感染的 6～8 周雌性 BALB/c 小鼠随机分为 PBS 组、OMP18-1～OMP18-4 免疫组，采取灌胃的方式进行口服免疫，每周 1 次共免疫 4 次；末次免疫 10 天后用 *H.pylori* 标准株攻击小鼠 2 次，4 周后处死小鼠。结果显示，ELISA 法检测各片段免疫小鼠血清 IgG、IgA 以及肠道 sIgA 水平均显著高于 PBS 对照组，各片段免疫组脾细胞上清 INF-γ、IL-2 水平均显著高于 PBS 对照组，各片段刺激后小鼠淋巴细胞均有显著增殖，各片段免疫后均能显著减少小鼠胃组织中 *H.pylori* 的感染。证实通过生物信息学软件分析预测的 OMP18 优势片段均具有较好的免疫原性，能够刺激产生相应的体液免疫和细胞免疫反应，且对 *H.pylori* 感染具有一定的保护作用，为进一步完善抗 *H.pylori* 感染疫苗的研制奠定了实验基础。

陈敬等将 6 周龄雌性 BLAB/c 小鼠随机分成 PBS 对照组、佐剂（鸟-腺二核苷酸，cyclic guanosine monophosphate-adenosine monophosphate，cGAMP）对照组、单独抗原组（UreA+UreB+NapA）和抗原佐剂组（UreA+UreB+NapA+cGAMP），通过皮下途径注射；初次皮下注射后 14 天加强免疫 1 次，末次免疫 4 周后取材。结果显示，cGAMP 可促进小鼠抗 *H.pylori* 蛋白抗原的特异性 IgG 抗体应答，促进淋巴细胞抗原特异性 IFN-γ 的分泌，提示 cGAMP 作为一种稳定的小分子化合物佐剂通过皮下免疫途径可诱导较强的特异性 T 淋巴细胞反应和血清特异性 IgG 抗体应答，显著减少了疫苗中的抗原用量，为非口服 *H.pylori* 疫苗的研发提供了一个新思路。

3. 幽门螺杆菌基因工程疫苗 Hp1188 蛋白是大量表达于 *H.pylori* 表面高度保守的黏附素蛋白，具有黏膜结合能力。韩飞等采用纯化重组的 Hp1188 蛋白联合黏膜免疫佐剂霍乱毒素 B 亚单位（cholera toxin subunit B，CTB）口服灌胃免疫小鼠，用 *H.pylori* SS1 菌株攻击，并与 *H.pylori* 黏附素 A（*H.pylori* adhesion A，HpaA）蛋白免疫进行比较。结果发现，两组蛋白作为保护性抗原的保护率相当；与 PBS 对照组相比，Hp1188 和 HpaA 蛋白均可有效抑制 *H.pylori* 在小鼠消化道内的定植和生长。Hp1188 蛋白能减弱 *H.pylori* 的黏附作用，为开发免疫原性好又能减少黏附的 *H.pylori* 疫苗奠定了实验基础。

翟新等通过将鼠伤寒沙门氏菌鞭毛蛋白 FliC 的 D_0、D_1 结构域与 *H.pylori* 鞭毛蛋白 FlaA 的 D_2、D_3 结构域相结合，构建嵌合鞭毛蛋白 cFLN；将 cFLN 作为分子内佐剂与 HpaA 连接构建复合抗原 cFLN-HpaA；cFLN、HpaA、cFLN-HpaA 在重组大肠杆菌中表达，并通过 Ni-NTA 预装色谱柱进行纯化；使用离子凝胶法分别将 cFLN、HpaA 和 cFLN-HpaA 包封到壳聚糖/三聚磷酸（chitosan/tripolyphosphate，CS/TPP）纳米微凝胶（nanogels，NG）中，经鼻免疫小鼠进行免疫原性的研究。结果表明，分子内佐剂 cFLN 和纳米凝胶包封不仅可以有效增强鼻腔输送 HpaA 诱导的体液免疫应答，而且还可以增强小鼠胃黏膜中 Th1 和 Th17 型的黏膜免疫应答。提示，cFLN-HpaA NG 有可能成为经鼻输送的用于预防 H.pylori 感染的疫苗系统。

孙楠等采用 PCR 法从 H.pylori 基因组 DNA 中扩增 lpp20 基因，将 lpp20 先与 T 载体（pMD19-T）连接，进而经双酶切与表达载体 pNZ8149-SPusp45 连接，用电穿孔法将重组质粒转入食品级乳酸乳球菌菌株 NZ3900 中，并用 Nisin 诱导 Lpp20 表达。结果发现，在菌体和培养基中均检出表达的 Lpp20 蛋白，且具有与小鼠抗 H.pylori 血清反应的免疫活性，表明成功构建了能够分泌表达 H.pylori Lpp20 抗原的乳酸乳球菌菌株，提示该重组菌株在口服疫苗研究中具有应用潜力。

郭乐等通过生物信息学软件分析 H.pylori 多价表位疫苗 CWAE 的抗原结构，用人工合成的 H.pylori 多价表位肽融合基因 WAE 替换重组质粒 pET28a-CUE 中的 UE 基因，构建重组质粒 pET28a-CWAE；将 pET28a-CWAE 转入大肠杆菌 BL21（DE3）中，经异丙基-β-D-硫代半乳糖苷（isopropyl-β-D-thiogalactoside，IPTG）诱导表达；再通过 Ni-NTP 镍离子亲和层析纯化抗原蛋白 CWAE。通过 GM1-ELISA 实验证明，CWAE 中 CTB 组分有较好的黏膜佐剂活性；ELISA 实验证明，CWAE 能够激发 BALB/c 小鼠产生 H.pylori 特异性抗体；小鼠脾脏淋巴细胞增殖实验证实，CWAE 能够激发针对 H.pylori 多种致病因子的淋巴细胞免疫反应。最终结果显示，H.pylori 多价表位疫苗 CWAE 具有科学合理的抗原结构，经原核表达可获得高纯度抗原蛋白，能够激发 BALB/c 小鼠产生 H.pylori 特异性抗体的体液免疫和淋巴细胞免疫应答，为研发防治 H.pylori 感染的多价表位疫苗奠定了实验基础。

以上关于 H.pylori 疫苗的研究多为体外实验或动物实验，需要特别说明的是我国 H.pylori 疫苗人体实验阶段已经居于世界前列。邹全明教授研究团队历时 15 年成功研发了具有完全自主知识产权、世界首个、也是目前唯一获批的 H.pylori 疫苗。这款"口服重组幽门螺杆菌疫苗"的主要成分为基因工程技术制备的 H.pylori Urease 亚单位与免疫佐剂的融合蛋白，已完成随机、双盲、安慰剂对照的Ⅲ期临床试验，对无 H.pylori 感染的儿童安全有效，疫苗效能为 71.8%，可以有效降低 H.pylori 感染的发生率。

综上所述，虽然 H.pylori 疫苗的研究已经取得了突破性进展，但其保护率仍有待进一步提高。尤其需要重视的是，在进行免疫治疗后 Th 细胞和抗体介导的免疫应答分泌的大量炎症因子可引起胃黏膜炎症，即"免疫后胃炎"，这是 H.pylori 疫苗的主要不良反应，需要着力研究解决。相信未来的研究将充分利用已完成测序的 H.pylori 基因组信息和蛋白质组学及生物信息学技术，挖掘和筛选特异性更高、保护性更强的抗原；寻找安全性更高和更能激发人体胃肠道黏膜免疫应答的新型佐剂；研制靶向、缓释的疫苗递送系统；减轻免疫治疗的不良反应；使 H.pylori 疫苗的免疫治疗逐渐联合药物治疗发挥重要的作用。

（杨智航）

主要参考文献

常青, 吴道宏, 宫媛, 等, 2020. 胃黏膜低级别上皮内瘤变的临床病理特征及随访研究 [J]. 中华保健医学杂志, 22(6): 624-626.

陈敬, 钟佑秀, 汤重发, 等, 2018. cGAMP 可显著增强 BALB/c 小鼠对幽门螺杆菌蛋白抗原的免疫应答 [J]. 中华微生物学和免疫学杂志, 38(12): 914-921.

陈雪峰, 陈伟婵, 庞国珍, 等, 2019. 阿莫西林与四环素治疗肠上皮化生合并幽门螺杆菌感染的疗效比较 [J]. 中国现代药物应用, 13(5): 63-65.

高俊苹, 谢庆芝, 2022. 幽门螺杆菌感染与细胞程序性死亡关系的研究进展 [J]. 饮食保健, (23): 161-164.

辜雷, 阳惠湘, 2020. 幽门螺杆菌根除失败的原因 [J]. 中南大学学报 (医学版), 45(1): 79-84.

郭乐, 王淑娥, 何萌, 等, 2019. 幽门螺杆菌多价表位疫苗 CWAE 的表达及其免疫学性质的研究 [J]. 中国生物工程杂志, 39(12): 1-8.

韩飞, 张帅帅, 2021. 幽门螺杆菌 Hp1188 蛋白的免疫保护效果 [J]. 中国生物制品学杂志, 34(11): 1289-1294.

何利华, 周丽雅, 刘国栋, 等, 2018. 2008—2014 年间北京地区幽门螺杆菌耐药变迁分析 [J]. 疾病监测, 33(4): 285-288.

何星, 徐凯进, 蒋国法, 2020. 微生态制剂联合四联方案在抗幽门螺杆菌感染治疗中的作用 [J]. 中国微生态学杂志, 32(5): 545-550.

侯宠, 刘一品, 2021. 幽门螺杆菌抗菌药物耐药分子机制的研究进展 [J]. 胃肠病学, 26(3): 171-175.

胡伏莲, 张声生, 2018. 全国中西医整合治疗幽门螺杆菌相关 "病-证" 共识 [J]. 胃肠病学和肝病学杂志, 27(9): 1008-1016.

季雪良, 叶丽萍, 孟飞, 等, 2018. 幽门螺杆菌临床抗生素耐药表型与基因突变检测的比较研究 [J]. 中华消化内镜杂志, 35(5): 363-366.

金秋雨, 张阳, 李哲轩, 等, 2022. 幽门螺杆菌感染与胃癌关联的流行病学研究 [J]. 肿瘤综合治疗电子杂志, 8(2): 5-10.

柯鸿, 潘龙瑞, 牛晓娟, 2018. 重组幽门螺杆菌多价疫苗 CTB-HUUL 免疫治疗效果研究 [J]. 成都医学院学报, 13(4): 399-404.

李常娟, 张金华, 魏俊伟, 等, 2019. 铋剂四联疗法联合双歧三联活菌对 Hp 感染患者的疗效 [J]. 基因组学与应用生物学, 38(4): 1939-1943.

李丹, 张波, 秦帅, 等, 2021. 微生态制剂结合抗幽门螺杆菌三联方案治疗儿童幽门螺杆菌阳性腹型过敏性紫癜的疗效分析 [J]. 中国现代医学杂志, 31(19): 44-48.

李凡, 徐志凯, 2018. 医学微生物学 [M]. 9 版. 北京: 人民卫生出版社, 122-124.

李方, 2020. 幽门螺杆菌 CagA 及 VacA 毒力因子致病机制研究进展 [J]. 长治医学院学报, 34(4): 317-320.

李晶晶, 郑日利, 沈丹芸, 等, 2021. 活的非可培养状态幽门螺杆菌的研究进展 [J]. 中南大学学报 (医学版), 46(12): 1423-1429.

李温静, 董全江, 于新娟, 等, 2020. 幽门螺杆菌感染与肠上皮化生的相关性 [J]. 青岛大学学报 (医学版), 56(6): 687-690.

林堃, 杜奕奇, 朱春平, 等, 2019. 胃癌高发国家应对幽门螺杆菌策略对我国的启示 [J]. 上海医学, 42(11): 695-698.

刘维华, 赵紫煜, 樊建平, 等, 2018. 河北地区健康人群携带幽门螺杆菌的 VacA 和 CagE 毒力基因型分析 [J]. 中国病原生物学杂志, 13(11): 1253-1257.

刘雨, 杜奕奇, 李兆申, 2019. 中国胃癌一级预防策略的思考 [J]. 中国实用内科杂志, 39(6): 511-514, 523.

马熙淼, 刘敏, 綦鹏, 等, 2021. 益生菌联合抗幽门螺杆菌治疗老年胃溃疡疗效及对胃功能、肠道菌群的影响 [J]. 中国老年学杂志, 41(17): 3665-3668.

马小莉, 包志贤, 袁浩, 等, 2023. 幽门螺杆菌感染的免疫应答及免疫逃逸机制研究进展 [J]. 生命科学研究, 27(2): 147-154, 188.

牛占岳, 周丽雅, 2021. 全球耐药趋势下中国幽门螺杆菌根除治疗进展 [J]. 中华消化杂志, 41(10): 711-714.

齐尔旋, 周丽雅, 2021. 阿莫西林和克拉霉素最小抑菌浓度折点对含其幽门螺杆菌根除方案疗效的影响 [J]. 中华消化杂志, 41(6): 385-391.

秦凌云, 陈亚伟, 于静, 2019. 布拉酵母菌根除老年幽门螺杆菌感染患者临床观察 [J]. 中国老年学杂志, 39(4): 830-833.

卿蕊, 向晴可, 刘众齐, 等, 2018. 幽门螺杆菌外膜蛋白 Omp18 免疫优势表位的预测与鉴定 [J]. 中国免疫学杂志, 34(12): 1783-1787.

阮玉凤, 胡丽萍, 陈史蓉, 等, 2021. 幽门螺杆菌感染的家庭聚集现象及其社区管理 [J]. 山西医药杂志, 50(18): 2656-2658.

商燕燕, 李滢, 谢新强, 等, 2022. 益生菌抑制幽门螺杆菌的作用机制及研究进展 [J]. 微生物学报, 62(11): 4336-4352.

孙礼进, 张忠宝, 曾波, 等, 2018. 抗幽门螺杆菌多价蛋黄液 IgY 抗体的制备 [J]. 细胞与分子免疫学杂志, 34(6): 555-560.

王佳静, 谷海瀛, 2018. 幽门螺杆菌的基因分型技术及其应用 [J]. 浙江大学学报 (医学版), 47(1): 97-103.

文宪佩, 王宾, 李桂莲, 等, 2021. 微生态制剂辅助四联疗法治疗 Hp 阳性胃溃疡患者的疗效及对免疫应答的影响 [J]. 中国现代医学杂志, 31(16): 78-83.

吴惠芳, 朱亦璇, 朱以军, 2018. 幽门螺杆菌 dupA 基因与十二指肠溃疡关系的 Meta 分析 [J]. 中国卫生检验杂志, 28(16): 1989-1992, 1995.

薛建华, 俞海萍, 2021. 幽门螺杆菌感染的流行现状和危险生活方式研究进展 [J]. 健康教育与健康促进, 16(4): 378-382.

杨亮, 刘改芳, 朱新影, 等, 2019. 幽门螺杆菌感染的家庭聚集性现状调查和分析 [J]. 胃肠病学, 24(7): 416-419.

叶晖, 丰胜利, 张学智, 2018. 《全国中西医整合治疗幽门螺杆菌相关 "病-证" 共识》特色解析 [J]. 北京中医药, 37(10): 911 914.

翟新, 颜鑫, 孟庆文, 等, 2021. 嵌合鞭毛蛋白和壳聚糖/三聚磷酸 (CS/TPP) 纳米凝胶封装对鼻接种幽门螺杆菌黏附素诱导的免疫应答的佐剂作用 [J]. 微生物学报, 61(11): 3569-3582.

张蓓蓓, 谭宇佼, 解惠, 等, 2021. DupA 与十二指肠溃疡相关性的荟萃分析 [J]. 西南国防医药, 31(2): 100-110.